全国中医药行业高等教育"十四五"创新教材
全国高等院校傣医学专业规划教材

傣医妇科学

（供傣医学、中医学等专业用）

主　编　杨丽娟　刀会仙

U0201365

全国百佳图书出版单位
中国中医药出版社
·北 京·

图书在版编目（CIP）数据

傣医妇科学 / 杨丽娟，刀会仙主编 . -- 北京：中国中医药出版社，2024. 10.（2025.4重印）--（全国高等院校傣医学专业规划教材）.

ISBN 978-7-5132-9046-3

Ⅰ. R295.3

中国国家版本馆 CIP 数据核字第 2024E1X367 号

中国中医药出版社出版

北京经济技术开发区科创十三街 31 号院二区 8 号楼

邮政编码　100176

传真　010-64405721

北京盛通印刷股份有限公司印刷

各地新华书店经销

开本 787×1092　1/16　印张 13.75　字数 318 千字

2024 年 10 月第 1 版　2025 年 4 月第 3 次印刷

书号　ISBN 978 - 7 - 5132 - 9046 - 3

定价　60.00 元

网址　www.cptcm.com

服 务 热 线　010-64405510

购 书 热 线　010-89535836

维 权 打 假　010-64405753

微信服务号　zgzyycbs

微商城网址　https://kdt.im/LIdUGr

官 方 微 博　http://e.weibo.com/cptcm

天猫旗舰店网址　https://zgzyycbs.tmall.com

如有印装质量问题请与本社出版部联系（010-64405510）

全国中医药行业高等教育"十四五"创新教材

全国高等院校傣医学专业规划教材

《傣医妇科学》编委会

主　　编　杨丽娟（云南中医药大学）

　　　　　刀会仙（西双版纳傣族自治州傣医医院）

副 主 编　罗福兰（云南中医药大学第一附属医院）

　　　　　张亚嘉（云南中医药大学第一附属医院）

　　　　　彭强丽（云南中医药大学第一附属医院）

　　　　　周晓娜（云南中医药大学）

　　　　　陈林兴（云南中医药大学）

　　　　　苗晓玲（云南中医药大学）

编　　委　陈冬琼（云南中医药大学第一附属医院）

　　　　　胡红娟（云南中医药大学第一附属医院）

　　　　　姜丽娟（云南中医药大学第一附属医院）

　　　　　李兴艳（云南中医药大学）

　　　　　牛红萍（云南中医药大学）

　　　　　邵梦秋（云南中医药大学）

　　　　　万茜茜（云南中医药大学第一附属医院）

　　　　　杨　岚（云南中医药大学第一附属医院）

　　　　　苑晓微（昆明市妇幼保健院）

　　　　　郑　娜（云南中医药大学第一附属医院）

　　　　　詹兴秀（云南中医药大学第一附属医院）

　　　　　张永会（云南中医药大学第一附属医院）

　　　　　张凤仙（云南中医药大学第一附属医院）

　　　　　张龙建峰（滇西应用技术大学傣医药学院）

　　　　　赵淑媛（云南中医药大学）

　　　　　周建惠（昆明市中医医院）

学术秘书（兼）

　　　　　张亚嘉（云南中医药大学第一附属医院）

全国中医药行业高等教育"十四五"创新教材
全国高等院校傣医学专业规划教材

专家指导委员会

名誉主任委员

孙汉董（中国科学院昆明植物研究所研究员、中国科学院院士）

郑　进（云南省中医药学会会长、教授）

主任委员

邱　勇（云南中医药大学党委书记、教授）

张　超（云南中医药大学教授）

委　员

陈祖琨（云南中医药大学副校长、教授）

温伟波（云南中医药大学副校长、教授）

林超民（云南大学教授）

林艳芳（西双版纳傣族自治州傣医医院傣医主任医师）

杨国祥（云南中医药大学教授、云南省名中医）

吴宗柏（云南中医药大学教授、云南省名中医）

康朗香（西双版纳傣族自治州傣医医院、云南省第二批老中
　　　　医药专家学术经验继承工作指导老师）

岩　贯（西双版纳傣族自治州少数民族语言委员会译审）

叶建州（云南中医药大学教授）

全国中医药行业高等教育"十四五"创新教材
全国高等院校傣医学专业规划教材

编审专家组

组　长
邱　勇（云南中医药大学党委书记、教授）
林艳芳（西双版纳傣族自治州傣医医院傣医主任医师）
周景玉（国家中医药管理局人事教育司副司长）

副组长
陈令轩（国家中医药管理局人事教育司综合协调处处长）
赵　强（云南省中医药管理局中医处处长）
赵怀清（云南中医药大学教务处处长）

组　员
张雅琼（云南中医药大学副教授）
陈清华（云南中医药大学副教授）
杨　梅（云南中医药大学教授）
王　寅（云南中医药大学教授）
赵　荣（云南中医药大学教授）
玉腊波（西双版纳傣族自治州傣医医院傣医主任医师）
赵应红（西双版纳傣族自治州傣医医院傣药主任药师）
冯德强（云南中医药大学主任药师）
刀会仙（西双版纳傣族自治州傣医医院傣医副主任医师）

前 言

　　《中华人民共和国中医药法》规定，中医药是包括汉族和少数民族医药在内的我国各民族医药的统称，反映中华民族对生命、健康和疾病的认识，具有悠久历史传统和独特理论及技术方法的医药学体系。

　　傣医学是中医药学的重要组成部分，其医学理论体系汇集了傣族人民的智慧，是傣族人民在长期与自然和疾病斗争中，不断认识实践，不断总结升华形成具有鲜明地方特色和民族特色的传统医学。千百年来，傣医药为傣族人民和云南边疆各族人民的防病治病、繁衍生息作出了巨大贡献，被认为是最具有云南特色的民族医药。在党和国家对少数民族医药的高度重视下，傣医学得到了持续发展，构建了完整的教学、临床、科研体系。

　　2007年云南中医药大学牵头编写我国首套傣医本科教育规划教材7册，在国家中医药管理局和出版社大力支持下这套教材成为"21世纪傣医本科教育规划教材"，在我国傣医药本科教育教学史上具有里程碑式意义。依托本套教材首办了我国傣医学本科专业，开了我国傣医本科教育之先河，开展国家傣医执业医师资格考试、国家傣医药专业技术人员职称资格考试，建成第一个傣医药研究的省级实验室——"云南省傣医药与彝医药重点实验室"，极大促进了我国傣医药教研。傣医学和傣药学科于2003年列入国家中医药管理局高水平建设学科。云南中医药大学已建立傣医学为主的本科、硕士、博士人才培养体系，为边疆地区传承民族医药精华、创新传统传承方式作出了有益示范。

　　为全面贯彻《中共中央国务院关于促进中医药传承创新发展的意见》，全面落实国务院办公厅《关于加快医学教育创新发展的指导意见》，按照教育部、国家卫生健康委、国家中医药管理局《关于深化医教协同进一步推动中医药教育改革与高质量发展的实施意见》，云南中医药大学立足少数民族医学教育的实践经验与存在问题，紧密对接新医科建设对中医药教育改革的要求和中医药传承创新发展对人才培养的需要，在国家中医药管理局和云南省中医药管理局的领导和指导下，对首套傣医学教材进行了全面梳理完善，针对存在问题和使用院校的反馈意见，修订了《傣医基础理论》《傣医诊断学》《傣医药学史》《傣药学》《傣医方剂学》，从《傣医临床学》分化编写了《傣医内科学》《傣医外伤科学》《傣医妇科学》《傣医儿科学》《傣医治疗学》，出版了本套全国高等院校傣医学专业规划教材。

在教材编写过程中，我们始终坚持立德树人的根本原则，遵循问题导向、目标导向、需求导向，对教材的知识体系、结构逻辑等进行了全面梳理，力求构建适应傣医药教育教学改革需求的教材体系，更好地服务傣医药人才培养和学科专业建设，促进傣医学高等教育创新发展。

本套教材在编写过程中，聘请了傣医学领域国内知名专家组成专家指导委员会，负责对教材编写的学术指导和学术论证；教材编写设编审专家组，统筹协调教材的编写工作；每部教材实行主编负责制，由主编聘任编委，负责承担相应工作。

本套教材突出体现了以下特点。

1. 始终坚持立德树人，认真践行"两个结合"

始终坚持把立德树人贯穿教材编写的始终，切实按照"把马克思主义基本原理同中国具体实际相结合、同中华优秀传统文化相结合"的要求，充分发挥文化育人优势，促进人文教育与专业教育有机融合，指导学生树立正确的世界观、人生观、价值观，帮助学生立大志、明大德、成大才、担大任，坚定理想信念，努力成为堪当民族复兴重任的时代新人。

2. 优化知识结构，强化傣医思维培养

在原规划教材知识架构的基础上，进一步整合优化学科知识结构体系，减少不同学科教材间相同知识内容的交叉重复，增强教材知识结构的系统性、完整性，强化傣医思维培养，突出傣医思维在教材编写中的主导作用。

3. 突出"三基五性"，注重内容严谨准确

坚持"以本为本"，注重突出教材的"三基五性"，即基本知识、基本理论、基本技能，思想性、科学性、先进性、启发性、适用性，强调名词术语统一，基本概念准确，表述科学严谨，知识点结合完备，内容精练完整。教材编写中充分体现了不同学科的自身特点，又注意各学科之间的有机衔接；

同时注重理论与临床实践结合，与住院医师规范化培训、傣医执业医师资格考试接轨。

4. 强化精品意识，追求示范引领

遴选行业权威专家，吸纳一线优秀教师，组建经验丰富、专业精湛、治学严谨、作风扎实的高水平编写团队，将精品意识和质量意识贯穿教材编写始终，严格编审把关，确保教材的编写质量。

5. 加强数字化建设，丰富拓展教材内容

为适应新型出版业态，充分借助现代信息技术，在纸质教材的基础上，强化数字化教材建设，融入了更多更实用的数字化教学素材，对纸质教材内容进行拓展和延伸，更好地服务教师线上教学和学生线下自主学习，满足傣医药教育教学需要。

本套教材在编写中，本着"抢救、继承、总结、发展、提高、创新"的原则，是在第一版傣医本科教育规划教材和近年来傣医学研究的基础上对傣医药理论体系的进一步梳理、凝练和提高。在编写过程中，始终坚持质量意识、精品意识，从教材编写、专家审稿、编委会定稿、编辑出版等都有计划、有步骤实施。

本套教材遵循并突出傣医学的规律和特色，体现了继承性、时代性和实用性，反映了傣医学的科研成果和学术发展的主要成果。教材中的知识点和基本理论，本着先易后难、先基础后临床的原则，在继承传统精华的基础上，择优吸收现代研究成果，体现素质教育和实践能力的培养。

本套教材在深度、广度、难度上坚持以本科教育为根本，主要供傣医药专业本科生使用，同时兼顾傣医药专科教育、继续教育等，并可供中医学、中药学和其他医学专业教育作为选修课教材使用，亦可作为国家傣医执业医师资格考试、国家傣医药专业技术人员职称资格考试的参考书。

教材编写过程中，始终得到了国家中医药管理局的指导和帮助，云南省卫生健康委员会、云南省中医药管理局给予了大力支持和指导；西双版纳傣族自治州和德宏傣族景颇族自治州人民政府给予了大力支持，西双版纳州傣医医院、德宏州中医（傣医）医院积极参与教材编写，并在资料提供、论证咨询、实地调研及学术指导等方面发挥了积极作用；云南中医药大学高度重视，精心组织，高位推动，提供了一切保障条件。本套教材在审定时，得到了学术委员会专家的精心指导和审核把关，为保证教材学术质量发挥了重要作用；教材在出版过程中，中国中医药出版社给予了大力支持与帮助。在此一并表示衷心的感谢！

　　尽管在本套教材的编写过程中我们已尽了最大努力，但由于涉及内容广泛以及文献资料的局限性，难免有不足或疏漏之处，敬请广大民族医药、中医药教学与临床及科研人员和广大读者提出宝贵意见，以便再版时修订，使教材质量不断提高，更好地适应新时代傣医药人才培养的需要。

云南中医药大学

2024 年 3 月 12 日

编写说明

傣医妇科学是傣医学的重要组成部分，在数千年的发展过程中，为广大傣族妇女的健康及傣族的繁衍作出了重大的贡献，也在妇科疾病的诊治方面形成了独特的优势，成为傣医临床学中具有鲜明特色的一门学科。为了推进素质教育，以学生为中心，完成培养应用型人才的目标，《傣医妇科学》教材在充分体现傣医的基本理论、基本知识、基本技能的基础上，提供科学的、系统的、规范的理论知识，用以指导医疗实践。

本教材主要供傣医学、中医学等专业本科层次使用，在编写过程中，按照编写原则，注重与《傣医方剂学》《傣医治疗学》等教材内容保持一致，立足培养适应临床、傣医特色鲜明的高层次傣医药人才。

本教材遵循民族医药行业人才培养规律和需求，以全面提高傣医药人才培养质量与临床服务水平为目的，全面深入挖掘整理傣医治疗妇科疾病的常用方药、外治法等并规范操作技术和方法，突出傣医学临床思维。

本教材分为上篇概论及下篇各论。上篇概论着重介绍妇科学基础与傣医妇科学概述；下篇以月经病、带下病及前阴病、妊娠病、产时病及产后病、妇科杂病为纲目，详细阐述。编委会在旧版教材的基础上认真分析选方用药，合理删减，修正和补充原教材的不足之处，与时俱进地增入新的内容。本教材力求做到其理论内容对医疗实践具有确切的指导作用。

本教材由云南中医药大学及云南中医药大学第一附属医院、西双版纳傣族自治州傣医医院、昆明市妇幼保健院、昆明市中医医院等的妇科骨干教师组成编写团队。编写分工如下：上篇第一章妇科学基础、第二章傣医妇科学概述由杨丽娟编写，下篇第三章第一节由苑晓微编写，第二节由罗福兰编写，第三节由杨丽娟编写，第四节由苗晓玲编写，第五节由胡红娟编写，第六节由周建惠编写，第四章第一节由张亚嘉编写，第二节由牛红萍编写，第三节由陈冬琼编写；第五章第一节由张永会编写，第二节由邵梦秋编写，第三节由张亚嘉编写，第四节由姜丽娟编写，第五节由陈冬琼编写；第六章第一节、第三节由詹兴秀编写，第二节由邵梦秋编写，第四节、第十二节由万茜茜编写，第五节、第十三节由李兴艳编写，第六节、第八节由杨岚编写，第七节由陈林兴编写，第九至十节由赵淑媛编写，第十一节由牛红萍编写，第十四至十五节由张凤仙编写；第七章第一节、第六节由周晓娜编写，第二节由邵梦秋编写，第三节由张亚嘉编写，第四节由彭强丽编写，第五节由陈冬琼编写。本教材傣医部分的内容由刀会仙、张龙建峰校对审核。

傣医学首套教材是 2007 年在国家中医药管理局的支持下由云南中医药大学牵头编写，包括《傣医基础理论》《傣医药学史》《傣药学》《傣医方剂学》《傣医诊断学》《傣医临床学》和《傣医经典选读》，为傣医药人才的培养发挥了巨大作用。《傣医妇科学》教材是首次单独编写，在编写过程中得到国家中医药管理局傣医学重点学科学术带头人郑进教授、学科带头人张超教授和西双版纳傣族自治州傣医医院林艳芳主任医师的指导，在此致以诚挚的谢意。

虽然编委会力图尽量完善，但限于水平，难免存在疏漏和不足之处，敬请专家、广大师生在阅读和使用本教材的过程中提出宝贵意见，以便再版时修订完善。

《傣医妇科学》编委会

2024 年 1 月

目 录

扫一扫，查阅
本书数字资源

上篇　概　论

第一章　妇科学基础 ▷▷▷

第一节　女性生殖系统解剖

一、外生殖器

外生殖器指生殖器的外露部分，又称外阴，包括阴阜、大小阴唇、阴蒂和阴道前庭。

1. 阴阜　为耻骨联合前面隆起的脂肪垫。青春期该部位皮肤开始生长阴毛，分布呈倒置的三角形，绝经后逐渐稀落。

2. 大阴唇　为两股内侧一对纵行隆起的皮肤皱襞，自阴阜向下、向后延伸至会阴。内含大量的皮下脂肪，有丰富的血管、淋巴管和神经。局部受伤易发生出血，形成血肿。未婚女性两侧大阴唇自然合拢，经产妇大阴唇松弛向两侧分开，绝经后逐渐萎缩。

3. 小阴唇　位于两侧大阴唇内的一对薄的皮肤皱襞，表面湿润，色褐，无毛，缺乏脂肪组织，富含神经末梢、皮脂腺、血管、弹力纤维，非常敏感。两侧小阴唇的前端相互融合。大小阴唇后端相会合，在正中线形成一条横行皱襞，称阴唇系带，经产妇不明显。

4. 阴蒂　位于两侧小阴唇顶端下方，由海绵体构成，性兴奋时可勃起。

5. 阴道前庭　指两侧小阴唇之间的菱形区。前方有尿道外口，后方有阴道口，阴道口与阴唇系带之间有一浅窝，称舟状窝，又称阴道前庭窝。经产妇此窝消失。

（1）前庭大腺　又称巴氏腺，位于阴道口的两侧，大阴唇后部。腺管细长，开口于前庭后方小阴唇与处女膜之间的沟内，性兴奋时分泌黄白色黏液，起润滑作用。正常情况下不能触及此腺，若腺管口闭塞可形成前庭大腺囊肿或脓肿，此时腺体肿大可看到并可触及。

（2）前庭球 又称球海绵体，位于前庭两侧。

（3）尿道外口 后壁有一对并列的腺体，称尿道旁腺，尿道旁腺开口小，容易有细菌潜伏。

（4）阴道口和处女膜 阴道口位于尿道口后方，前庭的后部，为阴道的开口，其大小、形状常不规则。阴道口覆有一薄膜，称处女膜，处女膜多在中央有一孔，孔的大小差异较大，小至不能通过一指，甚至闭锁，大至可容两指甚至处女膜缺如。产后仅残留处女膜痕。

二、内生殖器

内生殖器指生殖器的内藏部分，包括阴道、子宫、输卵管、卵巢，后二者称子宫附件。

（一）阴道

阴道是性交器官，也是月经血排出及胎儿娩出的通道，位于真骨盆下部的中央，呈上宽下窄的管道。上端包绕宫颈，下端开口于阴道前庭后部，前壁长 7 ～ 9cm，与膀胱和尿道邻接，后壁长 10 ～ 12cm，与直肠贴近。环绕宫颈周围的部分称阴道穹窿，可分为前、后、左、右四部分。阴道后穹窿较深，与盆腔最低部分的直肠子宫陷凹紧密相邻，临床上可经此处穿刺或引流。

阴道由黏膜、肌层和纤维层构成。阴道壁有很多横纹皱襞及弹力纤维，有较大的伸展性。

（二）子宫

子宫是孕育胚胎、胎儿和产生月经的器官。

1. 形态 位于骨盆腔中央，前方为膀胱，后方为直肠，呈倒置的梨形，为空腔器官。成年妇女的子宫重约 50g，长 7 ～ 8cm，宽 4 ～ 5cm，厚 2 ～ 3cm，宫腔容量约 5mL。

子宫上部较宽，称宫体，其上端隆突部分称宫底，宫底两侧为宫角，与输卵管相通。子宫的下部较窄，呈圆柱状，称宫颈。宫体与宫颈的比例，婴儿期为 1∶2，生育期妇女为 2∶1，绝经后为 1∶1。

宫腔为一上宽下窄的三角形。在宫体与宫颈之间最狭窄的部分称子宫峡部，非孕时约长 1cm。子宫峡部的上端称解剖学内口；峡部的下端，因黏膜组织在此处由宫腔内膜转变为宫颈黏膜，称组织学内口。宫颈内腔呈梭形，称宫颈管，分为阴道上部（宫颈在阴道以上的部分）和阴道部（宫颈下端伸入阴道内的部分）。未产妇的宫颈外口呈圆形；已产妇形成大小不等的横裂，而分为上下两唇。

2. 组织结构

（1）子宫体 宫体壁由 3 层组织构成，由内向外分为子宫内膜层、肌层和浆膜层。

①子宫内膜：功能层从青春期开始受卵巢激素的影响发生周期性变化，基底层无周

期性变化。

②子宫肌层：外层纵行，内层环行，中层各方交织。含有血管，子宫收缩时压迫血管可止血。

③子宫浆膜层：覆盖于宫体底部及前后面的腹膜，紧贴肌层。子宫前面近峡部处，形成膀胱子宫陷凹。子宫后方腹膜沿子宫壁向下，至宫颈后方及阴道的穹窿，形成直肠子宫陷凹，又称道格拉斯腔。

（2）宫颈　主要由结缔组织构成，亦含有平滑肌纤维、血管及弹力纤维。

①宫颈管：高柱状黏膜上皮细胞，内有许多腺体，能分泌碱性黏液，形成黏液栓。

②宫颈阴道部：由鳞状上皮覆盖，表面光滑。

3. 子宫韧带　正常的子宫位置是前倾略前屈，是通过子宫的圆韧带、阔韧带、主韧带和宫骶韧带维持子宫在盆腔内的正常位置。

（1）圆韧带　起于子宫两侧角的前面，输卵管近端的下方，向前下方伸展达两侧骨盆壁，再穿过腹股沟终止于大阴唇前端，使宫底保持前倾位置。

（2）阔韧带　一对翼形的腹膜皱襞，由子宫两侧延伸至骨盆壁。阔韧带分前后两叶，上缘游离，内2/3包围输卵管，外1/3部由伞端下方向外侧延伸达骨盆壁，称骨盆漏斗韧带或卵巢悬韧带，卵巢动静脉由此穿过。在输卵管以下，卵巢附着处以上的阔韧带称为输卵管系膜。卵巢与阔韧带后叶相接处称卵巢系膜。卵巢内侧与宫角之间的阔韧带稍增厚，称卵巢固有韧带。在子宫外两侧的阔韧带中有丰富的血管、神经、淋巴管及大量疏松结缔组织，称为子宫旁组织。

（3）主韧带　又称宫颈横韧带，横行于宫颈两侧和骨盆侧壁之间，固定宫颈位置，保持子宫不致脱垂。

（4）宫骶韧带　从宫颈后面的上侧方，向两侧绕过直肠到达第2、第3骶椎前面的筋膜，间接地保持子宫于前倾位置。

（三）输卵管

输卵管为一对细长而弯曲的管状器官，内侧与宫角相连，外端游离，长8～14cm。输卵管为卵子与精子相遇的场所，受精卵由输卵管向宫腔运行。

1. 形态

（1）间质部　位于子宫壁内的部分，狭窄而短，长约1cm。

（2）峡部　为间质部外侧的一段，管腔较窄，长2～3cm。

（3）壶腹部　在峡部外侧，管腔较宽大，长5～8cm。

（4）漏斗部或伞部　输卵管的末端，开口于腹腔，游离端呈漏斗状，多为1～1.5cm，有"拾卵"作用。

2. 组织结构　输卵管壁由浆膜层、肌层和黏膜层三层组成。

（四）卵巢

卵巢为一对性腺，产生卵子，分泌性激素。

1. 形态　呈扁椭圆形，位于子宫两侧，输卵管的后下方。青春期前，卵巢表面光滑；青春期开始后，表面逐渐凹凸不平。成年妇女卵巢的大小约为 4cm×3cm×1cm，重 5～6g，呈灰白色，绝经后卵巢萎缩，变小变硬。

2. 组织结构　卵巢表面无腹膜，由单层立方上皮覆盖，称生发上皮；其内有一层纤维组织，称卵巢白膜。卵巢实质外层为皮质，占卵巢的大部分，其中有数以万计的原始卵泡和发育程度不同的囊状卵泡以及致密结缔组织；髓质在卵巢的中心部分，无卵泡，含有疏松结缔组织及丰富的血管、神经、淋巴管等。

第二节　女性一生各阶段的生理特点

妇女的一生从胚胎形成到衰老的生理过程，实质上是其下丘脑－垂体－卵巢轴功能发育、成熟和衰退的过程。根据其生理特点目前将此过程分为七个阶段。

一、胎儿期

受精卵是由父系、母系来源的 23 对（46 条）染色体组成的新个体，其中性染色体 1 对，X 与 Y 染色体决定着胎儿的性别，即 XX 合子发育为女性，XY 合子发育为男性，在性发育中起决定性作用。胚胎 6 周后原始性腺分化开始。若胚胎细胞不含 Y 染色体，即无 H–Y 抗原时，性腺分化缓慢，至胚胎 8～10 周性腺组织才出现卵巢的结构。

二、新生儿期

出生后 4 周内为新生儿期。这一时期新生儿在母体内受到胎盘及母体卵巢所产生的女性激素影响，出生时女性胎儿外阴较丰满，乳房略隆起，或有少许泌乳。出生后离开母体环境，可见少量阴道出血。上述这些症状短期内可以自然消退。

三、儿童期

出生 4 周到 12 岁称作儿童期。儿童早期，下丘脑－垂体－卵巢轴的功能处在抑制状态，生殖器官为幼稚型，阴道狭长，上皮薄，无皱襞，细胞内缺乏糖原，阴道酸度低，抗感染力较弱。此时子宫、输卵管及卵巢位于腹腔内，子宫小，宫颈较长，约占子宫全长的 2/3。在儿童后期，大约自 8 岁起，下丘脑促性腺激素释放激素（GnRH）抑制状态解除，卵巢内的卵泡受垂体促性腺激素的影响有一定发育并分泌性激素，但仍达不到成熟阶段。

四、青春期

自月经初潮至生殖器官逐渐发育成熟的阶段称作青春期。

1. 体格　青春期身体迅速发育，在形态发育的同时各器官的生理功能也发生变化，逐渐发育成熟。

2. 生殖器官　由于促性腺激素作用，卵巢增大，皮质内有不同发育阶段的卵泡，卵巢表面稍呈凹凸不平。卵泡开始发育和分泌雌激素，内、外生殖器从幼稚型变为成人型。此时虽已初步具有生育能力，但整个生殖系统的功能尚未完善。

3. 第二性征 乳房丰满而隆起；出现阴毛及腋毛；骨盆横径发育大于前后径；胸、肩部皮下脂肪增多，音调变高；表现女性特有体态。

4. 月经初潮 初潮是青春期开始的一个重要标志。月经来潮说明卵巢产生的雌激素足够使子宫内膜增殖，当雌激素达到一定水平并明显波动时，导致子宫内膜脱落而出现月经。部分青春期女性在初潮开始的 1～2 年，月经周期表现不规律，经 2～4 年建立规律的周期性排卵后，月经才会逐渐正常。

五、性成熟期

性成熟期亦称生育期，是卵巢生殖功能与内分泌功能最旺盛的时期。一般自 18 岁左右开始，历时 30 年左右，此期妇女性功能旺盛；卵巢功能成熟并分泌性激素，已建立规律的周期性排卵。

六、绝经过渡期

从卵巢功能开始衰退直至最后一次月经的时期称作绝经过渡期，整个过程长短不一。此期卵巢功能逐渐衰退，卵泡数目明显减少，常可见卵泡发育不全，以致月经不规律，常为无排卵性月经。最终由于卵巢内卵泡自然耗竭或剩余的卵泡对垂体促性腺激素丧失反应，导致卵巢功能衰竭，月经永久性停止，即进入绝经阶段。

七、绝经后期

绝经后期指绝经后的生命阶段。其早期虽然卵巢停止分泌雌激素，但卵巢间质仍可分泌少量雄激素，后者在外周转化为雌酮，是循环中的主要雌激素。一般 60 岁以后妇女机体逐渐老化进入老年期。此时卵巢功能完全衰竭，雌激素水平低落，不足以维持女性第二性征，生殖器官进一步萎缩老化。骨代谢异常引起骨质疏松，容易发生骨折。

第三节 月经及月经期的临床表现

一、定义

月经是伴随卵巢周期性变化而出现的子宫内膜周期性脱落及出血。月经的出现是生殖功能成熟的标志之一。月经第一次来潮称月经初潮，初潮年龄多在 13～14 岁，可早在 11～12 岁，迟则 15～16 岁。

二、月经血的特征

月经血一般呈暗红色，其成分除血液外，还有子宫内膜碎片、宫颈黏液及脱落的阴道上皮细胞；月经血中含有前列腺素及来自子宫内膜的大量纤溶酶。由于纤溶酶对纤维蛋白的溶解作用，故月经血呈不凝状态，但当出血多时出现血凝块。

三、临床表现

正常月经典型的特征是周期性。出血的第一日为月经周期的开始，两次月经第一日的间隔时间为一个月经周期。一般是 21 ～ 35 日，平均 28 日；每次月经持续天数称经期，大多为 2 ～ 8 日，平均 3 ～ 5 日；经量是指一次月经的总失血量，正常为 30 ～ 50mL，若超过 80mL 为月经过多。

经期由于盆腔充血及前列腺素的作用，有些妇女出现下腹及腰骶部下坠不适，或子宫收缩痛，并可出现腹泻等胃肠功能紊乱症状。少数患者可有头痛及轻度神经系统不稳定症状。

第四节　卵巢功能及周期性变化

一、卵巢的功能

卵巢是女性的一对性腺，具有产生卵子并排卵和分泌女性激素的功能，前者为卵巢的生殖功能，后者为内分泌功能。

二、卵巢的周期性变化

从青春期开始到绝经前，卵巢的形态和功能发生周期性的改变为卵巢周期，包括以下阶段。

1. 卵泡的发育及成熟　卵泡的发育始于胚胎时期，新生儿出生时卵巢大约有 200 万个卵泡。儿童期多数卵泡退化，近青春期仅有约 30 万个卵泡。卵泡自胚胎形成后即进入自主发育和闭锁的阶段，此时不依赖促性腺激素。进入青春期后，卵泡由自主发育推进至发育成熟的过程则依赖促性腺激素的刺激。生育期每月发育一批卵泡，经过募集、选择，其中一般只有一个优势卵泡可达完全成熟，并排出卵子，其余的卵泡发育到一定程度通过细胞凋亡机制而自行退化，称卵泡闭锁。妇女一生中一般只有 400 ～ 500 个卵泡发育成熟并排卵。

根据卵泡的形态、大小、生长速度和组织学特征，其生长主要有以下阶段。

（1）始基卵泡　是由一个停留于减数分裂双线期的初级卵母细胞及环绕其周围的单层梭形前颗粒细胞层组成。

（2）窦前卵泡　包绕卵母细胞的梭形前颗粒细胞变为柱状颗粒细胞，并有丝分裂，成为初级卵泡。窦前卵泡是初级卵泡发育完全的阶段，在这一阶段出现卵泡生长发育所必备的 3 种特异性受体，即卵泡刺激素（FSH）、雌二醇（E_2）和睾酮（T）受体。

（3）窦状卵泡　在雌激素和 FSH 持续影响下产生卵泡液，形成卵泡腔，称为次级卵泡。在 FSH 作用下该期卵泡的颗粒细胞获得黄体生成素受体（LHR），并在黄体生成素（LH）的协同作用下，产生的雌激素量较窦前卵泡明显增加。

（4）排卵前卵泡 是卵泡发育的最后阶段，卵泡液急骤增加，卵泡腔增大，卵泡体积显著增大，直径可达 15～20mm。

卵泡向卵巢表面突出，自外向内其结构依次是：

①卵泡外膜：为致密的卵巢间质组织，与卵巢间质无明显界限。

②卵泡内膜：从卵巢皮质层间质细胞衍化而来，细胞呈多边形，较颗粒细胞大。此层含丰富血管。

③颗粒细胞：细胞呈立方形，细胞间无血管存在，营养来自外周的卵泡内膜。

④卵泡腔：腔内充满大量清澈的卵泡液。

⑤卵丘：呈丘状突出于卵泡腔，卵细胞深藏其中。

⑥放射冠：直接围绕卵细胞的一层颗粒细胞，呈放射状排列。

2. 排卵 卵细胞和它周围的卵丘颗粒细胞一起被排出的过程称作排卵。排卵前，由于成熟的卵泡分泌的雌激素高峰对下丘脑产生正反馈作用，下丘脑大量释放 GnRH，刺激垂体释放促性腺激素，出现 LH/FSH 峰。LH 峰使卵母细胞重新启动减数分裂进程，直至完成第一次减数分裂，排出第一极体，初级卵母细胞成熟为次级卵母细胞。在 LH 峰作用下排卵前卵泡黄素化，产生少量黄体酮。LH/FSH 排卵峰与黄体酮协同作用，激活卵泡液内蛋白溶酶活性，溶解卵泡壁隆起尖端部分，形成排卵孔。排卵前卵泡液中前列腺素明显增加，排卵时达高峰。前列腺素可促进卵泡壁释放蛋白溶酶，促使卵巢内平滑肌收缩，有助于排卵。排卵时随卵细胞同时排出的有透明带、放射冠及小部分卵丘内的颗粒细胞。排卵多发生在下次月经来潮前 14 日左右。

3. 黄体形成及退化 排卵后卵泡液流出，卵泡腔内压下降，卵泡壁塌陷，形成许多皱襞，卵泡壁的卵泡颗粒细胞和卵泡内膜细胞向内侵入，周围有结缔组织的卵泡外膜包围，共同形成黄体。卵泡颗粒细胞和卵泡内膜细胞在 LH 排卵峰作用下进一步黄素化，分别形成颗粒黄体细胞及卵泡膜黄体细胞。黄体细胞的直径由原来的 12～14μm 增大到 35～50μm。在血管内皮生长因子作用下颗粒细胞血管化。排卵后 7～8 日（相当于月经周期第 22 日左右）黄体体积和功能达到高峰，直径 1～2cm，外观呈黄色。

若卵子未能受精，黄体在排卵后 9～10 日开始退化，黄体功能限于 14 日。黄体退化时黄体细胞逐渐萎缩变小，周围的结缔组织及成纤维细胞侵入黄体，逐渐由结缔组织所代替，组织纤维化，外观色白称白体。黄体衰退后月经来潮，卵巢中又有新的卵泡发育，开始新的周期。

三、卵巢性激素的合成及分泌

卵巢性激素的合成及分泌主要是雌激素和孕激素及少量雄激素，均为甾体激素。

1. 甾体激素基本化学结构 甾体激素属类固醇激素。类固醇激素的基本化学结构为环戊烷多氢菲环。根据碳原子的数目分为 3 组：含 21 个碳原子为孕激素；含 19 个碳原子为雄激素；含 18 个碳原子为雌激素。

2. 甾体激素生物合成过程 卵巢组织具有直接摄取胆固醇合成性激素的酶系。由胆固醇合成的孕烯醇酮是合成所有甾体激素的前体物质。雌激素的合成是由卵巢的卵泡膜细胞与颗粒细胞在 FSH 与 LH 的共同作用下完成的。卵泡膜细胞上有 LH 受体，LH 与 LH 受体结合后可使细胞内胆固醇形成睾酮和雄烯二酮，后二者可透过细胞膜进入颗粒细胞内成为雌激素的前体物质。颗粒细胞上有 FSH 受体，FSH 与 FSH 受体结合后可激活芳香化酶活性，将睾酮和雄烯二酮分别转化为雌二醇和雌酮，进入血循环和卵泡液中。此即为雌激素合成的"两种细胞 – 两种促性腺激素"学说。

3. 甾体激素代谢　甾体激素主要在肝脏降解，并以硫酸盐或葡萄糖醛酸盐等结合形式经肾脏排出。

4. 卵巢性激素分泌的周期性变化

（1）雌激素　卵泡开始发育时，雌激素分泌量很少；至月经第 7 日卵泡分泌雌激素量迅速增加，在排卵前达到高峰；排卵后雌激素暂时下降，排卵后 1～2 日，黄体开始分泌雌激素使循环中雌激素又逐渐上升，在排卵后 7～8 日黄体成熟时，循环中雌激素又形成第二个小高峰，此均值低于第一高峰。其后黄体萎缩，雌激素水平急剧下降，在月经期达最低水平。

（2）孕激素　卵泡期卵泡不分泌黄体酮，排卵前成熟卵泡的颗粒细胞在 LH 排卵峰的作用下黄素化，开始分泌少量黄体酮，排卵后黄体分泌黄体酮逐渐增加，至排卵后 7～8 日黄体成熟时，分泌量达最高峰，以后逐渐下降，到月经来潮时降到卵泡期水平。

（3）雄激素　女性的雄激素主要来自肾上腺，少量来源于卵巢，包括睾酮和雄烯二酮，由卵泡膜和卵巢间质合成。排卵前循环中雄激素升高。

5. 卵巢性激素的生理作用

（1）雌激素的生理作用

①子宫肌：促进子宫肌细胞增生和肥大，使肌层增厚；增进血运，促使和维持子宫发育；增加子宫平滑肌对缩宫素的敏感性。

②子宫内膜：使子宫内膜腺体及间质增生、修复。

③宫颈：使宫颈口松弛，扩张，宫颈黏液分泌增加，性状变稀薄，富有弹性易拉成丝状。

④输卵管：促进输卵管肌层发育及上皮的分泌活动，并可加强输卵管肌节律性收缩的振幅。

⑤阴道上皮：使阴道上皮细胞增生和角化，黏膜变厚，并增加细胞内糖原含量，使阴道维持酸性环境。

⑥外生殖器：使阴唇发育、丰满、色素加深。

⑦第二性征：促使乳腺管增生，乳头、乳晕着色，促进其他第二性征的发育。

⑧卵巢：协同 FSH 促进卵泡发育。

⑨下丘脑、垂体：通过对下丘脑和垂体的正负反馈调节，控制促性腺激素的分泌。

⑩代谢作用：促进水钠潴留；促进肝脏高密度脂蛋白合成，抑制低密度脂蛋白合成，降低循环中胆固醇水平；维持和促进骨基质代谢。

（2）孕激素的生理作用　孕激素通常是在雌激素作用的基础上发挥效应的。

①子宫肌：降低子宫平滑肌兴奋性及其对缩宫素的敏感性，抑制子宫收缩，有利于

胚胎及胎儿宫内生长发育。

②子宫内膜：使增生期子宫内膜转化为分泌期内膜，为受精卵着床做好准备。

③宫颈：使宫口闭合，黏液分泌减少，性状变黏稠。

④输卵管：抑制输卵管肌节律性收缩的振幅。

⑤阴道上皮：加快阴道上皮细胞脱落。

⑥乳房：促进乳腺腺泡发育。

⑦下丘脑、垂体：孕激素在月经中期具有增强雌激素对垂体 LH 排卵峰释放的正反馈作用；在黄体期对下丘脑、垂体有负反馈作用，抑制促性腺激素分泌。

⑧体温：兴奋下丘脑体温调节中枢，可使基础体温在排卵后升高 0.3 ～ 0.5℃。临床上可以此作为判定排卵日期的标志之一。

⑨代谢作用：促进水钠排泄。

（3）孕激素与雌激素的协同和拮抗作用　孕激素在雌激素作用的基础上，进一步促使女性生殖器官和乳房的发育，为妊娠准备条件，二者有协同作用；另一方面，雌激素和孕激素又有拮抗作用，雌激素促进子宫内膜增生及修复，孕激素则限制子宫内膜增生，并使增生的子宫内膜转化为分泌期。其他拮抗作用表现在子宫收缩、输卵管蠕动、宫颈黏液变化、阴道上皮细胞角化和脱落，以及钠和水的潴留与排泄等方面。

（4）雄激素的生理作用

①对女性生殖系统的影响：从青春期开始，雄激素分泌开始增加，促使阴蒂、阴唇和阴阜的发育，促进阴毛、腋毛的生长。但雄激素过多容易对雌激素产生拮抗，可减缓子宫及其内膜的生长增殖，抑制阴道上皮的增生和角化。长期使用雄激素，可出现男性体态变化。

②对机体代谢功能的影响：雄激素能促进蛋白合成，促进肌肉生长，并刺激骨髓中红细胞的增生。在性成熟期前，促使长骨骨基质生长和钙的保留；性成熟后可导致骨骺的关闭，使生长停止，可促进肾远曲小管对 Na^+、Cl^- 的重吸收而引起水肿。雄激素还可以增加基础代谢率。

第五节　子宫内膜及生殖器其他部位的周期性变化

一、子宫内膜的周期性变化

子宫内膜分为基底层和功能层。基底层不受月经周期中卵巢激素变化的影响，在月经期不发生脱落；功能层受卵巢激素的影响呈现周期性变化，月经期坏死脱落。正常一个月经周期以 28 日为例，其组织形态的周期性改变可分为 3 期。

1.增生期　月经周期的第 5 ～ 14 日，相当于卵泡发育成熟阶段。在卵泡期雌激素作用下，子宫内膜腺体和间质细胞呈增生状态，又分早期、中期、晚期 3 期。

（1）增生期早期　月经周期第 5 ～ 7 日。此期内膜薄，仅 1 ～ 2mm。腺上皮细胞呈立方形或低柱状。间质较致密，细胞呈星形。间质中的小动脉较直，壁薄。

（2）增生期中期　月经周期第 8～10 日。此期特征是间质水肿明显；腺体数增多、增长，呈弯曲形；腺上皮细胞增生活跃，细胞呈柱状，并出现分裂象。

（3）增生期晚期　月经周期第 11～14 日。此时内膜增厚至 3～5mm，表面高低不平，略呈波浪形。上皮细胞出现高柱状，腺上皮仍继续生长，核分裂象增多，腺体更长，呈弯曲状。间质细胞可见星形，并互相结合成网状；可见组织水肿明显，小动脉略弯曲，管腔增大。

2. 分泌期　黄体形成后，在孕激素的作用下，子宫内膜呈分泌反应，分泌期也分早、中、晚期 3 期。

（1）分泌期早期　月经周期第 15～19 日。此期内膜腺体更长，屈曲更明显。腺上皮细胞的核下开始出现含糖原的小泡，称核下空泡，为分泌早期的组织学特征。

（2）分泌期中期　月经周期第 20～23 日。内膜较前更厚并呈锯齿状，腺体内的分泌上皮细胞顶端胞膜破裂，细胞内的糖原排入腺腔，称顶浆分泌。此期间质高度水肿、疏松，螺旋小动脉增生、卷曲。

（3）分泌期晚期　月经周期第 24～28 日。此期为月经来潮前期。子宫内膜增厚呈海绵状。内膜腺体开口面向宫腔，有糖原等分泌物溢出，间质更疏松、水肿，表面上皮细胞下的间质分化为肥大的蜕膜细胞。此期螺旋小动脉迅速增长超出内膜厚度，也更弯曲，血管管腔也扩张。

3. 月经期　月经周期第 1～4 日。由于雌、孕激素水平下降，子宫内膜中前列腺素的合成活化。前列腺素刺激子宫肌层收缩而引起内膜功能层的螺旋小动脉持续痉挛，内膜血流减少，受损缺血的坏死组织面积逐渐扩大，组织变性、坏死，血管壁通透性增加，使血管破裂导致内膜底部血肿形成，促使组织坏死剥脱。变性、坏死的内膜与血液相混而排出，形成月经血。

二、生殖器其他部位的周期性变化

1. 阴道黏膜　阴道黏膜在月经周期中呈现周期性改变，在阴道上段表现最明显。排卵前，阴道上皮在雌激素的作用下，底层细胞增生，逐渐演变为中层与表层细胞，使阴道上皮增厚，表层细胞出现角化，在排卵期的程度最为明显。细胞内富含糖原，糖原经寄生在阴道内的阴道杆菌分解而成乳酸，使阴道内保持一定酸度，可以防止致病菌的繁殖。排卵后在孕激素的作用下，表层细胞脱落。

2. 宫颈黏液　在卵巢性激素的影响下，宫颈腺细胞分泌黏液，其物理、化学性质及其分泌量均有明显的周期性改变。月经干净后，体内雌激素水平降低，宫颈管分泌的黏液量很少。雌激素可刺激分泌细胞的分泌功能，随着雌激素水平不断提高，至排卵期黏液分泌量增加，黏液稀薄、透明，拉丝度可达 10cm 以上。若将黏液作涂片检查，干燥后可见羊齿植物叶状结晶，这种结晶在月经周期第 6～7 日开始出现，到排卵期最为清晰而典型。排卵后受孕激素影响，黏液分泌量逐渐减少，质地变黏稠而浑浊，拉丝度差，易断裂。涂片检查时结晶逐步模糊，直至月经周期第 22 日左右完全消失，出现排列成行的椭圆体。临床上可根据宫颈黏液检查了解卵巢功能。

3. 输卵管　输卵管的周期性变化包括形态和功能两方面。在雌激素的作用下，输卵管黏膜上皮纤毛细胞生长，体积增大；非纤毛细胞分泌增加，为卵子提供运输和种植前的营养物质。雌激素还促进输卵管的发育及输卵管肌层的节律性收缩。孕激素则能增加输卵管的收缩速度，减少输卵管的收缩频率。孕激素与雌激素间有许多制约的作用，孕激素可抑制输卵管黏膜上皮纤毛细胞的生长，降低分泌细胞分泌黏液的功能。雌、孕激素的协同作用，保证受精卵在输卵管内的正常运行。

第六节　下丘脑－垂体－卵巢轴的相互关系

一、定义

下丘脑、垂体与卵巢之间相互调节、相互影响，形成一个完整而协调的神经内分泌系统，称为下丘脑－垂体－卵巢轴（HPOA）。HPOA 的神经内分泌活动还受到大脑高级中枢的调控。

1. 下丘脑促性腺激素释放激素（GnRH）　下丘脑弓状核神经细胞分泌的 GnRH 是一种十肽激素，直接通过垂体门脉系统输送到腺垂体，调节垂体促性腺激素的合成和分泌。GnRH 分泌呈脉冲式，脉冲间隔为 60 ～ 90 分钟。

下丘脑是 HPOA 的启动中心，GnRH 的分泌受垂体促性腺激素和卵巢性激素的反馈调节，包括起促进作用的正反馈和起抑制作用的负反馈调节。反馈调节包括长反馈、短反馈和超短反馈。长反馈是指卵巢分泌到循环中的性激素的反馈作用；短反馈是指垂体激素对下丘脑 GnRH 分泌的负反馈；超短反馈是指 GnRH 对其本身合成的抑制；另外，来自更高神经中枢的神经递质也影响下丘脑 GnRH 的分泌。

2. 腺垂体生殖激素　腺垂体（垂体前叶）分泌的直接与生殖调节有关的激素有促性腺激素和催乳素。

（1）促性腺激素　卵泡刺激素（FSH）和黄体生成素（LH）两者均由腺垂体的促性腺激素细胞所分泌，对 GnRH 的脉冲式刺激起反应，亦呈脉冲式分泌。FSH 和 LH 均是糖蛋白，含 α 和 β 亚基。它们的 α 亚基相同，β 亚基的结构不同，后者决定了它们与性腺效应细胞受体结合的特异性。

（2）催乳素（PRL）　激素的产生主要受下丘脑分泌的催乳素抑制因子（PIF）的抑制性控制。促甲状腺激素释放激素也能刺激催乳素的分泌。

3. 卵巢激素的反馈作用　卵巢分泌的雌、孕激素对下丘脑和垂体具有反馈调节作用。

（1）雌激素　雌激素对下丘脑产生负反馈和正反馈两种作用。在卵泡早期，一定水平的雌激素对下丘脑具有负反馈作用，抑制 GnRH 释放，并降低垂体对 GnRH 的反应性，从而实现对垂体促性腺激素脉冲式分泌的抑制。在卵泡期晚期，随着卵泡发育成熟，当雌激素的分泌达到阈值（≥ 200pg/mL）并维持 48 小时以上，雌激素发挥正反馈作用，刺激 LH 分泌达到高峰。在黄体期，协同孕激素对下丘脑产生负反馈作用。

（2）孕激素　在排卵前，低水平的孕激素可增强雌激素对促性腺激素的正反馈作用，在黄体期，高水平的孕激素对促性腺激素的脉冲分泌产生负反馈抑制作用。

二、月经周期的调节机制

1. 卵泡期　在前次月经周期的卵巢黄体萎缩后，雌、孕激素水平降至最低，对下丘脑及垂体的抑制解除，下丘脑又开始分泌 GnRH，使垂体 FSH 分泌增加，促使卵泡逐渐发育，在少量 LH 的协同作用下，卵泡分泌雌激素。在雌激素的作用下，子宫内膜发生增生期变化，随着雌激素逐渐增加，对下丘脑的负反馈作用增强，抑制下丘脑 GnRH 的分泌，使垂体 FSH 分泌减少。随着优势卵泡逐渐发育成熟，雌激素出现高峰，对下丘脑产生正反馈作用，促使垂体释放大量 LH，出现高峰，FSH 同时亦形成一个较低的峰，大量的 LH 与一定量 FSH 协同作用，使成熟卵泡排卵。

2. 黄体期　排卵后，循环中 LH 和 FSH 均急速下降，在少量 LH 及 FSH 作用下，黄体形成并逐渐发育成熟。黄体主要分泌孕激素，使子宫内膜转变为分泌期。黄体也分泌雌激素，排卵后雌激素高峰即来自成熟黄体的分泌。由于大量孕激素和雌激素共同的负反馈作用，垂体分泌的 LH 及 FSH 相应减少，黄体开始萎缩，孕激素和雌激素的分泌也减少。子宫内膜失去性激素支持，发生坏死、脱落从而月经来潮。孕激素、雌激素和抑制素 A 的减少解除了对下丘脑、垂体的负反馈抑制，FSH、LH 分泌增加，卵泡开始发育，下一个月经周期又重新开始，如此周而复始。

下丘脑、垂体和卵巢之间相互依存，相互制约，调节着正常月经周期。大脑皮层、下丘脑、垂体和卵巢之间任何一个环节发生障碍，都会引起卵巢功能紊乱，导致月经失调。

第七节　其他内分泌腺功能对月经周期的影响

一、甲状腺

甲状腺分泌的甲状腺素（T_4）和三碘甲状腺原氨酸（T_3）对性腺的发育成熟、维持正常月经和生殖功能具有重要影响。青春期以前发生甲状腺功能减退者可有性发育障碍，使青春期延迟，青春期则出现月经失调，患者多合并不孕，自然流产和畸胎发生率增加。甲状腺功能轻度亢进时甲状腺素分泌与释放增加，子宫内膜过度增生，临床常出现异常子宫出血。当甲状腺功能亢进进一步加重时，甾体激素的分泌、释放及代谢等过程受到抑制，临床表现为月经稀发、月经减少，甚至闭经。

二、肾上腺

肾上腺能合成和分泌少量雄激素和极微量雌激素、孕激素。肾上腺皮质是女性雄激素的主要来源。少量雄激素为正常妇女的阴毛、腋毛、肌肉和全身发育所必需的。若雄激素分泌过多，可抑制下丘脑分泌 GnRH，并对抗雌激素，使卵巢功能受到抑制而出现闭经，甚至男性化表现。先天性肾上腺皮质增生症（CAH）患者由于存在21-羟化酶缺陷，导致皮质激素合成不足，引起促肾上腺皮质激素（ACTH）代偿性增加，促使肾上腺皮质网状带雄激素分泌过多，临床上导致女性假两性畸形或女性男性化的表现。

三、胰腺

胰岛分泌的胰岛素不仅参与糖代谢，而且对维持正常的卵巢功能有重要影响。胰岛素依赖型糖尿病患者常伴有卵巢功能低下。对胰岛素拮抗的高胰岛素血症患者，过多的胰岛素将促进卵巢产生过多雄激素，从而发生高雄激素血症，导致月经失调，甚至闭经。

第二章　傣医妇科学概述 ▷▷▷

一、常见的妇科疾病

妇女由于生理上有月经、带下、妊娠、产育等特点，在疾病的表现上也有其特殊性。本课程论述的妇科疾病包括月经异常的疾病、妊娠期发生的疾病、产后发生的疾病、妇科炎症及包块性疾病等，具体包括纳勒冒沙么（月经失调）、纳勒多来（崩漏）、旧纳勒（痛经）、帕雅纳勒恩专（月经前后诸证）、麻纳勒农赶接（经行乳房胀痛）、麻纳勒接贺（经行头痛）、帕雅涛帮刚（绝经前后诸证）、哟兔（阴道炎）、哟兵洞烂（阴疮）、哟兵飞桑（外阴癌）、哈纳鲁（妊娠剧吐）、唉纳鲁（妊娠咳嗽）、乱鲁（流产）、泵筛鲁（妊娠高血压综合征）、短龙多烘（妊娠身痒）、格鲁了些冒拢（胎盘滞留）、格鲁了勒多冒少（产后恶露不绝）、格鲁了呢卖（产后发热）、格鲁了兵哇（产后感冒）、格鲁了接短囡（产后腹痛）、格鲁了贺接（产后头痛）、格鲁了接多（产后身痛）、格鲁了暖冒拉（产后失眠）、格鲁了勒软（产后贫血）、格鲁了贺办答来（产后眩晕）、格鲁了河来（产后汗症）、格鲁了冒米喃农（产后缺乳）、格鲁了鲁短（产后腹泻）、格鲁了尤冒哦（产后尿潴留）、格鲁了兵拢牛（产后急性肾盂肾炎）、接短囡（盆腔炎性疾病后遗症）、朴英蛮不章米鲁（不孕症）、混兵内（子宫肌瘤）、拢赶短兵内（腹部包块）、混趟（子宫脱垂）、农赶农飞（乳房疾病）。

二、妇科疾病的病因病机

傣医认为，疾病的发生与地理环境、季节气候有一定的关系，这是疾病发生的外因；内因有饮食失宜、劳逸失度、五蕴失调和房劳所伤，上述因素导致体内四塔五蕴功能异常而发生妇科疾病，如塔拢（风、气）不足可致子宫脱垂；风（气）不行则月经延后或闭经、妇科包块等；风（气）逆乱可出现围绝经期综合征；塔菲（火）不足可致月经失调、不孕症、产后腹泻等；塔菲（火）过盛则月经先期、崩漏、赤白带下等；塔拎（土）不足可致月经延后、月经量少、崩漏、妊娠剧吐等；塔喃（水血）不足可出现多种妊娠病、产后病及其他妇科疾病。

三、妇科疾病的诊疗

1. 诊断　主要根据临床表现及相关检查，傣医和西医结合以明确诊断。

2. 辨治　依据傣医理论进行分型论治，主要辨其塔都软（四塔不足）及塔都想（四塔过盛）的不同证型，具体分型辨治将在有关疾病中叙述。傣医的三盘辨解帕雅（三盘病变）在妇科疾病中也有一定应用，妇科疾病病位多在下盘。

3. 治疗 以调节四塔、五蕴为原则，并配合傣医"未病先解、先解后治"的方法和各种外治法。某些妇科疾病与内科疾病有一定的联系，在治疗时应考虑妇女妊娠及产后的特点用药。

下篇 各 论

第三章 月经病 ▷▷▷

【学习目的】

月经病是临床常见病、多发病，通过本章节的学习，应当掌握月经病的分类、发病因素、常见疾病的临床特点、诊查要点及病证分类辨治方法、傣医处理的原则；要熟悉月经病的预防和调护措施。

第一节 纳勒冒沙么（月经失调）

【概述】

月经失调，傣医称为"纳勒冒沙么"，临床主要表现为月经的周期、经量、经色、经质的异常。傣医将之分为以下几类。

1. 纳勒乱（月经先期） 主要表现为月经提前一周以上，可伴量多色红等。

2. 纳勒软（月经后期） 主要表现为月经延后一周以上，可伴量少色淡等。

纳勒冒沙么（月经失调）傣医分为气滞血瘀型月经失调、风火偏盛型月经失调、血寒凝滞型月经失调、土塔不足型月经失调和水血不足型月经失调五型论治。其治疗应调节四塔五蕴，分别以通气解郁，活血调经；除风清火，凉血调经；补火散寒，活血调经；补土健胃，养血调经；调补四塔，补水调经的方法治之。

【病因病机】

本病的发生是由于体内四塔功能失调，风气不行，气滞血瘀，瘀血内阻，血不循常道而致月经失调；或由于水塔不足，不能制火，风火偏盛，迫血妄行出现月经失调；或寒邪痹阻下盘，寒凝气滞，气血运行不畅，经血不能按时下行出现月经失调；土塔不足，不能化生水血，加之风气受损，气不固血而致月经失调；若平素体弱或损伤水塔，加之正逢绝经之年，四塔、五蕴功能失调，水血不足，而见月经紊乱。

【诊查要点】

纳勒冒沙么（月经失调）是体内四塔功能失调所致，以月经的期、量、色、质异常为主要临床表现的妇科常见病，根据临床表现特点，傣医主要分为纳勒乱（月经先期）、纳勒软（月经后期）。

（一）病史

有月经频发或稀发等相关病史，或有不孕、月经量多或经期延长等病史。

（二）临床表现

1. 纳勒乱（月经先期） 月经周期提前 7 天以上，甚至半月一行，连续发生两个周期及以上，临床表现为月经周期缩短，可伴有经量增多，经期一般正常。黄体功能不足及盆腔炎症患者可出现月经先期。

2. 纳勒软（月经后期） 月经周期延后 7 天以上，甚则数月一行，连续发生两个周期及以上，特点是周期延长，进一步可发展成闭经，多见于月经稀发者，其原因为子宫发育不良或卵巢功能障碍。

（三）相关检查

1. 妇科检查 盆腔多无明显器质性病变。有盆腔炎症者，检查时可发生宫体活动差、压痛，附件一侧或双侧增厚增粗、压痛，宫旁触及压痛性包块等。

2. 其他检查

（1）基础体温（BBT） 黄体功能不足，BBT 呈双相，但黄体期少于 14 天，或排卵后体温上升缓慢，上升幅度小于 0.3°C。

（2）性激素测定 可反映卵巢功能，以协助诊断。

（3）诊断性刮宫 明确子宫内膜病变。

（4）宫腔镜 直视下内膜活检。

（四）鉴别诊断

月经失调应与早孕、流产、异位妊娠、癥瘕及全身血液系统等疾病进行鉴别。可根据有无停经史、临床症状、体格检查、尿 HCG、B 超、性激素检查、血常规及诊断性刮宫等辅助检查来明确诊断。

【病证分类辨治】

（一）气滞血瘀型月经失调

1. 夯帕雅（主症） 阴道骤然下血量多，或漏下淋沥不止；或月经量少，月经周期延后；血色紫黑，有瘀块，小腹疼痛拒按，血块下后疼痛减轻；舌质暗红或有瘀点，苔薄黄，脉行不畅而细。

2. 辨解帕雅（病因病机）　本病主要是由于患者情志不畅，久郁气结，导致四塔五蕴功能失调，风气逆乱，运行不畅，气滞血瘀，瘀血阻滞下盘，骤然下血则月经量多；或月经量少，或经期延后，或漏下淋沥不止、血色紫黑、有瘀块等；瘀血阻滞，气血不通，则见小腹疼痛；舌质暗红或有瘀点，脉行不畅而细亦为气滞血瘀的表现。

3. 平然（治则）　通气解郁，活血调经。

4. 多雅（治法）

（1）内治法

①楠嫩益母汤：芽楠嫩（荷包山桂花）30g，芽敏龙（益母草）15g，芽依秀母（香附）20g，嘿亮龙（大血藤）30g，埋嘎筛（龙血树）15g，哈罗埋亮龙（朱槿根）15g，水煎服。

②雅勒多（麻电凉血止血汤）：嘿麻电（圆锥南蛇藤）20g，哈罗来罕盖（鸡冠花树根）15g，哈麻洪亮（佛肚树根）20g，哈罗埋亮龙（朱槿根）15g，嘿涛勒（鸡血藤）15g，先勒（十大功劳）30g，嘿涛罕（大黄藤）15g，水煎服。

③哈麻王喝（刺天茄根）30g，芽依秀母（香附）20g，哈法扁（假烟叶根）20g，毫命（姜黄）15g，水煎服。

④雅叫哈顿（五宝药散），口服，每次 3～6g，每日 3 次。

⑤芽竹毫（射干）30g，哈芽竹麻（朱蕉根）20g，贺恩倒（闭鞘姜根）20g，水煎服。

（2）外治法

①闭诺（推拿按摩疗法）：取皇旧（墨旱莲）、芽敏龙（益母草）、罕盖（通血香）、叫哈荒（生藤）、芽沙板（除风草）、摆宾蒿（白花臭牡丹叶）、扎阿亮（紫苏叶）各等量，碾细粉，做成按摩包，蒸热，揉按热敷下腹部。每日 1 次，3 次为 1 个疗程，连用 1～3 个疗程。

取芽依秀母（香附）、扎阿亮（紫苏叶）、皇旧（墨旱莲）、芽敏（艾叶）、罕盖（通血香）、摆宾蒿（白花臭牡丹叶）、摆宾亮（红花臭牡丹叶）、摆罗埋亮龙（朱槿叶）、摆更方（苏木叶）各等量，碾细粉，装袋，每袋200g，蒸热，揉按下腹部，每日 1 次，3 日为 1 个疗程，连治 3 个疗程。

②暖雅（睡药疗法）：取芽敏（艾叶）、芽依秀母（香附）、摆尖欢（沉香叶）、芽敏龙（益母草）、罕盖（通血香）、叫哈荒（生藤）、芽沙板（除风草）、摆宾蒿（白花臭牡丹叶）、扎阿亮（紫苏叶）各等量，加劳（酒）炒热或蒸热，取出平摊于睡药床上，加劳（酒）充分拌匀（取出一半备用），用纱布覆盖于夯热药上，待温度适中时令患者睡于药上，用纱布盖于患者身上，再将余药覆盖于患部或全身（除头颅外）。

③烘雅（熏蒸疗法）：取芽依秀母（香附）、扎阿亮（紫苏叶）、皇旧（墨旱莲）、芽敏（艾叶）、罕盖（通血香）、摆罕好喃（水菖蒲叶）、叫哈荒（生藤）、摆宾蒿（白花臭牡丹叶）各适量，共碾细粉，装袋，每袋50g，置于熏蒸器的锅内，待煮沸产生热气后

让患者位于特制的熏蒸器（熏蒸木桶、锅、蒸箱）内，接受器内药物蒸气进行全身或局部熏蒸。

④阿雅（洗药疗法）：取芽依秀母（香附）、扎阿亮（紫苏叶）、皇旧（墨旱莲）、芽敏（艾叶）、罕盖（通血香）、摆宾蒿（白花臭牡丹叶）、摆宾亮（红花臭牡丹叶）、摆罗埋亮龙（朱槿叶）、摆更方（苏木叶）各等量，煎水浸泡局部或全身。

⑤果雅（包药疗法）：取芽敏（艾叶）、皇旧（墨旱莲）、摆宾蒿（白花臭牡丹叶）、摆宾亮（红花臭牡丹叶）、摆罗埋亮龙（朱槿叶）、摆更方（苏木叶）各等量，捣烂，加劳（酒）炒热，包敷于下腹部。每日换药 1 次，连敷 1 周。

（二）风火偏盛型月经失调

1. 夯帕雅（主症） 月经先期一周以上，量多，或阴道突然出血量多，或月经量少色红、黏稠，心烦易怒，胸胁满闷，乳房胀痛，大便干结，尿黄，舌质红，苔薄黄，脉行快而有力。

2. 辨解帕雅（病因病机） 由于平素食香燥性热之品，致体内四塔功能失调，积热于内，热伤水塔，水塔不足，不能制火，风火偏盛，迫血妄行，而致经血提前下行，或阴道突然出血量多；或火热过剩耗伤水血，水血不足则见经血量少；火热郁于胸中则心烦易怒、胸胁满闷；火热耗水，水塔不足则大便干结、尿黄；舌质红，苔薄黄，脉行快而有力为风火偏盛之象。

3. 平然（治则） 除风清火，凉血调经。

4. 多雅（治法）

（1）内治法

①皇旧凉血调经汤：皇旧（墨旱莲）15g，摆皇曼（马蓝叶）15g，宋香嘎（酢浆草）15g，芽敏龙（益母草）20g，帕糯（马蹄金）20g，水煎服。

②哈皇丈（火焰花根）30g，水煎服。

③月经过多，取罕满龙（黄花稔）20g，水煎服。

④哈宾亮（红花臭牡丹根）15g，贺波亮（小红蒜）15g，哈扎满亮（红使君子根）10g，水煎服。

（2）外治法

果雅（包药疗法）：取傣药鲜皇旧（墨旱莲）、芽罗勒（蒲公英）、芽敏龙（益母草）、宋香嘎（酢浆草）、皇曼（马蓝），各适量，共捣烂，加劳（酒）为引，敷于腹部。

（三）血寒凝滞型月经失调

1. 夯帕雅（主症） 经行后期，色紫暗、量少，小腹冷痛，身瘦体弱，畏寒肢冷，大便溏薄，舌质淡紫，苔白，脉深细弱无力。

2. 辨解帕雅（病因病机） 本病主要是由于患者平素体弱，或久病、大病，致塔菲（火）不足，或经行感寒受凉，寒邪痹阻下盘，寒凝血瘀，气血运行不畅，经血不能按时下行而致经行后期，月经色暗、量少；几拿腊给（体温之火）不足，机体失温则小腹冷痛、身瘦体弱、畏寒肢冷、大便溏薄；舌质淡紫，苔白，脉深细弱无力皆为血寒凝滞之象。

3. 平然（治则） 补火散寒，活血调经。

4. 多雅（治法）

（1）内治法

①雅叫哈顿（五宝药散），口服，每次 20g，鸡蛋 1 ～ 2 枚，加歪亮（红糖）适量煮食，每日 1 次。

②秀母益母调经汤：芽依秀母（香附）20g，芽敏龙（益母草）20g，罕盖（通血香）30g，故罕（当归藤）30g，水煎服。

③比比蒿（白花丹）6g，毫命（姜黄）10g，罗罕（红花）10g，更方（苏木）10g，哈罗埋亮龙（朱槿根）10g，芽敏龙（益母草）10g，水煎服。

（2）外治法

①闭诺（推拿按摩疗法）：取皇旧（墨旱莲）、芽敏龙（益母草）、罕盖（通血香）、叫哈荒（生藤）各等量，碾细粉，做成按摩包，每袋 200g，蒸热，揉按热敷下腹部。每日 1 次，3 次为 1 个疗程，连用 1 ～ 3 个疗程。

②暖雅（睡药疗法）：取皇旧（墨旱莲）、芽敏龙（益母草）、摆毫命（姜黄叶）、晚害闹（莪术）、罕盖（通血香）、叫哈荒（生藤）、芽沙板（除风草）、摆宾蒿（白花臭牡丹叶）、扎阿亮（紫苏叶）、摆辛（鲜姜叶）各等量，加劳（酒）炒热或蒸热，取出平摊于睡药床上，加劳（酒）充分拌匀（取出一半备用），用纱布覆盖于夯热药上，待温度适中时令患者睡于药上，用纱布盖于患者身上，再将余药覆盖于患部或全身（除头颅外），加盖被褥以保温。

③烘雅（熏蒸疗法）：取傣药叫哈荒（生藤）、沙海（香茅草）、皇旧（墨旱莲）、芽敏龙（益母草）、摆毫命（姜黄叶）、晚害闹（莪术）、罕盖（通血香）、芽沙板（除风草）、摆宾蒿（白花臭牡丹叶）、扎阿亮（紫苏叶）各等量，共碾细粉，装袋，每袋 50g，置于熏蒸器的锅内，待煮沸产生热气后让患者位于特制的熏蒸器（熏蒸木桶、锅、蒸箱）内，接受器内药物蒸气进行全身或局部熏蒸。

④阿雅（洗药疗法）

除寒活血调经方：皇旧（墨旱莲）、芽敏（艾叶）、罕盖（通血香）、叫哈荒（生藤）各等量，煎水浸泡周身，每日 1 次，3 日 1 个疗程，连用 2 ～ 5 个疗程。

（四）土塔不足型月经失调

1. 夯帕雅（主症） 经期延后，量少、色淡，或阴道突然大量出血，形体消瘦，周身困乏无力，面色苍白，饮食不佳；舌质淡，苔薄白，脉慢而无力。

2. 辨解帕雅（病因病机） 主要由于平素土塔不足，或饮食不节损伤土塔，塔拎（土）无以化生塔喃（水血），故经期推后、量少色淡；或土塔不足，风气受损，气不固，经期亦可见阴道突然大量出血；日久四塔、五蕴严重失调则形体消瘦、周身困乏无力、面色苍白、饮食不佳；土塔大伤，火塔不足则舌质淡，苔薄白，脉慢而无力。

3. 平然（治则） 补土健胃，养血调经。

4. 多雅（治法）

（1）内治法

①雅崩勒胶囊、复安康胶囊合用，口服，每次各4粒，每日3次。

②芽敏龙（益母草）、扁少火（粗叶木）各30g，哈罗埋亮（大红花根）30g，麻尖（肉豆蔻）10g，毫命（姜黄）15g，罕盖（通血香）15g，水煎服。

（2）外治法

①暖雅（睡药疗法）：取摆尖欢（沉香叶）、摆毫命（姜黄叶）、皇旧（墨旱莲）、芽敏（艾叶）、罕盖（通血香）、芽沙板（除风草）、摆宾蒿（白花臭牡丹叶）、扎阿亮（紫苏叶）各等量，加劳（酒）炒热或蒸热，取出平摊于睡药床上，加劳（酒）充分拌匀（取出一半备用），用纱布覆盖于热药上，待温度适中时令患者睡于药上，用纱布盖于患者身上，再将余药覆盖于患部或全身（除头颅外）。

②烘雅（熏蒸疗法）：取傣药以冒列（铜钱草）、摆麻娘（砂仁叶）、摆尖欢（沉香叶）、摆毫命（姜黄叶）、皇旧（墨旱莲）、芽敏（艾叶）、罕盖（通血香）、摆宾蒿（白花臭牡丹叶）、扎阿亮（紫苏叶）各等量，共碾细粉，纱布包后，每袋100g，将之置入熏蒸器的锅内，待煮沸产生热气后让患者位于特制的熏蒸器（熏蒸木桶、锅、蒸箱）内，接受器内药物蒸气进行全身或局部熏蒸。

③阿雅（洗药疗法）：取摆宾亮龙（臭牡丹叶）、摆尖欢（沉香叶）、摆毫命（姜黄叶）、皇旧（墨旱莲）、芽敏龙（益母草）、罕盖（通血香）、摆罗埋亮龙（朱槿叶）、摆宾蒿（白花臭牡丹叶）、扎阿亮（紫苏叶）各等量，煎水，浸泡局部或全身。

④果雅（包药疗法）：取摆恩到（壁鞘姜叶）、晚害闹（莪术）、摆尖欢（沉香叶）、摆毫命（姜黄叶）、皇旧（墨旱莲）、芽敏龙（益母草）、罕盖（通血香）、芽沙板（除风草）、摆宾蒿（白花臭牡丹叶）、扎阿亮（紫苏叶）各等量，共碾细粉，取适量，加水和劳（酒）炒热，包敷于腹部进行治疗。

⑤闭诺（推拿按摩疗法）：取摆麻娘（砂仁叶）、摆尖欢（沉香叶）、摆毫命（姜黄叶）、皇旧（墨旱莲）、芽敏龙（益母草）、罕盖（通血香）、摆宾蒿（白花臭牡丹叶）、扎阿亮（紫苏叶）各等量，共碾细粉，制成按摩包，每袋200g，蘸水或劳（酒）蒸热，热敷揉按腹部、腰背部或周身。

（五）水血不足型月经失调

1. 夯帕雅（主症） 月经先后不定期，面色潮红，心悸，心烦不安，睡眠不佳，神差，周身酸软乏力，气短胸闷，五心烦热，盗汗；或经期延后，量少、色淡，或阴道突然大量出血，形体消瘦，周身困乏无力，面色苍白，饮食不佳；舌质淡苔薄白，或质红少苔，脉慢而无力，或细弱而快。

2. 辨解帕雅（病因病机） 主要为平素感受火热病邪，或久病大病后，或大量失血、失水，致水塔受伤，加之正逢绝经之年，四塔、五蕴功能失调，而见月经先后不定期；水血不足，水不足则干，血少而火旺，可见一派内热之象，如心悸、心烦不安、头目昏眩、五心烦热、盗汗、口干舌燥、大便干燥、小便短赤、舌质红少苔、脉形细弱而快等；血不足则弱而出现心悸、面色苍白、神差、睡眠不佳、周身酸软乏力、气短胸闷、淡白舌、薄白苔，脉形深弱而无力等。

3. 平然（治则）　调补四塔，补水调经。

4. 多雅（治法）

（1）内治法

①雅叫哈顿（五宝药散），口服，每次 3 ～ 6g，每日 3 次，用蜂蜜水送服。

②益母定心汤：芽敏龙（益母草）、邓嘿罕（定心藤）各 30g，哈芽拉勐囡（决明根）30g，波波罕（山乌龟）5g，内罕盖（五味子）10g，芽把路（麦冬）15g，沙英（甘草）5g，水煎服。

③内麻过（槟榔青果核）20g，沙英（甘草）10g，当归 15g，更方（苏木）15g，加歪亮（红糖）水煎服。

④心悸，心烦不安，心中疼热，头目昏眩，五心烦热，盗汗，口干舌燥，取邓嘿罕（定心藤）30g，文尚海（百样解）30g，嘿涛莫（滑叶藤仲）15g，吻牧（苦藤）15g，哈罕满（小拔毒散根）30g，共磨水服。

⑤热重，心悸加剧，取咪火哇（山大黄）15g，邓嘿罕（定心藤）15g，哈帕利（旋花茄根）15g，哈帕湾（甜菜根）15g，沙腊比罕（台乌）10g，共磨水服。

（2）外治法

①暖雅（睡药疗法）：取摆亮龙（大血藤叶）、嘿涛勒（鸡血藤叶）、摆嘎筛（龙血竭叶）、楠该罕（石斛叶）、皇旧（墨旱莲）、芽敏龙（益母草）、罕盖（通血香）、芽沙板（除风草）、摆宾蒿（白花臭牡丹叶）、扎阿亮（紫苏叶）各等量，加劳（酒）炒热或蒸热，取出平摊于睡药床上，加劳（酒）充分拌匀（取出一半备用），用纱布覆盖于热药上，待温度适中时令患者睡于药上，用纱布盖于患者身上，再将余药覆盖于患部或全身（除头颅外）。

②烘雅（熏蒸疗法）：取傣药以冒列（铜钱草）、芽楠嫩（荷包山桂花）、嘿涛勒（鸡血藤叶）、芽敏（艾叶）、摆亮龙（大血藤叶）、摆嘎筛（龙血竭叶）、摆尖欢（沉香叶）、摆毫命（姜黄叶）、皇旧（墨旱莲）、罕盖（通血香）、摆宾蒿（白花臭牡丹叶）各等量，共碾细粉，纱布包后，每袋 50g，将之置入熏蒸器的锅内，待煮沸产生热气后让患者位于特制的熏蒸器（熏蒸木桶、锅、蒸箱）内，接受器内药物蒸气进行全身或局部熏蒸。

③阿雅（洗药疗法）：取摆娜龙（艾纳香叶）、罕盖（通血香）、摆亮龙（大血藤叶）、嘿涛勒（鸡血藤叶）、摆嘎筛（龙血竭叶）、摆毫命（姜黄叶）、皇旧（墨旱莲）、芽敏龙（益母草）、摆宾蒿（白花臭牡丹叶）各等量，煎煮浸泡局部或全身。

④果雅（包药疗法）：取摆亮龙（大血藤叶）、摆嘎筛（龙血竭叶）、皇旧（墨旱莲）、芽敏龙（益母草）、摆宾蒿（白花臭牡丹叶）、扎阿亮（紫苏叶）各 15g，共碾细粉，取适量，加水和劳（酒）炒热，包敷于腹部。

⑤闭诺（推拿按摩疗法）：取摆更方（苏木叶）、摆亮龙（大血藤叶）、嘿涛勒（鸡

血藤叶）、摆嘎筛（龙血竭叶）、皇旧（墨旱莲）、芽敏龙（益母草）、摆宾蒿（白花臭牡丹叶）、扎阿亮（紫苏叶）各等量，共碾细粉，制成按摩包，每袋 200g，蘸水和劳（酒）蒸热，热敷揉按腹部、腰背部或周身。

【预防调护】

注意休息，避免剧烈活动和重体力劳动，避风寒，注意饮食调补，忌辛香燥烈及寒凉之品；调畅情志；出血期保持外阴清洁，禁止性生活、盆浴及阴道冲洗。

【现代研究进展】

月经失调是临床常见的妇科病，是指月经周期、经期和经量发生异常以及伴随月经周期出现明显不适症状的疾病。随着生活水平的提高，生活方式的改变，人们的生活压力增大，月经不调患者呈现逐年增多的趋势，患病人群日趋年轻化。2009 年对全国 5 个省份育龄妇女的调查研究显示，已婚育龄妇女月经不调比例为 17.6%。月经失调的病理基础是女性内分泌失调，常表现为经期延长，经量增多或减少，月经前、经期腹痛，腰部酸痛等症状，严重时可出现贫血、头痛，甚至不孕，对女性心理也有一定的不良影响，影响女性的生活、工作和学习。本病西医多采用雌激素、孕激素单一或联合的周期治疗，伴有子宫内膜息肉等器质性病变者须手术治疗。

【傣医医案选读】

苏某，女，42 岁，因阴道出血 20 余天不净来诊。患者两年前因母亲病逝，情绪受刺激后见阴道不规则出血，诊断为月经失调。以后月经紊乱、量多，或淋沥不净，并因阴道出血量多不止，曾两次行刮宫术，病检提示为子宫内膜腺囊性增生过长。来诊时阴道出血量少、淋沥，血色紫黑、有块，伴腰酸痛，神倦乏力，口干欲热饮，舌淡夹瘀，苔薄白，脉行不畅而细。傣医诊断为气滞血瘀型月经失调，取哈麻王喝（刺天茄根）30g，芽依秀母（香附）20g，哈法扁（假烟叶根）20g，毫命（姜黄）15g，水煎服。服药 1 周后阴道出血停止，治疗获效，嘱患者继续服药调治月经周期。

【思考题】

1. 简述傣医对纳勒冒沙么（月经失调）的分类。
2. 简述纳勒冒沙么（月经失调）的辨解帕雅（病因病机）。
3. 简述气滞血瘀型月经失调的夯帕雅（主症）、多雅（治法）及把雅（方剂）。

第二节　纳勒多来（崩漏）

【概述】

纳勒多来（崩漏）是指经血非时暴下不止或淋沥不尽，前者称为崩中，后者称为漏下，由于崩与漏二者常相互转化，故统称为崩漏，是月经周期、经期、经量严重紊乱的月经病。傣医将其分为风火偏盛型崩漏、气滞血瘀型崩漏、风气不足型崩漏、土塔不足型崩漏四个证型来论治，分别治以除风清火，凉血止血；通气解郁，活血止血；调补风塔，补气固血；调补土塔，益气止血。

西医学中的排卵障碍性异常子宫出血可参照本病辨证治疗。

【病因病机】

本病的发生是由于各种内外因素导致体内四塔功能失调，风火偏盛，迫血妄行；或因风气不足，固摄失利；或因气血瘀滞，血不行常道；土塔损伤，土不固血所致。

【诊查要点】

（一）病史

既往多有月经先期、月经先后无定期、经期延长、月经过多等病史。

（二）临床表现

表现为月经来潮无周期规律，出血量多如山崩之状，或量少淋沥不止。出血情况可有多种表现形式，如停经数月而后骤然暴下，继而淋沥不断；或淋沥量少累月不止，突然又暴下量多如注；或出血时断时续，血量时多时少。常常继发贫血，甚至发生失血性休克。

（三）相关检查

1. 体格检查 包括妇科检查和全身检查，妇科检查应排除阴道、宫颈及子宫结构异常和器质性病变，确定出血来源。

2. 辅助检查

（1）血常规、凝血功能检查。

（2）尿妊娠试验或血 HCG 检测以排除妊娠相关疾病。

（3）妇科超声检查：了解子宫大小及内膜厚度，以明确有无宫腔占位性病变及其他生殖道器质性病变。

（4）基础体温测定（BBT）：是诊断无排卵性异常子宫出血最常用的手段，无排卵基础体温呈单相型。

（5）卵巢功能及激素测定：血清雌激素、孕激素、垂体激素、泌乳素及睾酮水平测定。

（6）诊断性刮宫或宫腔镜：可止血并明确诊断。为确定有无排卵或黄体功能，可在出血前 1～2 天或出血 6 小时之内诊刮；为减少大出血，排除器质性疾病，可随时刮宫，有条件的医疗机构可在宫腔镜直视下行内膜活检。

（四）鉴别诊断

纳勒多来（崩漏）应与月经不调、胎漏、异位妊娠、产后出血、赤带、癥瘕、外伤、全身出血性疾病等进行鉴别。可根据有无停经史、临床症状、妇科检查，以及尿HCG、血常规、超声等辅助检查来明确诊断，必要时行诊断性刮宫或者宫腔镜检查。

【病证分类辨治】

（一）风火偏盛型崩漏

1. 夯帕雅（主症） 多见月经先期，经血骤然下行，出血量多、色红、黏稠，心烦易怒，大便干结，尿黄，舌质红，苔薄黄，脉行快而有力。

2. 辨解帕雅（病因病机） 本病多因素体风塔、火塔偏盛；或情志不舒，久郁化火生风；或过食香燥性热之品，致体内四塔功能失调，积热于内，风火偏盛，迫血妄行，而致经血提前下行，经血骤下量多；火热过剩耗伤水塔，水不足则心烦易怒，大便干结，尿黄，舌质红，苔薄黄等。

3. 平然（治则） 除风清火，凉血止血。

4. 多雅（治法）

（1）内治法

①雅勒多（麻电凉血止血汤）：嘿麻电（圆锥南蛇藤）20g，哈罗来罕盖（鸡冠花树根）15g，哈麻洪亮（佛肚树根）20g，哈罗埋亮龙（朱槿根）15g，嘿涛勒（鸡血藤）15g，先勒龙（大树黄连）30g，嘿涛罕（大黄藤）15g，水煎服。

②旧曼调经汤加减：摆皇曼（马蓝叶）15g，芽敏龙（益母草）20g，宋香嘎（酢浆草）15g，皇旧（墨旱莲）15g，帕糯（马蹄金）20g，茜草15g，哈罗埋亮龙（朱槿根）30g，水煎服。

（2）外治法

果雅（包药疗法）：取傣药皇旧（墨旱莲）、芽罗勒（蒲公英）、芽敏龙（益母草）、宋香嘎（酢浆草）、皇曼（马蓝），鲜品各适量，共捣烂，加劳（酒）为引，敷于腹部。

（二）气滞血瘀型崩漏

1. 夯帕雅（主症） 经血骤然下行量多，或漏下淋沥不止，月经周期延后；血色紫黑，有瘀块，小腹疼痛拒按，血块下后疼痛减轻；舌质暗红或有瘀点，苔薄黄，脉形细而不畅。

2. 辨解帕雅（病因病机） 本病主要是由于患者情志不畅，久郁气结，导致四塔五蕴功能失调，风气逆乱，运行不畅，气滞血瘀，瘀血阻滞下盘，骤然下血则月经量多；或经期延后，或漏下淋沥不止，血色紫黑、有瘀块等；瘀血阻滞，气血不通，则见小腹疼痛；舌质暗红或有瘀点，脉形细而不畅亦为气滞血瘀的表现。

3. 平然（治则） 通气解郁，活血止血。

4. 多雅（治法）

（1）内治法

①楠嫩益母汤加减：芽楠嫩（荷包山桂花）30g，芽敏龙（益母草）15g，芽依秀母（香附）20g，嘿亮龙（大血藤）30g，埋嘎筛（龙血树）15g，哈罗埋亮龙（朱槿根）15g，罕盖（通血香）15g，光三哈（三台红花）5g，水煎服。

②哈麻王喝（刺天茄根）30g，芽依秀母（香附）20g，哈法扁（假烟叶根）20g，毫命（姜黄）15g，水煎服。

③雅叫哈顿（五宝药散），口服，每次 3 ～ 6g，每日 3 次。

（2）外治法

①闭诺（推拿按摩疗法）：取皇旧（墨旱莲）、芽敏龙（益母草）、罕盖（通血香）、叫哈荒（生藤）、芽沙板（除风草）、摆宾蒿（白花臭牡丹叶）、扎阿亮（紫苏叶）各等量，碾细粉，做成按摩包，蒸热，揉按热敷下腹部。每日 1 次，3 次为 1 个疗程，连用 1 ～ 3 个疗程。

②果雅（包药疗法）：取芽敏（艾叶）、皇旧（墨旱莲）、摆宾蒿（白花臭牡丹叶）、摆宾亮（红花臭牡丹叶）、摆罗埋亮龙（朱槿叶）、摆更方（苏木叶）各等量，捣烂，加劳（酒）炒热，包敷于下腹部。每日换药 1 次，连用 1 周。

③烘雅管（烟熏疗法）：取傣药以冒列（铜钱草）、摆麻娘（砂仁叶）、摆尖欢（沉香叶）、摆毫命（姜黄叶）、皇旧（墨旱莲）、芽敏龙（益母草）、罕盖（通血香）、摆宾蒿（白花臭牡丹叶）、扎阿亮（紫苏叶）各等量，碾碎成药绒，将药物置于钢丝勺内，点燃药绒后使之产生药烟，患者平躺于治疗床上，医者左右上下摆动药勺，用药烟熏烤热疗患者下腹部，每日 1 次，（每次时长 20 分钟），3 日为 1 个疗程，连续治疗 1 ～ 3 个疗程。

（三）风气不足型崩漏

1. 夯帕雅（主症）　月经先后不定期，经血骤然下行量多，或漏下淋沥不止，或月经延后；伴心悸，周身酸软乏力，气短胸闷，少气懒言，舌质淡，边有齿痕，苔薄白，脉慢而无力。

2. 辨解帕雅（病因病机）　主要为素体风塔不足，或久病大病后耗伤人体内之风塔，调养不当，导致体内四塔、五蕴功能失调，风气不足，不能固摄水血，故经血骤然下行量多，或漏下淋沥不止，或月经延后；风气虚弱，推动脏腑功能运行低下故见心悸、周身酸软乏力、气短胸闷、少气懒言、舌质淡、边有齿痕、苔薄白、脉慢而无力等。

3. 平然（治则）　调补风塔，补气固血。

4. 多雅（治法）

（1）内治法

①雅叫哈顿（五宝药散），口服，每次 3 ～ 6g，每日 3 次，用蜂蜜水送服。

②益母定心汤：芽敏龙（益母草）、邓嘿罕（定心藤）各 30g，哈芽拉勐囡（决明根）30g，波波罕（山乌龟）5g，内罕盖（五味子）10g，芽把路（麦冬）15g，沙英（甘

草）5g，水煎服。

③内麻过（槟榔青果核）20g，沙英（甘草）10g，当归15g，更方（苏木）15g，加歪亮（红糖）适量水煎服。

④心悸，心烦不安，心中疼热，头目昏眩，五心烦热，盗汗，口干舌燥，取邓嘿罕（定心藤）30g，文尚海（百样解）30g，嘿涛莫（滑叶藤仲）15g，吻牧（苦藤）15g，哈罕满（小拔毒散根）30g，共磨水服。

⑤热重，心悸加剧，取咪火哇（山大黄）10g，邓嘿罕（定心藤）10g，哈帕利（旋花茄根）15g，哈帕湾（甜菜根）15g，沙腊比罕（台乌）10g，共磨水服。

（2）外治法

①果雅（包药疗法）：取摆亮龙（大血藤叶）、嘿涛勒（鸡血藤叶）、摆嘎筛（龙血竭叶）、楠该罕（石斛叶）、皇旧（墨旱莲）、芽敏龙（益母草）、罕盖（通血香）、芽沙板（除风草）、摆宾蒿（白花臭牡丹叶）、扎阿亮（紫苏叶）各15g，共碾细粉，取适量，加水和劳（酒）炒热，包敷于腹部进行治疗。

②闭诺（推拿按摩疗法）：取摆亮龙（大血藤叶）、嘿涛勒（鸡血藤叶）、摆嘎筛（龙血竭叶）、楠该罕（石斛叶）、皇旧（墨旱莲）、芽敏龙（益母草）、罕盖（通血香）、芽沙板（除风草）、摆宾蒿（白花臭牡丹叶）、扎阿亮（紫苏叶）各等量，共碾细粉，制成按摩包，每袋200g，蘸水和劳（酒）蒸热，热敷揉按腹部、腰背部或周身。

（四）土塔不足型崩漏

1. 夯帕雅（主症） 经期延后，经血骤然下行，经量大、色淡，伴形体消瘦、周身困乏无力、面色苍白、饮食不佳，舌质淡苔薄白，脉慢而无力。

2. 辨解帕雅（病因病机） 主要由于平素土塔不足，或土塔损伤，土不固血，故见经期延后，经血骤然下行，经量大、色淡；土塔不足，调治不当，气血化生无源，日久则见形体消瘦、周身困乏无力、面色苍白、饮食不佳、舌质淡苔薄白、脉慢而无力等。

3. 平然（治则） 调补土塔，益气止血。

4. 多雅（治法）

（1）内治法

①雅崩勒胶囊、复安康胶囊合用，口服，每次各4粒，每日3次。

②雅接崩短嘎哦勒（三姜止血汤）加减：毫命（姜黄）10g，黄姜10g，补累（紫色姜）10g，摆埋嘎筛（龙血树叶）30g，嘿亮龙（大血藤）30g，罕好喃（水菖蒲）10g，波波罕（山乌龟）10g，芽敏龙（益母草）15g，芽竹麻（朱蕉）15g，罗爽龙（栀子花）15g，茜草15g，水煎服。

③芽敏龙（益母草）、扁少火（粗叶木）各30g，哈罗埋亮（大红花根）30g，麻尖（肉豆蔻）10g，毫命（姜黄）15g，罕盖（通血香）15g，水煎服。

（2）外治法

①果雅（包药疗法）：摆尖欢（沉香叶）、摆毫命（姜黄叶）、皇旧（墨旱莲）、芽敏龙（益母草）、罕盖（通血香）、芽沙板（除风草）、摆宾蒿（白花臭牡丹叶）、扎阿亮

（紫苏叶）各 15g，共碾细粉，加水和劳（酒）炒热，包敷于腹部进行治疗。

②闭诺（推拿按摩疗法）：取补土调经方，组成为摆尖欢（沉香叶）、摆毫命（姜黄叶）、皇旧（墨旱莲）、芽敏龙（益母草）、罕盖（通血香）、芽沙板（除风草）、摆宾蒿（白花臭牡丹叶）、扎阿亮（紫苏叶）各等量，共碾细粉，制成按摩包，每袋 200g，蘸水和劳（酒）蒸热，热敷揉按腹部、腰背部或周身。

③烘雅管（烟熏疗法）：取傣药以冒列（铜钱草）、摆麻娘（砂仁叶）、摆尖欢（沉香叶）、摆毫命（姜黄叶）、皇旧（墨旱莲）、芽敏龙（益母草）、罕盖（通血香）、摆宾蒿（白花臭牡丹叶）、扎阿亮（紫苏叶）各等量，碾碎成药绒，将药物置于钢丝勺内，点燃药绒后使之产生药烟，患者平躺于治疗床上，医者左右上下摆动药勺，用药烟熏烤热疗患者下腹部，每日 1 次，3 日为 1 个疗程，连续治疗 1～3 个疗程。

【预防调护】

本病在生活上应慎起居，避寒凉，同时注意调畅情志；避免剧烈活动和重体力劳动，要劳逸适度；出血期保持外阴清洁，禁止性生活、盆浴及阴道冲洗；注意增强体质，忌酸冷之品，多食营养之品。

【现代研究进展】

崩漏相当于西医学的异常子宫出血。异常子宫出血（abnormal uterine bleeding，AUB）指与正常月经的周期频率、规律性、经期长度、经期出血量任何 1 项不符的、源自子宫腔的异常出血。鉴于不同妇科原因导致的阴道出血在各个国家定义不同，国际妇产科联盟（FIGO）2007 年发表了关于"正常和异常子宫出血相关术语"的共识，2011 年又发表了"育龄期非妊娠妇女 AUB 病因新分类 PALM-COEIN 系统"，包括两大类（器质性——PALM、功能性——COEIN）、9 个主要类别（PALM-COEIN 的每个字母代表一个类别），具体为子宫内膜息肉（Polyp）所致 AUB（简称 AUB-P）、子宫腺肌病（Adenomyosis）所致 AUB（简称 AUB-A）、子宫平滑肌瘤（Leiomyoma）所致 AUB（简称 AUB-L）、子宫内膜恶变和不典型增生（Malignancy and hyperplasia）所致 AUB（简称 AUB-M）、全身凝血相关疾病（Coagulopathy）所致 AUB（简称 AUB-C）、排卵障碍（Ovulatory dysfunction）相关 AUB（简称 AUB-O）、子宫内膜局部异常（Endometrial disorder）所致 AUB（简称 AUB-E）、医源性（Iatrogenic）AUB（简称 AUB-I）、未分类（Not otherwise classified）AUB（简称 AUB-N）。AUB-L 的肌瘤包括黏膜下（SM）和其他部位（O）。为了与国际接轨，我国中华医学会妇产科学分会妇科内分泌学组于 2014 年制定了《异常子宫出血诊断与治疗指南》，分类及诊治原则同国际标准，沿用至今。临床根据分类采用药物治疗、介入治疗及手术治疗等。

【傣医医案选读】

李某，女，32 岁，因停经 44 天，阴道出血 8 天来诊。患者素体消瘦，饮食不佳，常感觉周身疲乏无力，月经常延后来潮。此次经期延后，未予以重视，1 周前阴道出血，量多、色淡，自认为月经来潮，但出血持续 8 日不净，自感乏力症状加剧，来诊时面色苍白，舌质淡，苔薄白，脉行慢而无力。傣医诊断为土塔不足型崩漏，予芽敏龙（益母草）、扁少火（粗叶木）各 30g，哈罗埋亮（大红花根）30g，麻尖（肉豆蔻）10g，毫命（姜黄）15g，罕盖（通血香）15g，水煎服。配合雅崩勒胶囊口服，3 日后出血停止，疗效显著。

【思考题】

1. 简述什么是纳勒多来（崩漏）。
2. 简述纳勒多来（崩漏）的辨解帕雅（病因病机）。
3. 简述气滞血瘀型崩漏的夯帕雅（主症）、辨解帕雅（病因病机）、平然（治则）。

第三节　旧纳勒（痛经）

【概述】

痛经，傣医称为"旧纳勒"，是指妇女在行经前后或经期，出现小腹及腰骶部疼痛，甚至剧痛难忍，或伴恶心、呕吐、出汗、晕厥等为主要临床表现的疾病，每于月经期反复发作，影响正常工作及生活。傣医将其分为气滞血瘀型痛经、寒凝血滞型痛经、气血不足型痛经三型来论治，治疗以调平四塔为原则，分别采用通气解郁、活血止痛，补火散寒、活血止痛，补益气血、调经止痛等治法。

【病因病机】

本病的发生是体内四塔、五蕴功能失调，风气留滞或风气不足，水血运行不通；或感受寒湿之邪，塔菲（火）受伤，火不足则不能制水，塔喃（水）偏盛变寒，寒湿之邪内阻下盘，气血不通则痛；或感受湿热之邪，水塔过盛，致火塔相对不足，气血阻滞，不通则痛，或因四塔功能低下，不能滋养子宫，气血不足而痛。

【诊查要点】

本病是下盘风气、水血运行不通，或水血不能滋养子宫，以妇女在行经前后或经期小腹及腰部疼痛，甚至剧痛难忍，反复发作为特征，属于妇科临床常见病。根据发病时间、临床表现特征及相关检查来进行诊断。

（一）病史

既往有经行腹痛史，经前、经期冒雨涉水，过食寒凉、精神紧张或房事不洁等情况，或既往有子宫内膜异位症、子宫腺肌症、盆腔炎性疾病、宫颈狭窄等病史。

（二）临床表现

以伴随月经周期出现下腹疼痛，或由腹痛而引及腰骶部，外阴、肛门坠痛为特征，疼痛一般多发生在经前 1～2 天或行经第 1～2 天，疼痛剧烈，可伴恶心呕吐、冷汗淋漓、四肢厥冷，甚者可因剧烈疼痛而致昏厥，一般 12～24 小时后症状缓解；若为膜样痛经，在排出脱落子宫内膜前，疼痛加剧，一旦排出，疼痛则迅速减轻。偶有至行经第 2～3 天或经净后始发疼痛者。

（三）相关检查

1. 妇科检查

（1）功能性痛经 无明显阳性体征，部分患者可发现子宫位置过度屈曲。

（2）器质性痛经 多有与盆腔器质性疾病相对应的阳性体征，如附件包块，子宫增大、质地变硬，盆腔按压痛等。

2. 辅助检查

（1）盆腔 B 超 有助于明确痛经的原因。①原发性痛经，或子宫过度屈曲，或子宫发育不良。②继发性痛经者可发现子宫内膜异位症、子宫腺肌症、生殖器肿瘤、盆腔炎性疾病等。

（2）血液检查 血常规中白细胞和中性粒细胞增高有助于诊断盆腔炎性疾病。

（3）肿瘤标志物 CA125、CA199 等对子宫内膜异位症及卵巢肿瘤有一定的诊断意义。

（4）宫腔镜、腹腔镜、盆腔 MRI 检查 有助于明确痛经的病因。

（四）鉴别诊断

本病应与异位妊娠、流产性疾病、卵巢囊肿蒂扭转、黄体破裂、经期阑尾炎等疾病进行鉴别。可根据有无停经史、临床症状、B 超、孕三项或尿 HCG、血常规等辅助检查及体格检查来明确诊断。

【病证分类辨治】

（一）气滞血瘀型痛经

1. 夯帕雅（主症） 行经前或行经期间，小腹剧痛难忍、拒按，经量少或淋沥不畅，经色紫黑夹有瘀块，瘀块排出后疼痛可减轻，胸胁作胀，满闷不适，舌质紫暗或有瘀点、瘀斑，苔薄白，脉行深而不畅。

2. 辨解帕雅（病因病机） 由于五蕴失调，情志不舒，气血不通，不通则痛；气滞则血瘀，经血瘀滞下盆宫中，出现行经前或行经期间小腹剧痛难忍、拒按，经量少或淋沥不畅，经色紫黑夹有瘀块，瘀块排出后疼痛减轻，可伴有胸胁作胀，满闷不适等；风气不行，气滞血瘀则舌质紫暗或有瘀点、瘀斑，脉行深而不畅。

3. 平然（治则） 通气解郁，活血止痛。

4. 多雅（治法）

（1）内治法

①雅叫哈顿（五宝药散），每次 10 ～ 15g，加入红糖煮鸡蛋中服用。

②二宾调经止痛汤：哈宾蒿（白花臭牡丹根）30g，哈宾亮（红花臭牡丹根）30g，芽依秀母（香附）20g，故罕（当归藤）30g，水煎服。

③芽敏龙（益母草）20g，故罕（当归藤）30g，罕盖（通血香）30g，水煎服。

④芽依秀母（香附）15g，哈娜罕（羊耳菊根）15g，芽敏龙（益母草）15g，水煎服。

⑤摆皇丈（火焰花叶）、皇旧（墨旱莲）、帕糯（马蹄金）、宋香嘎（酢浆草）、摆娜龙（艾纳香叶）、芽敏（艾叶）、景郎（黑种草子）、景几（小茴香籽）、景亮（蜜蜂花籽）、景毫白（萝卜子）、景丁洪（红前草籽）各等量，晒干研粉，温开水调服。

（2）外治法

①闭诺（推拿按摩疗法）：取皇旧（墨旱莲）、芽敏龙（益母草）各等量，碾细粉，做成按摩包，蒸热，揉按热敷下腹部。每日 1 次，3 次为 1 个疗程，连用 1 ～ 3 个疗程。

②暖雅（睡药疗法）：取芽敏（艾叶）、芽敏龙（益母草）、摆宾蒿（白花臭牡丹叶）、摆宾亮（红花臭牡丹叶）、摆宾亮龙（臭牡丹叶）、芽沙板（除风草）、摆管底（蔓荆叶）、摆拢良（腊肠树叶）、摆习列（黑心树叶）、泽兰、扎阿亮（紫苏叶）各等量，加劳（酒）炒热或蒸热，取出平摊于睡药床上，加劳（酒）充分拌匀（取出一半备用），用纱布覆盖于夯热药上，待温度适中时令患者睡于药上，用纱布盖于患者身上，再将余药覆盖于患部或全身（除头颅外）。

③烘雅（熏蒸疗法）：取芽敏（艾叶）、芽敏龙（益母草）、摆宾蒿（白花臭牡丹叶）、摆宾亮（红花臭牡丹叶）、摆宾亮龙（臭牡丹叶）、芽沙板（除风草）、摆管底（蔓荆叶）、摆拢良（腊肠树叶）、摆习列（黑心树叶）、扎阿亮（紫苏叶）、摆沙海（香茅草叶）各等量，共碾细粉，装袋，每袋 50g，置于熏蒸器的锅内，待煮沸产生热气后让患者位于特制的熏蒸器（熏蒸木桶、锅、蒸箱）内，接受器内药物蒸气进行全身或局部熏蒸。

④阿雅（洗药疗法）：取摆更方（苏木叶）、罕盖（通血香）、芽敏（艾叶）、芽敏龙（益母草）、摆宾蒿（白花臭牡丹叶）、摆宾亮（红花臭牡丹叶）、芽沙板（除风草）、摆管底（蔓荆叶）、摆拢良（腊肠树叶）各等量，煎水浸泡外洗。

（二）寒凝血滞型痛经

1. 夯帕雅（主症） 行经前或行经期间，小腹冷痛，得温痛减，喜按，经量少，经色黑暗如豆汁或有瘀块，四肢冰冷，面色青白，舌质紫暗，苔薄白，脉行深而紧。

2. 辨解帕雅（病因病机） 由于患者经期感寒，或久居湿地，感受外界帕雅拢嘎（冷风寒邪），邪气留滞于子宫，致塔喃（水血）运行不通；或体内风塔不足，无力运血，塔拢（风气）、塔喃（水血）不和，瘀血内停；或塔菲（火）、塔拢（风气）不足，不能温煦、推动水血运行，血寒凝滞，气血不通，不通则痛，出现行经前或行经期间，小腹冷痛，得温痛减，喜按；经量少，经色黑暗如豆汁或有瘀块，四肢冰冷；舌质紫暗，脉行深而紧亦为寒凝血滞之象。

3. 平然（治则） 补火散寒，活血止痛。

4. 多雅（治法）

（1）内治法

①雅叫哈顿（五宝药散），口服，每次 3～6g，每日 3 次。

②四味除寒活血止痛汤：哈罗埋亮龙（朱槿根）30g，故罕（当归藤）30g，罕盖（通血香）30g，罗罕（红花）5g，水煎服。

③光三哈（三台红花）10g，嘿摆（芦子藤）10g，匹囡（胡椒）3g，芽敏龙（益母草）10g，水煎服。

（2）外治法

①果雅（包药疗法）。

方一：摆芽敏（野艾叶）100g，补累（紫色姜）10g，鲜品捣烂，加劳（酒）炒热，包敷腹部。

方二：摆宾蒿（白花臭牡丹叶）100g，包热火灰外包小腹。

②闭诺（推拿按摩疗法）：取皇旧（墨旱莲）、芽敏龙（益母草）、罕盖（通血香）、叫哈荒（生藤）、辛（生姜）、毫命（姜黄）、晚害闹（莪术）各等量，碾细粉，做成按摩包，蒸热，揉按热敷下腹部。每日 1 次，3 次为 1 个疗程，连用 1～3 个疗程。

③暖雅（睡药疗法）：取叫哈荒（生藤）、摆沙海（香茅草叶）、罕盖（通血香）、芽敏（艾叶）、芽敏龙（益母草）、摆宾蒿（白花臭牡丹叶）、摆宾亮（红花臭牡丹叶）、摆宾亮龙（臭牡丹叶）、摆拢良（腊肠树叶）、扎阿亮（紫苏叶）各等量，共碾细粉，加劳（酒）炒热或蒸热，取出平摊于睡药床上，加劳（酒）充分拌匀（取出一半备用），用纱布覆盖于夯热药上，待温度适中时令患者睡于药上，用纱布盖于患者身上，再将余药覆盖于患部或全身（除头颅外）。

④烘雅（熏蒸疗法）：取叫哈荒（生藤）、扎阿亮（紫苏叶）、摆沙海（香茅草叶）、罕盖（通血香）、芽敏（艾叶）、芽敏龙（益母草）各等量，碾细粉，装袋，每袋 50g，置于熏蒸器的锅内，待煮沸产生热气后让患者位于特制的熏蒸器（熏蒸木桶、锅、蒸箱）内，接受器内药物蒸气进行全身或局部熏蒸。

⑤阿雅（洗药疗法）：取叫哈荒（生藤）、摆更方（苏木叶）、摆嘎筛（龙血竭叶）、罕盖（通血香）、罗罕（红花）、摆罗埋亮龙（朱槿叶）、芽敏（艾叶）、芽敏龙（益母草）、摆宾蒿（白花臭牡丹叶）、摆宾亮（红花臭牡丹叶）、摆宾亮龙（臭牡丹叶）各等量，煎水浸泡外洗。

（三）气血不足型痛经

1. 夯帕雅（主症） 经期或行经后腹部绵绵作痛，喜温喜按，经色淡，经量少，面色苍白，精神倦怠，头晕乏力，舌质淡，苔薄，脉深细弱而无力。

2. 辨解帕雅（病因病机）　由于患者平素体弱，气血不足，或产后、病后气血大伤，四塔功能低下，不能滋养子宫而出现经期或行经后腹部绵绵作痛，喜温喜按，经色淡，经量少；风气、水血不足，不能滋养周身则面色苍白，精神倦怠，头晕乏力；舌质淡，脉深细弱而无力亦是气血不足的表现。

3. 平然（治则）　补益气血，调经止痛。

4. 多雅（治法）

（1）内治法

①雅叫哈顿（五宝药散），口服，每次 3～6g，每日 3 次。

②哈罗埋亮龙（朱槿根）30g，故罕（当归藤）30g，罕盖（通血香）30g，更方（苏木）15g，罗罕（红花）5g，水煎服。

③嘿涛勒（鸡血藤）15g，哈沙梗（卵叶巴豆根）10g，哈保龙（光叶巴豆根）10g，哈端话（大叶木兰根）15g，沙腊比罕（台乌）10g，吼喃浪（夜花藤）15g，哈罗埋亮龙（朱槿根）30g，水煎服。

（2）外治法

①闭诺（推拿按摩疗法）：取皇旧（墨旱莲）、芽敏龙（益母草）、摆宾蒿（白花臭牡丹叶）、摆宾亮（红花臭牡丹叶）各等量，碾细粉，做成按摩包，蒸热，揉按热敷下腹部。每日 1 次，3 次为 1 个疗程，连用 1～3 个疗程。

②烘雅（熏蒸疗法）：取傣药芽楠嫩（荷包山桂花）、以冒列（铜钱草）、罗来罕盖（鸡冠花）、叫哈荒（生藤）、沙海（香茅草）、扁少火（粗叶木）、摆宾蒿（白花臭牡丹叶）、摆宾亮（红花臭牡丹叶）各等量，碾细粉，装袋，每袋 50g，置于熏蒸器的锅内，待煮沸产生热气后，让患者位于特制的熏蒸器（熏蒸木桶、锅、蒸箱）内，接受器内药物蒸气进行全身或局部熏蒸。

③阿雅（洗药疗法）：取芽楠嫩（荷包山桂花）、皇旧（墨旱莲）、芽敏龙（益母草）、摆宾蒿（白花臭牡丹叶）、摆宾亮（红花臭牡丹叶）各等量，煎煮取药水，让患者浸泡局部或全身进行治疗。

【预防调护】

本病在生活上应慎起居，适寒温，冬春注意防寒保暖，盛夏不要贪凉；因器质性病变所致痛经者需针对病因进行治疗；气滞血瘀型痛经患者要注意调畅情志，增强体质，多食通气之品；寒凝血滞型痛经患者注意避风寒，经期注意保暖，忌酸冷之品；气血不足型痛经患者注意增强体质，劳逸适度，多食营养之品。

【现代研究进展】

原发性痛经的发生主要与月经来潮时子宫内膜前列腺素（prostaglandin，PG）含量增高有关。研究表明，痛经患者子宫内膜和月经血中 $PGF_{2\alpha}$ 和 PGE_2 含量均较正常妇女明显升高，$PGF_{2\alpha}$ 含量升高是造成痛经的主要原因。月经周期中分泌期子宫内膜前列腺素浓度较增殖期子宫内膜高，月经期因溶酶体酶溶解子宫内膜细胞而大量释放 $PGF_{2\alpha}$ 和 PGE_2，高浓度的 $PGF_{2\alpha}$ 可引起子宫平滑肌过强收缩，血管痉挛，造成子宫缺血、缺氧状态而出现痛经。增多的前列腺素进入血液循环，还可引起心血管和消化系统症状。此外，原发性痛经还受精神、神经因素影响，疼痛的主观感受也与个体痛阈有关。无排卵的增殖期子宫内膜因无黄体酮刺激，所含前列腺素浓度很低，通常不发生痛经。

药物治疗可以选择前列腺素合成酶抑制剂，通过抑制前列腺素合成酶的活性，减少前列腺素的产生，防治过强子宫收缩和痉挛，从而减轻或消除痛经；该类药物治疗有效率可达 80%。常用药物有布洛芬、甲氯芬那酸、萘普生等。还可选择口服避孕药，通过抑制排卵减少月经血前列腺素含量，适用于要求避孕的痛经妇女，疗效达 90% 以上。

【傣医医案选读】

谭某，女，26 岁。经行下腹剧痛难忍 1 年余。患者平素月经量少不畅，色暗夹块，经行第 1～2 天下腹疼痛剧烈，瘀块排除后疼痛可减轻，伴肛门坠胀，时有便溏，每次须服"芬必得"止痛。来诊时正值经行第 2 天，下腹剧痛明显，面色苍白，恶心欲呕，胸胁胀闷，舌紫暗，苔薄白，脉行深而不畅。傣医诊断为寒凝血滞型痛经，以急缓分治的原则，取雅叫哈顿（五宝药散）15g，加入红糖煮鸡蛋中服用，每日 1 次，调平四塔而止痛；再取芽敏龙（益母草）20g，故罕（当归藤）30g，罕盖（通血香）30g，水煎服 3 剂。复诊时患者诉用药后，痛经明显缓解。

【思考题】

1. 简述旧纳勒（痛经）需要完善哪些相关检查。
2. 简述痛经发生的辨解帕雅（病因病机）。
3. 试述气滞血瘀型痛经的多雅（治法）和把雅（方剂）及其组成。

第四节　纳勒冒麻（闭经）

【概述】

纳勒冒麻（闭经），分为原发性闭经和继发性闭经两类，原发性闭经是指年龄超过 14 岁，第二性征未发育；或年龄超过 16 岁，第二性征已发育，月经还未来潮。继发性闭经指正常月经建立后月经停止 6 个月，或按自身原有月经周期计算停止 3 个周期以上者，傣医称为纳勒冒麻（闭经）。

本病以持续性月经停闭为特征，临床常见，属于疑难性月经病，病程较长，病因较多，因先天性生殖器官发育异常，或后天器质性损伤而导致闭经者，药物治疗很难奏效，不属于本节讨论范围。

【病因病机】

纳勒冒麻（闭经）的发生是体内四塔功能不足，水血亏少，经血无源可下；或风（气）不行，气血不畅，瘀血内阻下盘；火塔大伤，水塔失养，水寒血滞，气血不通而致闭经。

根据病因分为气血不足型闭经、气滞血瘀型闭经、寒湿凝滞型闭经、风火偏盛型闭经四个证型来辨治，其病位在中下盘，治疗以调节四塔、五蕴功能为主，分别治以补益气血，养血通经；通气活血，化瘀通经；补火除寒，温水通经；泻火解毒，除风通经为主，使月经恢复正常。

【诊查要点】

（一）病史

既往有月经初潮延迟和月经后期病史；继发性闭经应询问发病前有无宫腔操作史、产后出血史、结核病史；或有过度精神刺激、体重短期内下降较多和神经性厌食、长期剧烈运动、使用药物（甾体类避孕药、镇静药、抗抑郁药等）、放化疗等病史。原发性闭经应询问第二性征的发育情况，了解生长发育史，有无先天缺陷或其他疾病史。

（二）临床表现

1.症状 无月经或月经停闭，可伴有与病因相关的症状。多囊卵巢综合征可见肥胖、多毛、痤疮；垂体微腺瘤可伴溢乳；希恩综合征可见毛发脱落、倦怠嗜睡、畏寒肢冷；卵巢早衰可见烘热汗出、烦躁易怒、失眠多梦等。

2.体征 应注意体格发育和营养状况，有无体重改变（肥胖或消瘦），有无周期性下腹痛，有无厌食、痤疮、多毛、头痛、复视、溢乳、烘热汗出、烦躁、失眠、阴道干涩、毛发脱落、畏寒肢冷、性欲减退等症状。

（三）相关检查

生育期妇女闭经首先须排除妊娠。结合病史和体格检查，对闭经病因及部位有初步了解，再通过有选择的辅助检查明确诊断。

1.检查

（1）全身及妇科检查 原发性闭经者，多注意生殖器官及第二性征的发育情况。

（2）辅助检查（根据病情选择相关检查）

1）功能试验

①药物撤退试验：评估体内雌激素水平以确定闭经程度。

a.孕激素试验：常用黄体酮，或地屈孕酮，或醋酸甲羟孕酮，停药后出现撤药性出血（阳性反应），提示子宫内膜已受一定水平雌激素影响。

b. 雌、孕激素序贯试验：适用于孕激素实验阴性的闭经患者，每晚睡前戊酸雌二醇 2mg 或结合雌激素 1.25mg，连服 21 天，最后 10 天加用地屈孕酮或醋酸甲羟孕酮，两药停药后发生撤药性出血者为阳性，提示子宫内膜正常，可排除子宫性闭经，引起闭经的原因为患者体内雌激素水平低落，应进一步寻找原因。无撤药性出血为阴性，应重复一次试验，若仍无出血，提示子宫内膜有缺陷或被破坏，可诊断为子宫性闭经。

②垂体兴奋试验：又称 GnRH（促性腺激素释放激素）刺激试验，了解垂体功能是否正常。注射促黄体激素释放激素（LHRH）后 LH 值升高，说明垂体功能正常，病变在下丘脑；经多次重复试验，LH 值无升高或升高不显著，说明垂体功能减退，如希恩综合征。

2）性激素测定：建议停用雌、孕激素药物至少两周后行 FSH、LH、PRL 及甲状腺激素测定，协助判断闭经的内分泌原因。血黄体酮水平升高，提示排卵；雌激素水平低，提示卵巢功能不正常或衰竭；睾酮水平高，提示可能为多囊卵巢综合征或卵巢支持 – 间质细胞瘤；泌乳素水平升高考虑高泌乳素血症或垂体微腺瘤可能；肥胖、多毛、痤疮患者还需要行胰岛素、口服葡萄糖耐量试验、胰岛素释放试验等，以确定是否存在胰岛素抵抗、高雄激素血症等。

3）影像学检查

①B 超检查：可排除先天性无子宫、无卵巢，了解子宫大小、内膜情况、有无宫腔粘连、卵巢大小、卵泡数目等。

②子宫、输卵管碘油造影：协助诊断有无子宫畸形、宫腔粘连等。

③CT 或磁共振显像：用于盆腔或头部蝶鞍区检查，了解盆腔肿块和中枢神经系统病变性质，诊断卵巢肿瘤、下丘脑病变、垂体微腺瘤、空蝶鞍等。

4）染色体检查：对原发性闭经进行病因诊断及鉴别性腺发育不全病因。

5）其他检查：宫腔镜、腹腔镜、诊断性刮宫、基础体温测定等。

2. 临床常见导致闭经的妇科疾病诊查要点

（1）多囊卵巢综合征（PCOS）

1）临床症状：月经紊乱（闭经，或月经稀发、月经过少，或功能失调性子宫出血）、不孕、多毛、肥胖、痤疮、黑棘皮症。

2）基础体温呈单相型。

3）B 超检查：提示双侧卵巢比正常体积增大 2～3 倍，呈多囊样改变。

4）血激素水平：黄体生成素（LH）/卵泡刺激素（FSH）＞2～3，或睾酮（T）高于正常，雌酮（E_1）水平升高，雌二醇（E_2）正常或偏低，血 E_1/E_2 比值＞1。

5）腹腔镜检查可见双侧卵巢正常大小或增大，表面光滑，包膜增厚，呈灰白色，可见较多大小不等的小卵泡。

6）高胰岛素血症、高脂血症。

（2）闭经泌乳综合征（AGS）

1）临床表现：闭经、溢乳、不孕。

2）辅助检查：催乳素（PRL）高于正常，雌二醇（E_2）水平偏低，卵泡刺激素（FSH）及黄体生成素（LH）处于正常低限或低于正常水平，蝶鞍部断层摄片有无垂体瘤存在。

（3）卵巢早衰

1）临床表现：40 岁以前出现闭经，此前有月经稀发病史，继而出现闭经，伴有围绝经期症状（面部阵发性潮红、多汗、情绪激动、白带减少、性欲减退、阴道干涩、性交困难），年轻患者可不孕。

2）血清激素水平：至少两次血清基础 FSH＞40IU/L（间隔＞4 周），雌激素水平降低，外生殖器及第二性征逐渐退化。

（四）鉴别诊断

生理性闭经：妊娠期、哺乳期月经停闭多属于生理性闭经。年龄在 12 ～ 16 岁之间，月经初潮一年内发生月经停闭，可不作闭经论。

【病证分类辨治】

（一）气血不足型闭经

1. 夯帕雅（主症） 经期逐渐延后，量少、色淡，继而月经停闭，伴面色萎黄、头晕心悸、气短神疲、饮食不佳、大便稀薄、肌肤不润；舌质淡苔薄白，脉深细而无力。

2. 辨解帕雅（病因病机） 本病的发生是由于先天四塔、五蕴功能不足；或后天调补不当；或产后、大病、久病之后耗伤水血，导致体内的水塔、土塔不足，不能生化气血，经血无源可下而致月经停闭。塔喃（水血）不足，不能滋养濡润，色蕴失调则面色萎黄、肌肤不润、头晕心悸、气短神疲。饮食不佳、大便稀薄、舌质淡、脉深细而无力为土塔不足的表现。

3. 平然（治则） 补益气血，养血通经。

4. 多雅（治法）

（1）内治法

①雅叫哈顿（五宝药散），口服，每次 10 ～ 20g，歪亮（红糖）为引，鸡蛋 1 ～ 2 枚，同煮，吃蛋喝汤，每日 1 ～ 2 次。

②五味补气通经汤：芽楠嫩（荷包山桂花）30g，嘿涛勒（鸡血藤）30g，故罕（当归藤）15g，当归 10g，罗罕（红花）5g，水煎服，每日 1 剂。

③沙腊比罕（台乌）30g，哈保龙（光叶巴豆根）30g，哈沙梗（卵叶巴豆根）30g，哈端话（大叶木兰根）30g，水煎服，每日 1 剂。

④嘿涛勒（鸡血藤）15g，哈沙梗（卵叶巴豆根）10g，哈保龙（光叶巴豆根）10g，哈端话（大叶木兰根）15g，沙腊比罕（台乌）10g，水煎服，每日 1 剂。

（2）外治法

①闭诺（推拿按摩疗法）：扎阿亮（紫苏叶）、以冒列（铜钱草）、芽楠嫩（荷包山

桂花）、摆宾蒿（白花臭牡丹叶）、摆宾亮（红花臭牡丹叶）、皇旧（墨旱莲）、芽敏龙（益母草）各等量，碾细粉，做成按摩包，蒸热，揉按热敷下腹部。每日1次，3次为1个疗程，连用1～3个疗程。

②烘雅（熏蒸疗法）：取叫哈荒（生藤）、以冒列（铜钱草）、芽楠嫩（荷包山桂花）、罕盖（通血香）、芽依秀母（香附）、扎阿亮（紫苏叶）、摆宾蒿（白花臭牡丹叶）、摆宾亮（红花臭牡丹叶）、皇旧（墨旱莲）、芽敏龙（益母草）各等量，碾细粉，装袋，每袋50g，置于熏蒸器的锅内，待煮沸产生热气后让患者位于特制的熏蒸器（熏蒸木桶、锅、蒸箱）内，接受器内药物蒸气进行全身或局部熏蒸。

③阿雅（洗药疗法）：取芽楠嫩（荷包山桂花）、皇旧（墨旱莲）、芽敏龙（益母草）、摆宾蒿（白花臭牡丹叶）、摆宾亮（红花臭牡丹叶）各等量，煎煮取药水，让患者浸泡局部或全身进行治疗。

（二）气滞血瘀型闭经

1. 夯帕雅（主症） 月经数月不行，面色青紫，精神郁闷不乐，烦躁易怒，胸胁满闷不舒，小腹作胀，经期胀痛更甚；舌边青紫或有瘀点，脉深细而不畅。

2. 辨解帕雅（病因病机） 由于患者情志不畅，久郁气结，导致四塔五蕴功能失调，风气逆乱，运行不畅，气滞血瘀，瘀血内阻下盘，见月经数月不行、小腹作胀；气滞上盘，上盘气血不通，则见精神郁闷不乐、胸胁满闷不舒；面色青紫、舌边青紫或有瘀点、脉深细而不畅乃气滞血瘀之征。

3. 平然（治则） 通气活血，化瘀通经。

4. 多雅（治法）

（1）内治法

①罕盖活血调经汤：罕盖（通血香）30g，哈罗埋亮龙（朱槿根）30g，故罕（当归藤）30g，芽依秀母（香附）15g，更方（苏木）15g，沙腊比罕（台乌）15g，罗罕（红花）5g，水煎服，每日1剂。

②哈罗金堆（帕梯根）30g，哈麻哈念（菠萝根）30g，水煎服，每日1剂。

③比比蒿（白花丹）6g，毫命（姜黄）10g，罗罕（红花）10g，更方（苏木）10g，哈罗埋亮（大红花根）10g，芽敏龙（益母草）10g，水煎服，每日1剂。

（2）外治法

①闭诺（推拿按摩疗法）：取叫哈荒（生藤）、摆庄荒（香樟叶）、皇旧（墨旱莲）、毫命（姜黄）、晚害闹（莪术）、芽敏（艾叶）、罕盖（通血香）、芽依秀母（香附）、芽沙板（除风草）、摆宾蒿（白花臭牡丹叶）、扎阿亮（紫苏叶）各等量，碾细粉，做成按摩包，每袋200g，蒸热，揉按热敷下腹部。每日1次，3次为1个疗程，连用1～3个疗程。

②暖雅（睡药疗法）：取皇旧（墨旱莲）、摆拢良（腊肠树叶）、芽敏龙（益母草）、叫哈荒（生藤）、摆龙买亮龙（叶）、芽沙板（除风草）、摆更方（苏木叶）、扎阿亮（紫苏叶）、摆宾蒿（白花臭牡丹叶）、摆宾亮（红花臭牡丹叶）各等量，加劳（酒）炒热或

蒸热，取出平摊于睡药床上，加劳（酒）充分拌匀（取出一半备用），用纱布覆盖于夯热药上，待温度适中时令患者睡于药上，用纱布盖于患者身上，再将余药覆盖于患部或全身（除头颅外）。

③烘雅（熏蒸疗法）：取贺波亮（小红蒜）、叫哈荒（生藤）、摆庄荒（香樟叶）、皇旧（墨旱莲）、毫命（姜黄）、芽敏（艾叶）、罕盖（通血香）、芽依秀母（香附）、摆宾蒿（白花臭牡丹叶）、扎阿亮（紫苏叶）各等量，碾细粉，装袋，每袋 50g，置于熏蒸器的锅内，待煮沸产生热气后让患者位于特制的熏蒸器（熏蒸木桶、锅、蒸箱）内，接受器内药物蒸气进行全身或局部熏蒸。

④阿雅（洗药疗法）：取摆更方（苏木叶）、贺波亮（小红蒜）、叫哈荒（生藤）、皇旧（墨旱莲）、芽沙板（除风草）、芽敏（艾叶）、罕盖（通血香）、芽依秀母（香附）、摆宾蒿（白花臭牡丹叶）各等量，煎煮取药水，让患者浸泡局部或全身。

（三）寒湿凝滞型闭经

1. 夯帕雅（主症）　经闭数月，面目发青，小腹冷痛，四肢不温，胸闷恶心，大便稀薄，白带量多；舌质青紫，苔白厚腻，脉深而慢。

2. 辨解帕雅（病因病机）　由于妇女平素体弱，火塔不足，又逢经期或产时感受风冷寒湿之邪，内外相合，导致火塔大伤，水塔失养，水寒血滞，气血不通，经血难下，数月不行而经闭，面目发青，小腹冷痛，四肢不温；火、土塔不足，寒湿之邪蕴积中下二盘，则胸闷恶心，大便稀薄，白带量多；舌质青紫，苔白厚腻，脉深而慢为内有寒湿之象。

3. 平然（治则）　补火除寒，温水通经。

4. 多雅（治法）

（1）内治法

①补火除寒通经汤：比比亮（红花丹）5g，辛（生姜）10g，匹囡（胡椒）5g，沙腊比罕（台乌）15g，哈罗埋亮龙（朱槿根）30g，故罕（当归藤）15g，罕盖（通血香）30g，罗罕（红花）5g，水煎服，每日 1 剂。

②哈罗罕（红花根）30g，内雅管（草烟籽）5g，水煎服，每日 1 剂，每日 3 次。

③哈比比亮（红花丹根）15g，匹囡（胡椒）7 粒，水煎服，每日 1 剂，每日 3 次。

④若火塔不足，闭经伴见形寒肢冷、腰膝酸软、形体瘦弱、发育不良者，可取雅叫哈顿（五宝药散）与鸡蛋调匀后蒸食，或红糖煮鸡蛋汤中加雅叫哈顿（五宝药散）内服。

（2）外治法

①闭诺（推拿按摩疗法）：取摆宾蒿（白花臭牡丹叶）、摆宾亮（红花臭牡丹叶）、摆更方（苏木叶）、叫哈荒（生藤）、辛（生姜）、毫命（姜黄）、皇旧（墨旱莲）、芽敏（艾叶）、罕盖（通血香）、摆拢良（腊肠树叶）各等量，碾细粉，做成按摩包，每袋200g，蒸热，揉按热敷下腹部。每日 1 次，3 次为 1 个疗程，连用 1～3 个疗程。

②暖雅（睡药疗法）：取摆亮龙（大血藤叶）、摆嘎筛（龙血竭叶）、摆管底（蔓荆

叶）、皇旧（墨旱莲）、摆拢良（腊肠树叶）、芽敏龙（益母草）、叫哈荒（生藤）、摆龙买亮龙（叶）、芽沙板（除风草）、摆更方（苏木叶）、扎阿亮（紫苏叶）各等量，加劳（酒）炒热或蒸热，取出平摊于睡药床上，加劳（酒）充分拌匀（取出一半备用），用纱布覆盖于夯热药上，待温度适中时令患者睡于药上，用纱布盖于患者身上，再将余药覆盖于患部或全身（除头颅外），加盖被褥以保温。

③烘雅（熏蒸疗法）：取贺波亮（小红蒜）、叫哈荒（生藤）、摆庄荒（香樟叶）、皇旧（墨旱莲）、毫命（姜黄）、芽敏（艾叶）、罕盖（通血香）、芽依秀母（香附）、摆宾蒿（白花臭牡丹叶）、扎阿亮（紫苏叶）各等量，装袋，每袋50g，置于熏蒸器的锅内，待煮沸产生热气后让患者位于特制的熏蒸器（熏蒸木桶、锅、蒸箱）内，接受器内药物蒸气进行全身或局部熏蒸。

④阿雅（洗药疗法）：取芽沙板（除风草）、皇旧（墨旱莲）、芽敏龙（益母草）、罕盖（通血香）、叫哈荒（生藤）、摆拢良（腊肠树叶）、摆管底（蔓荆叶）各等量，煎煮取药水，让患者浸泡局部或全身进行治疗。

（四）风火偏盛型闭经

1. 夯帕雅（主症） 经闭数月，白带量少，面部粉刺，烦躁不安，口干易怒，大便干结，小便短赤，舌质红，苔黄而干，脉快。

2. 辨解帕雅（病因病机） 由于妇女平素体质偏热，火塔偏盛，加之喜食香燥性热之品，导致体内火塔、风塔过盛，耗伤水血致月经数月不行而经闭，水血不足，肌肤失养则颜面出现粉刺，水不足不能濡润脏腑则烦躁不安，口干易怒，大便干结，小便短赤，舌质红，苔黄而干，脉快。

3. 平然（治则） 泻火解毒，除风通经。

4. 多雅（治法）

（1）内治法

①雅解沙把（百解胶囊），口服，每次4～8粒，每日3次。

②旧曼调经汤加减：摆皇曼（马蓝叶）15g，芽敏龙（益母草）20g，宋香嘎（酢浆草）15g，皇旧（墨旱莲）15g，帕糯（马蹄金）20g，罕盖（通血香）15g，光三哈（三台红花）5g，更方（苏木）15g，水煎服。

（2）外治法

①闭诺（推拿按摩疗法）：取摆更方（苏木叶）、摆亮龙（大血藤叶）、嘿涛勒（鸡血藤叶）、芽敏龙（益母草）、摆宾蒿（白花臭牡丹叶）、扎阿亮（紫苏叶）各等量，共碾细粉，制成按摩包，每袋200g，蘸水和劳（酒）蒸热，热敷揉按腹部、腰背部或周身。

②暖雅（睡药疗法）：取摆亮龙（大血藤叶）、嘿涛勒（鸡血藤叶）、楠该罕（石斛叶）、罕盖（通血香）、芽沙板（除风草）、摆宾蒿（白花臭牡丹叶）、扎阿亮（紫苏叶）各等量，加劳（酒）炒热或蒸热，取出平摊于睡药床上，加劳（酒）充分拌匀（取出一半备用），用纱布覆盖于热药上，待温度适中时令患者睡于药上，用纱布盖于患者身上，

再将余药覆盖于患部或全身（除头颅外）。

③烘雅（熏蒸疗法）：取以冒列（铜钱草）、芽楠嫩（荷包山桂花）、嘿涛勒（鸡血藤叶）、芽敏（艾叶）、摆亮龙（大血藤叶）、摆嘎筛（龙血竭叶）、摆尖欢（沉香叶）、摆毫命（姜黄叶）、罕盖（通血香）、摆宾蒿（白花臭牡丹叶）各等量，共碾细粉，纱布包，每袋 50g，将之置入熏蒸器的锅内，待煮沸产生热气后让患者位于特制的熏蒸器（熏蒸木桶、锅、蒸箱）内，接受器内药物蒸气进行全身或局部熏蒸。

④阿雅（洗药疗法）：取罕盖（通血香）、摆亮龙（大血藤叶）、嘿涛勒（鸡血藤叶）、摆嘎筛（龙血竭叶）、摆毫命（姜黄叶）、芽敏龙（益母草）、摆宾蒿（白花臭牡丹叶）各等量，煎煮浸泡局部或全身。

⑤闭诺（推拿按摩疗法）：取皇旧（墨旱莲）、芽罗勒（蒲公英）、芽敏龙（益母草）、宋香嘎（酢浆草）、皇曼（马蓝）鲜品各等量，共捣烂，置于布袋内，扎紧袋口，蘸水加劳（酒）为引，蒸热揉按下腹部。

【预防调护】

气血不足型闭经患者应注意休息，多食营养之品；气滞血瘀型闭经患者应注意调五蕴，避风寒，饮食忌生冷之品；寒湿凝滞型闭经患者应注意避风寒，饮食忌生冷之品，宜多食温补之品；风火偏盛型闭经应忌食香燥性热之品。

【现代研究进展】

按生殖轴病变和功能失调的部位分类：闭经可分为下丘脑性闭经、垂体性闭经、卵巢性闭经、子宫性闭经以及下生殖道发育异常导致的闭经；世界卫生组织（WHO）也将闭经归纳为三型：Ⅰ型为无内源性雌激素产生，卵泡刺激素（FSH）水平正常或低下，催乳素（PRL）正常水平，无下丘脑－垂体器质性病变的证据；Ⅱ型为有内源性雌激素产生，FSH 及 PRL 水平正常；Ⅲ型为 FSH 升高，提示卵巢功能衰竭。

（一）原发性闭经

原发性闭经较少见，多为遗传原因或先天性发育缺陷所引起；约 30% 的患者有生殖道异常，根据第二性征的发育情况，分为第二性征存在和第二性征缺乏两类。

1. 第二性征存在的原发性闭经

（1）先天性子宫阴道缺如综合征（MRKH syndrome），又称米勒管发育不全综合征，约占青春期原发性闭经的 20%。

（2）雄激素不敏感综合征，又称睾丸女性化综合征，为男性假两性畸形，染色体核型为 46XY，但 X 染色体上的雄激素受体缺陷，不发挥生物学效应，故表型为女性。

（3）卵巢抵抗综合征（ROS），或称卵巢不敏感综合征。

（4）生殖道闭锁，如阴道横隔、无孔处女膜等。

（5）真两性畸形：罕见，同时存在男性和女性的性腺，染色体核型为 XX、XY 或嵌合体，女性第二性征存在，还有下丘脑功能异常等，诊断时应重视染色体核型分析。

2. 第二性征缺乏的原发性闭经

（1）低促性腺激素性腺功能减退　多因下丘脑分泌的 GnRH 不足或垂体分泌促性腺激素不足而致原发性闭经，同时伴嗅觉丧失或减退。

（2）高促性腺激素功能减退

①特纳综合征：属于性腺先天性发育不全。性染色体异常，表现为原发性闭经，卵巢不发育，身材矮小，第二性征发育不良，常有蹼颈、盾胸、后发际低、腭高耳低、鱼样嘴、肘外翻等临床特征，可伴主动脉狭窄及肾、骨骼畸形、自身免疫性甲状腺炎、听力下降及高血压等。

②46XX 单纯性腺发育不全：体格发育无异常，卵巢呈条索状无功能实体，子宫发育不良，女性第二性征发育差，但外生殖器为女型。

③46XY 单纯性腺发育不全：主要表现为条索状性腺及原发性闭经，具有女性生殖系统，但无青春期性发育，女性第二性征发育不良。由于存在 Y 染色体，患者在 10 ～ 20 岁时易发生性腺母细胞瘤或无性细胞瘤，故诊断确定后应切除条索状性腺。

（二）继发性闭经

继发性闭经常见原因有多囊卵巢综合征、高催乳素血症及卵巢早衰等，以下丘脑性闭经最常见，诊断时应重视性激素测定。

1. 下丘脑性闭经

（1）精神应激可引起神经内分泌障碍而导致闭经。

（2）体重下降和神经性厌食也是引起闭经的常见原因，中枢神经对体重急剧下降极敏感，一年内体重下降 10% 左右，即使仍在正常范围内也可引起闭经。若体重减轻 10% ～ 15%，或体脂丢失 30% 时将出现闭经。

（3）长期剧烈运动，GnRH 释放受抑制使 LH 释放受抑制，也可引起闭经。

（4）药物性闭经：长期服用甾体类避孕药及某些药物，可引起继发性闭经，停药后 3 ～ 6 个月月经多能自然恢复。

（5）颅咽管瘤：瘤体增大可压迫下丘脑和垂体柄引起闭经、生殖器萎缩、肥胖、颅内压增高、视力障碍等症状，也称为肥胖生殖无能营养不良症。

2. 垂体性闭经　产后大出血休克引起垂体梗死，导致腺垂体功能低下而出现一系列症状体征，如闭经、无泌乳、毛发脱落、第二性征衰退、生殖器萎缩以及肾上腺皮质、甲状腺功能减退等。另外，位于蝶鞍内的腺垂体各种腺细胞均可发生肿瘤，最常见的是分泌 PRL 的腺瘤，闭经程度与 PRL 对下丘脑 GnRH 分泌的抑制程度有关；空蝶鞍综合征，垂体柄受脑脊液压迫而使下丘脑与垂体间的门脉循环受阻时，出现闭经和高催乳素血症。

3. 卵巢性闭经　卵巢早衰、卵巢功能性肿瘤及多囊卵巢综合征是引起闭经最常见的原因。卵巢早衰是 40 岁以前，由于卵巢内卵泡耗竭或医源性损伤发生卵巢功能衰竭，称为卵巢早衰。以低雌激素及高促性腺激素为特征，表现为继发性闭经，常伴围绝经期症状；特别是 FSH 升高，FSH ＞ 40U/L；早发性卵巢功能不全是指女性在 40 岁以前出现卵巢功能减退，主要表现为月经异常，FSH ＞ 25U/L，雌激素缺乏。卵巢功能性肿瘤，如卵巢支持 – 间质细胞瘤，产生过量的雄激素抑制下丘脑 – 垂体 – 卵巢轴功能而闭经，分泌雌激素的卵巢颗粒 – 卵泡膜细胞瘤，持续分泌雌激素抑制排卵，使子宫内膜持续增生而闭经。多囊卵巢综合征以长期无排卵及高雄激素血症为特征，临床表现为闭经、不孕、多毛和肥胖。

4. 子宫性闭经　继发性子宫闭经的病因包括感染、创伤导致宫腔粘连引起的闭经。阿谢曼综合征（Asherman syndrome）为子宫性闭经最常见的原因，流产后感染、产褥感染、子宫内膜结核感染及各种宫腔手术所致的感染，也可造成闭经。宫颈锥切手术所致的宫颈管粘连、狭窄也可致闭经。

5. 其他　内分泌功能异常、甲状腺功能减退或亢进、肾上腺皮质功能亢进、肾上腺皮质肿瘤、胰腺等功能紊乱也可引起闭经。

【傣医医案选读】

刀某，女，32 岁，月经量逐渐减少两年，现月经停闭 8 个月，曾用过黄体酮及中药治疗无效，伴面色萎黄、头晕心悸、气短神疲、饮食不佳、肌肤不润，舌淡，脉行细而无力。傣医诊断为气血不足型闭经，以调平四塔的原则，取雅叫哈顿（五宝药散），口服，每次 10g，歪亮（红糖）为引，鸡蛋 1 枚，同煮，吃蛋喝汤，每日 2 次；再取嘿涛勒（鸡血藤）15g，哈沙梗（卵叶巴豆根）10g，哈保龙（光叶巴豆根）10g，哈端话（大叶木兰根）15g，沙腊比罕（台乌）10g，水煎服，每日 1 剂。治疗半月后，患者月经来潮。

【思考题】

1. 临床常见的导致继发性闭经的病因有哪些？
2. 请简述纳勒冒麻勒拢软（气血不足型闭经）的傣医诊治方法。
3. 请简述气滞血瘀型闭经的辨解帕雅（病因病机）及多雅（治法）。

第五节　帕雅纳勒恩专（月经前后诸证）

帕雅纳勒恩专（月经前后诸证）是于行经期前后或正值经期，周期性反复出现乳房胀痛、泄泻、肢体浮肿、头痛、身痛、吐衄、口舌糜烂、疹块瘙痒、情志异常或发热的一系列症状。上述症状可单独出现，也可两三症同见，多在月经前 1 ～ 2 周出现，月经来潮后症状即减轻或消失。

临床表现以经行前后或正值经期出现一系列相关症状为特征。临床上较为常见的病种为经行乳房胀痛和经行头痛。

一、麻纳勒农赶接（经行乳房胀痛）

【概述】

麻纳勒农赶接（经行乳房胀痛）是指每于行经前后，或正值经期，出现乳房作胀，或乳头胀痒疼痛，甚至不能触衣的病证。

傣医认为本病发生是由于月经前后、经期因情志因素、饮食因素，或感受帕雅拢嘎（冷风寒邪），或大病、久病后导致体内四塔、五蕴功能失调所致。傣医根据四塔辨证将之分为气血瘀滞型经行乳房胀痛、风火偏盛型经行乳房胀痛、寒凝血滞型经行乳房胀痛、四塔不足型经行乳房胀痛四个证型进行论治，分别治以通气活血，消胀止痛；泻火解毒，消胀止痛；温通气血，消胀止痛；调补四塔，消胀止痛。

【病因病机】

经行乳房胀痛的发生是由于月经前后、经期因情志因素、饮食因素，或感受冷风寒邪，或大病、久病后导致体内四塔、五蕴功能失调。月经前后、经期情志不畅，导致风气不行，阻碍气血运行而使气血不通，郁结于上盘乳房致乳房胀痛；或月经前后、经期饮食不节，体内风火过盛，积热于内，火热毒邪蕴结上盘乳房致乳房胀痛、乳头胀痒疼痛；或月经前后、经期感受冷风寒邪，导致体内火塔不足，寒湿内盛，寒邪闭阻上盘经脉，乳房经脉不通，致乳房胀痛；或大病、久病后体内四塔功能不足，气血不足，乳房经脉失于濡养，火塔不足，乳房经脉失于温养所致。

【诊查要点】

（一）病史

有长期精神紧张或抑郁不舒，或有久病不孕或脾虚胃弱病史。

（二）临床表现

经期或行经前后，出现乳房胀痛或乳头胀痒疼痛，甚则痛不可触衣，经净后逐渐消失。连续两个月经周期以上，伴随月经周期呈规律性发作，以经行乳房胀痛为主。

（三）辅助检查

1. 体格检查　经行前双侧乳房胀满，可有触痛，经后消失。乳房无肿块，皮色不改变。

2. 辅助检查　钼靶检查、乳腺超声检查或红外线扫描无明显器质性病变。实验室检查可能有催乳素水平增高，或雌激素水平相对偏高，孕激素水平偏低。

（四）鉴别诊断

本病应与乳腺癌、乳腺良性肿瘤、乳腺导管扩张等疾病进行鉴别。可根据病史，与月经周期的关系，临床症状，乳腺 B 超、乳腺钼靶、乳腺局部穿刺等辅助检查，体格检查来明确诊断。

【病证分类辨治】

（一）气血瘀滞型经行乳房胀痛

1. 夯帕雅（主症） 经前或经期乳房胀满刺痛，疼痛拒按，甚则痛不可触衣；经行不畅，经色暗红，经前或经期小腹胀痛，经色暗红；胸胁胀满，精神抑郁，舌质紫暗，苔薄白，脉紧。

2. 辨解帕雅（病因病机） 本病因平素情志不畅，导致月经前后、经期风气不行，阻碍气血运行而使气血不通，郁结于上盘乳房致乳房胀痛；风气不行，阻滞脏腑经脉则小腹胀痛，胸胁胀满，精神抑郁，舌质紫暗，苔薄白，脉紧。

3. 平然（治则） 通气活血，消胀止痛。

4. 多雅（治法）

（1）内治法

①乳结消胶囊，口服，4～8 粒/次，每日 3 次。

②八味消结汤：文尚海（百样解）30g，雅解先打（傣百解）15g，罕盖（通血香）30g，晚害闹（莪术）15g，甲珠 10g，嘿档囡（小木通）15g，芽罗勒（蒲公英）15g，哈罕满（小拔毒散根）15g，水煎服，每日 1 剂。

（2）外治法

①果雅（包药疗法）：取鲜皇旧（墨旱莲）、毫命（姜黄）、晚害闹（莪术）、芽赶转（重楼）、摆宋拜（蛇藤叶）、借蒿（芒硝）各适量，共捣烂（或干品碾细粉），加劳（酒）、醋炒热，包于患处，每天换药一次，3 天为 1 个疗程，连包 3 个疗程。

②闭诺（推拿按摩疗法）：取鲜贺波亮（小红蒜）、皇旧（墨旱莲）、毫命（姜黄）、晚害闹（莪术）、芽赶转（重楼）、摆盖嘿（通血香叶）各等量，鲜品捣烂，干品碾细粉置于布袋内，每袋 200g，加劳（酒）、醋适量，蒸热，揉按推拿患处以疏通气血。

（二）风火偏盛型经行乳房胀痛

1. 夯帕雅（主症） 经前或经期乳房胀满疼痛，乳头胀痒疼痛，甚则痛不可触衣；经血量少、色红，伴烦躁易怒、口苦咽干、眠差、大便干结、小便短赤，舌质红苔黄，脉快。

2. 辨解帕雅（病因病机） 本病多因过食香燥性热之品，导致体内四塔五蕴功能失调，风火过盛，积热于内，火热毒邪蕴结上盘乳房致乳房胀痛、乳头胀痒疼痛，甚则痛不可触衣；火毒过盛耗伤水血，扰乱心神，灼伤脏腑则经血量少、色红，伴烦躁易怒、口苦咽干、眠差、大便干结、小便短赤、舌质红苔黄、脉快。

3. 平然（治则） 泻火解毒，消胀止痛。

4. 多雅（治法）

（1）内治法

①雅解沙把（百解胶囊），口服，4～8粒/次，每日3次。

②乳结消胶囊，口服，4～8粒/次，每日3次。

③哈罕满乳痈汤：哈罕满（小拔毒散根）30g，文尚海（百样解）15g，雅解先打（傣百解）15g，芽罗勒（蒲公英）15g，甲珠10g，借蒿（芒硝）10g，晚害闹（莪术）15g，嘿档凤（小木通）15g，水煎服，每日1剂。

（2）外治法

①果雅（包药疗法）：取鲜咪火哇（山大黄）、摆埋丁别（灯台叶）、嘿涛罕（大黄藤）、毫命（姜黄）、晚害闹（莪术）、芽赶转（重楼）、摆宋拜（蛇藤叶）、借蒿（芒硝）各适量，共捣烂（或干品碾细粉），加劳（酒）、醋适量，冰片为引，包于患处，每天换药一次，3天为1个疗程，连包3个疗程。

②闭诺（推拿按摩疗法）：取鲜皇旧（墨旱莲）、芽敏（艾叶）、毫命（姜黄）、晚害闹（莪术）、芽赶转（重楼）各适量，共捣烂，或干品碾细粉各40g，置于布袋内，每袋200g，加劳（酒）、醋适量，蒸热揉按推拿患处以疏通气血。

（三）寒凝血滞型经行乳房胀痛

1. 夯帕雅（主症） 经前或经期乳房胀满冷痛，甚则痛不可触衣，常得温则缓；经行不畅，经前或经期小腹冷痛，经色暗红；舌质紫暗，苔白厚腻，脉紧。

2. 辨解帕雅（病因病机） 本病的发生是由于平素喜食寒凉之品，或月经前后、经期感受帕雅拢嘎（冷风寒邪），导致体内火塔不足，寒湿内盛，寒邪闭阻上盘经脉，乳房经脉不通则胀满冷痛。火塔不足，火失温煦，寒凝血滞故经行不畅，经色暗红，经前或经期小腹冷痛，经色暗红；舌质紫暗，苔白厚腻，脉紧。

3. 平然（治则） 温通气血，消胀止痛。

4. 多雅（治法）

（1）内治法

①乳结消胶囊，口服，4～8粒/次，每日3次。

②秀母益母调经汤加减：芽依秀母（香附）20g，芽敏龙（益母草）20g，罕盖（通血香）30g，故罕（当归藤）30g，晚害闹（莪术）15g，嘿档凤（小木通）15g，水煎服，每日1剂。

（2）外治法

①果雅（包药疗法）：取鲜芽依秀母（香附）、芽赶转（重楼）、芽敏（艾叶）、芽敏龙（益母草）、皇旧（墨旱莲）、毫命（姜黄）、晚害闹（莪术）、借蒿（芒硝）各等量，共捣烂（或干品碾细粉），加劳（酒）、醋适量，炒热，包于患处，每天换药1次，3天为1个疗程，连包3个疗程。

②闭诺（推拿按摩疗法）：取鲜皇旧（墨旱莲）、毫命（姜黄）、晚害闹（莪术）、芽赶转（重楼）、咪火哇（山大黄）、芽依秀母（香附）、芽敏（艾叶）各等量，共捣烂（或干品碾细粉），置于布袋内，每袋 200g，加劳（酒）、醋适量，蒸热揉按推拿。

（四）四塔不足型经行乳房胀痛

1. 夯帕雅（主症）　经前或经期乳房胀满隐痛，喜按；伴经血量少，经色淡，经前或经期小腹隐痛，头晕心悸，气短乏力，舌质淡，苔薄白，脉细弱。

2. 辨解帕雅（病因病机）　本病的发生是由于平素四塔功能不足，或大病、久病后体内四塔功能不足，加之调养不当，土塔功能不足，气血化生无源，风（气）塔、水（血）塔功能不足，乳房经脉失于濡养，火塔不足，乳房经脉失于温养，故见经前或经期乳房胀满隐痛、喜按；伴经血量少、经色淡、经前或经期小腹隐痛、头晕心悸、气短乏力，舌质淡苔薄白，脉细弱。

3. 平然（治则）　调补四塔，消胀止痛。

4. 多雅（治法）

（1）内治法

①乳结消胶囊，口服，4～8 粒 / 次，每日 3 次。

②雅叫哈顿（五宝药散），口服，每次 20g，开水冲服。

③雅勒拢软（生血汤）加减：芽楠嫩（荷包山桂花）30g，故罕（当归藤）15g，嘿涛勒（鸡血藤）30g，邓嘿罕（定心藤）30g，文尚海（百样解）30g，竹茹 10g，沙英（甘草）5g，加罕盖（通血香）30g，晚害闹（莪术）15g，甲珠 10g，嘿档囡（小木通）15g，芽罗勒（蒲公英）15g，哈罕满（小拔毒散根）15g，水煎服，每日 1 剂。

（2）外治法

①果雅（包药疗法）：取鲜芽依秀母（香附）、芽赶转（重楼）、芽敏（艾叶）、芽敏龙（益母草）、皇旧（墨旱莲）、毫命（姜黄）、晚害闹（莪术）、借蒿（芒硝）各等量，共捣烂（或干品碾细粉），加劳（酒）、醋适量，炒热，包于患处，每天换药一次，3 天为 1 个疗程，连包 3 个疗程。

②闭诺（推拿按摩疗法）：取鲜皇旧（墨旱莲）、毫命（姜黄）、晚害闹（莪术）、芽赶转（重楼）、咪火哇（山大黄）、芽依秀母（香附）、芽敏（艾叶）各等量，共捣烂（或干品碾细粉），置于布袋内，每袋 200g，加劳（酒）、醋适量，蒸热揉按推拿。

【预防调护】

经行乳房胀痛患者在生活上应注意休息，调畅情志，清淡饮食，适当加强锻炼。

【傣医医案选读】

陈某，女，30 岁，已婚，工人。因婚后未孕，经前乳胀，有结块，疼痛拒按，甚则痛不可触衣，伴经行不畅，经色暗红，胸胁胀满。一般于行经一两日后，以上诸症均消失，而于下次行经前三四日又告发作，月月如此，已成规律。刻下症：乳房胀痛，有结块，疼痛拒按，甚则痛不可触衣，伴经行不畅，经色暗红，胸胁胀满，精神抑郁，舌质紫暗，苔薄白，脉紧。诊断为气血瘀滞型经行乳房胀痛，治以通气活血，消胀止痛。予结消胶囊，口服，5 粒 / 次，每日 3 次。予八味消结汤：文尚海（百样解）30g，雅解先打（傣百解）15g，罕盖（通血香）30g，晚害闹（莪术）15g，甲珠 10g，嘿档囡（小木通）15g，芽罗勒（蒲公英）15g，哈罕满（小拔毒散根）15g，水煎服，每日 1 剂。配合闭诺（推拿按摩疗法）治疗。治疗一个疗程，病情好转，连续 3 个月未复发。

二、麻纳勒接贺（经行头痛）

【概述】

麻纳勒接贺（经行头痛）是指每遇经期或行经前后，出现以头痛为主要症状，而月经以后头痛症状消失的病证。

傣医认为本病的发生是由于患者饮食不节，或情绪波动，或冷、热刺激等因素所致，常反复发作，时轻时重。傣医应用四塔理论分为风火塔偏盛型经行头痛、风火塔不足型经行头痛、气滞血瘀型经行头痛三个证型进行论治。分别治以除风清火，通气止痛；补火除寒，利水止痛；通气活血，化瘀止痛。

西医学经前期综合征出现头痛者可参照本病辨证治疗。

【病因病机】

傣医认为本病的发生是由于饮食不节，平素喜食香燥性热之品，积热于内，加之感受外在的帕雅拢皇（热风毒邪），内外相合，导致体内四塔功能失调，风火塔偏盛所致；或因情志不舒，五蕴受伤，塔喃（水）不足，不能制火，塔菲（火）、塔拢（风）偏盛，上犯头目而致；或因平素体质偏寒，寒湿内积，加之感受外在的帕雅拢嘎（冷风寒邪），内外相合，导致体内四塔功能失调，火塔受伤，水塔过盛，火不制水，寒水上犯头目所致；或水寒血冷致体内气血运行不畅，瘀血阻滞头目所致。

【诊查要点】

（一）病史

久病体弱，情志抑郁、焦虑或精神过度刺激史。

（二）临床表现

每逢经期或行经前后，即出现明显头痛，周期性反复发作，经后头痛消失。头痛部位可在前额、颠顶或头部一侧，疼痛性质可为掣痛、刺痛、胀痛、空痛、隐痛或绵绵作痛，严重者剧痛难忍。

（三）辅助检查

1. 体格检查　妇科检查无异常。

2. 辅助检查　辅助检查可行 CT 或 MRI 检查排除颅脑占位性病变。

（四）鉴别诊断

1. 经行外感头痛　经行期间感受风寒或风热之邪所致头痛，虽可见头痛不适，但临床上必有表证可辨，如恶寒、发热、鼻塞、流涕、脉浮等，其发病与月经周期无关。

2. 脑瘤头痛　不随月经周期呈规律性发作，并有脑部受压所致肢体麻木、瘫痪，借助头部 CT 或 MRI 及神经系统检查可鉴别诊断。

3. 偏头风头痛　或左或右，反复发作，来去突然，疼痛剧烈，与月经周期无明显关系。

（五）诊断要点

本病是伴随月经周期出现以头痛为特征的病证，严重者剧痛难忍，月经后症状消失。其疼痛部位有侧头痛、前头痛、后头痛之分，一般以侧头痛为多见。多与妇人腹痛、经行腹痛等病兼见。可有久病体弱、精神过度刺激史。可行 CT 或 MRI 检查排除颅脑占位性病变。

临床应以疼痛时间、疼痛性质辨其虚实。根据疼痛部位辨其所属脏腑、经络。大抵实者多痛于经前或经期，并且多为胀痛或刺痛；虚者多在经后或行经将净时作痛，多呈头晕隐痛。

【病证分类辨治】

（一）风火塔偏盛型经行头痛

1. 夯帕雅（主症）　经期或经期前后单侧或双侧头目胀痛，遇情绪波动或热刺激可诱发或加剧，反复发作，时轻时重。面红目赤，烦躁不安，失眠多梦，心烦易怒，口干，喜冷饮，小便短黄，大便干结，舌质红，苔黄或干燥，脉行快。

2. 辨解帕雅（病因病机）　本病是因喜食香燥肥甘厚腻之品，积热于内，加之感受外在的帕雅拢皇（热风毒邪），内外相合，导致体内四塔功能失调，风火塔偏盛，或因情志不舒，忧思恼怒，五蕴受伤，风火塔偏盛，上犯头目致头目胀痛；风火上犯上盘使其面红耳赤；风火扰心致患者烦躁不安、失眠多梦；舌边尖红、苔黄、脉行快均为火塔偏盛之象。

3. 平然（治则）　除风清火，通气止痛。

4. 多雅（治法）

（1）内治法

①清火除风止痛汤：取咪火哇（山大黄）15g，怀免王（白钩藤）15g，波波罕（山乌龟）5g，邓嘿罕（定心藤）30g，文尚海（百样解）15g，罕盖（通血香）30g，水煎服，每日 1 剂。

②娜罕（羊耳菊）、楠晚（三丫苦）各 15 ~ 30g，水煎服，每日 1 剂。

③楠锅麻过（槟榔青树皮）、嘿柯罗（青牛胆）、比比亮（红花丹）各适量，磨水服，同时可取药汁揉搓患处。

（2）外治法

①过雅（拔罐疗法）：取 75% 乙醇消毒疼痛部位后，用梅花针轻刺后拔上火罐，留罐 10 分钟。

②果雅（包药疗法）：取鲜皇旧（墨旱莲）、宋香嘎（酢浆草）、摆皇曼（马蓝叶）各等量，捣烂，加景郎（黑种草子）粉 50g，拌匀加热后包于后颈部。

（二）风火塔不足型经行头痛

1. 夯帕雅（主症） 经期或经期前后单侧或双侧头部疼痛如裹，纳差乏力，畏寒怕冷，肢体蜷缩，腰膝冷痛，遇冷加剧，喜温喜暖，小便清长，大便稀溏，舌质淡，苔薄白，脉行深慢而无力。

2. 辨解帕雅（病因病机） 本证的发生多因过食酸冷之品，或先天火塔禀赋不足，体质偏寒，寒湿内积，加之感受外在的帕雅拢嘎（冷风寒邪），内外相合，导致体内四塔功能失调，火塔不足，火不制水，水聚而生湿，水湿上犯头目则疼痛如裹，寒湿内盛，火塔大伤，机体失去温煦，故见畏寒怕冷、肢体蜷缩、腰膝冷痛、遇冷加剧、喜温喜暖；水湿停滞，水血运行不畅，致脾胃消化吸收功能下降，故纳差、乏力、形体消瘦、小便清长、大便稀溏、舌质淡、苔薄白、脉行深慢而无力。

3. 平然（治则） 补火除寒，利水止痛。

4. 多雅（治法）

（1）内治法

罕盖头痛汤加减：叫哈荒（生藤）10g，辛（生姜）10g，毫命（姜黄）15g，罕盖（通血香）30g，哈沙海（香茅草根）15g，麻三端图（云南萝芙木）10g。每日 1 剂，水煎取 600mL，分早中晚 3 次，饭后温服。

（2）外治法

①烘雅（熏蒸疗法）：取摆管底（蔓荆叶）、叫哈荒（生藤）、摆拢良（腊肠树叶）、摆宾蒿（白花臭牡丹叶）、摆习列（黑心树叶）、摆娜龙（艾纳香叶）、芽沙板（除风草）、沙干（辣藤）、罕盖（通血香）、该嘿（吊吊香）、含毫帕（石菖蒲）、贺别（葛根）、辛（生姜）、罕好喃（水菖蒲）各适量，置入熏蒸器的锅内，待煮沸产生热气后让患者位于特制的熏蒸器内，进行全身或局部熏蒸。

②果雅（包药疗法）：取鲜皇旧（墨旱莲）、宋香嘎（酢浆草）各等量，捣烂，加景郎（黑种草子）粉 50g，拌匀加热，包于后颈部。

（三）气滞血瘀型经行头痛

1. 夯帕雅（主症） 经期或经期前后单侧或双侧头部刺痛难忍，疼痛部位固定不移，反复发作。舌质暗红，有瘀点或瘀斑，脉行慢。

2. 辨解帕雅（病因病机） 本证的发生多因体内四塔失调，水塔过盛，火塔不足，火不制水，水聚而生湿，水湿阻滞，气血运行不畅产生瘀血，或因跌仆外伤致瘀血停聚头部，头目刺痛难忍，疼痛部位固定不移，致舌质暗红有瘀点或瘀斑，脉行不畅。

3. 平然（治则） 通气活血，化瘀止痛。

4. 多雅（治法）

（1）内治法

①贺接嘎（罕盖头痛汤）加味：罕盖（通血香）30g，哈沙海（香茅草根）15g，更方（苏木）15g，贺波亮（小红蒜）10g，罗罕（红花）10g。每日1剂，水煎服或煮水洗头。

②楠锅麻过（槟榔青树皮）、嘿柯罗（青牛胆）、比比亮（红花丹）、比比蒿（白花丹）各等量，磨水服，同时可取药汁揉搽患处。

③取埋嘎筛朋（血竭粉）口服，每次1.5～3g，每日3次，开水冲服。

（2）外治法

①咱雅（拖擦药物疗法）：选用西双版纳傣族自治州傣医医院制剂雅咱拢梅兰申（除风止痛散）1袋（200g/袋），蘸配制好的热药水，或热雅劳（药酒），或75%乙醇，自上而下，从前至后，从左到右地反复拖擦患者头部，力度适中，以皮肤发热、发红为度，不宜擦破皮肤。

②烘雅（熏蒸疗法）：取芽敏（艾叶）、芽敏龙（益母草）、摆宾蒿（白花臭牡丹叶）、摆宾亮（红花臭牡丹叶）、摆宾亮龙（臭牡丹叶）、芽沙板（除风草）、摆管底（蔓荆叶）、摆习列（黑心树叶）、扎阿亮（紫苏叶）、摆沙海（香茅草叶）各10g，共碾细粉，装袋，每袋100g，置于熏蒸器的锅内，待煮沸产生热气后让患者位于特制的熏蒸器（熏蒸木桶、锅、蒸箱）内，接受器内药物蒸气进行全身或局部熏蒸。

【预防调护】

本病在生活上应调畅情志，注意休息，清淡饮食，适当加强锻炼。

【傣医医案选读】

黄某，女，41岁。2019年7月14日初诊，患者因经期头痛反复发作半年来诊。患者平素情绪波动较大，常有烦躁不安，失眠多梦，心烦易怒。近半年来经期前后头目胀痛，症状反复发作，时轻时重，口干，喜冷饮，小便短黄，大便干结，时有便秘，舌质红，苔黄或干燥，脉行快。傣医诊断为风火塔偏盛型经行头痛。予清火除风止痛汤口服：取咪火哇（山大黄）15g，怀免王（白钩藤）15g，波波罕（山乌龟）5g，邓嘿罕（定心藤）30g，文尚海（百样解）15g，罕盖（通血香）30g。每日1剂，水煎服，经前服用。连用3个月经周期，并嘱患者调整情绪。经治疗症状明显缓解，至12月时已无明显头痛。

【现代研究进展】

月经前后诸症病因尚无定论，可能与精神社会因素、卵巢激素失调和神经递质异常有关。现代研究发现，经前期综合征患者对安慰剂治疗的反应率高达30%～50%，部分患者精神症状突出，并且情绪紧张时常使原有症状加重，提示社会环境与患者精神心理因素间的相互作用参与经前期综合征的发生。近年研究发现，经前期综合征患者体内并不存在孕激素绝对或相对不足，补充孕激素不能有效缓解症状，认为可能与黄体后期雌、孕激素撤退有关。临床补充雌、孕激素合剂减少性激素周期性生理性变动，能有效缓解症状。还有研究认为，经前期综合征患者在黄体后期循环中类阿片肽浓度异常降低，表现内源性类阿片肽撤退症状，影响精神、神经及行为方面的变化。

根据经前期出现周期性典型症状，诊断多不困难。治疗上包括心理治疗、生活状态调整及药物治疗等几方面。

【思考题】

1. 简述帕雅纳勒恩专（月经前后诸证）的概念。
2. 简述麻纳勒农赶接（经行乳房胀痛）的辨证分型及治则治法。
3. 简述麻纳勒接贺（经行头痛）的辨证分型及治则治法。

第六节 帕雅涛帮刚（绝经前后诸证）

【概述】

绝经前后诸证，傣医称为"帕雅涛帮刚"，是指妇女在绝经期前后，出现烘热汗出、烦躁易怒、潮热面红、失眠健忘、精神倦怠、头晕目眩、耳鸣心悸、腰背酸痛、手足心热，或伴月经紊乱等与绝经有关的症状。傣医分为水血不足型绝经前后诸证、火塔不足型绝经前后诸证、风火偏盛型绝经前后诸证三型来论治，治疗以调平四塔为原则，分别采用补水清火，养心安神；补火除寒，温心安神；解毒除风，清心安神等治法。

【病因病机】

本病的发生是由于绝经前后，体内四塔、五蕴功能失调，塔喃（水血）维持、运行、滋养的功能失调所致的病证；或情志不畅，气血阻滞，或火塔过盛，水塔不足，脏腑功能低下，火塔温煦脏腑功能不足所致的病证。

【诊查要点】

根据发病时间、临床表现特征及相关检查来进行诊断。

（一）病史

发病前有无工作、生活的特殊改变。有无精神创伤史及双侧卵巢切除手术，或放射治疗史。

（二）临床表现

月经紊乱或停闭，随之出现烘热汗出、潮热面红、烦躁易怒、头晕耳鸣、心悸失眠、腰背酸楚、面浮肢肿、皮肤蚁行样感、情志不宁等症状。

（三）相关检查

1. 妇科检查　子宫大小正常或偏小，可见阴道分泌物减少。

2. 辅助检查

（1）检查血清 FSH 值及 E_2 值了解卵巢功能　绝经过渡期血清 FSH > 10U/L，提示卵巢储备功能下降；闭经、FSH > 40U/L 且 E_2 < 10 ～ 20pg/mL，提示卵巢功能衰竭。

（2）血清 AMH 检查了解卵巢功能　AMH 低至 1.1ng/mL 提示卵巢储备下降；若低于 0.2ng/mL 提示即将绝经；绝经后 AMH 一般测不出。

（四）鉴别诊断

1. 眩晕、心悸、水肿　绝经前后诸证的临床表现可与某些内科病，如眩晕、心悸、水肿等相类似，临证时应注意鉴别。

2. 癥瘕　绝经前后的年龄为癥瘕好发期，如出现月经过多或经断复来，或有下腹疼痛、浮肿，或带下五色，气味臭秽，或身体骤然消瘦明显等表现者，应详加诊察，必要时结合西医学辅助检查明确诊断，以免贻误病情。

【病证分类辨治】

（一）水血不足型绝经前后诸证

1. 夯帕雅（主症）　绝经前后，腰酸腿软，心悸，心烦失眠，头目昏眩，五心烦热，盗汗，口干舌燥，大便干燥，小便短赤，月经周期紊乱，量少或多，经色鲜红，舌质红少苔，脉行细弱而快。

2. 辨解帕雅（病因病机）　绝经前后，四塔、五蕴功能失调，塔喃（水血）维持、运行、滋养的功能失调而见月经周期紊乱，量少或多；水血不足，水不足则干，血少而火旺，可见一派内热之象，如腰酸腿软、心悸、心烦失眠、头目昏眩、五心烦热、盗汗、口干舌燥、大便干燥、小便短赤等；舌质红少苔、脉行细弱而快亦为水血不足之象。

3. 平然（治则）　补水清火，养心安神。

4. 多雅（治法）

（1）内治法

①取邓嘿罕（定心藤）30g，文尚海（百样解）30g，嘿涛莫（滑叶藤仲）15g，吻牧（苦藤）15g，哈罕满（小拔毒散根）30g，共磨水服。

②雅栽线塔喃软（补血养心汤）：取邓嘿罕（定心藤）30g，哈芽拉勐图（决明根）

30g，波波罕（山乌龟）5g，内罕盖（五味子）10g，芽把路（麦冬）15g，沙英（甘草）5g，水煎服。

③雅栽线（安心汤）：取叫哈蒿（弯管花）15g，答歪郎（黑甘蔗芽）30g，沙腊比罕（台乌）15g，哈芽拉勐囡（决明根）15g，水煎服。

（2）外治法

①闭诺（推拿按摩疗法）：取摆更方（苏木叶）、摆亮龙（大血藤叶）、嘿涛勒（鸡血藤叶）、摆嘎筛（龙血竭叶）、皇旧（墨旱莲）、芽敏龙（益母草）、摆宾蒿（白花臭牡丹叶）、扎阿亮（紫苏叶）各等量，共碾细粉，制成按摩包，每袋200g，蘸水和劳（酒）蒸热，热敷揉按腹部、腰背部或周身。

②过雅（拔罐疗法）：取75%乙醇消毒患者背部后，用梅花针轻刺后拔上火罐，留罐10分钟。

（二）火塔不足型绝经前后诸证

1. 夯帕雅（主症）　绝经前后，形寒怕冷，四肢欠温，水食不消，大便溏泻，腰膝冷痛；带下量多，月经不调，量多或少，色淡质稀；精神萎靡，面色苍白，舌淡苔白滑，脉弱而无力。

2. 辨解帕雅（病因病机）　绝经前后，体内四塔、五蕴功能失调，火塔不足，脏腑功能低下，火塔温煦脏腑功能不足所致的形寒怕冷、四肢欠温、水食不消、大便溏泻、腰膝冷痛、带下量多、月经不调、量多或少、色淡质稀、精神萎靡、面色苍白等症状；舌淡苔白滑，脉弱而无力亦为火不足之象。

3. 平然（治则）　补火除寒，温心安神。

4. 多雅（治法）

（1）内治法

①雅叫哈顿（五宝药散），口服，每次20g，鸡蛋1～2枚，加歪亮（红糖）适量煮食，每日1次。

②雅想（增力胶囊），口服，4～8粒/次，3次/日。

③雅拢旧嘎栽（补火温心汤）加味：取路吗（狗骨头）30g，哈比多楠（花叶假杜鹃）10g，贺帕顿（滴水芋）30g，加芽嫲巴（锅铲叶）15g，邓嘿罕（定心藤）15g，芽拉勐囡（草决明）15g，波波罕（山乌龟）10g，水煎服，每日1剂。

（2）外治法

①闭诺（推拿按摩疗法）：取摆麻娘（砂仁叶）、摆尖欢（沉香叶）、摆毫命（姜黄叶）、皇旧（墨旱莲）、芽敏龙（益母草）、罕盖（通血香）、摆宾蒿（白花臭牡丹叶）、扎阿亮（紫苏叶）各等量，共碾细粉，制成按摩包，每袋200g，蘸水或劳（酒）蒸热，热敷揉按腹部、腰背部或周身。

②过雅（拔罐疗法）：取75%乙醇消毒患者背部后，用梅花针轻刺后拔上火罐，留罐10分钟。

③烘雅（熏蒸疗法）：取以冒列（铜钱草）、摆麻娘（砂仁叶）、摆尖欢（沉香叶）、

摆毫命（姜黄叶）、皇旧（墨旱莲）、芽敏龙（益母草）、罕盖（通血香）、摆宾蒿（白花臭牡丹叶）、扎阿亮（紫苏叶）各等量，共碾细粉，纱布包后，每袋100g，将之置入熏蒸器的锅内，待煮沸产生热气后让患者位于特制的熏蒸器（熏蒸木桶、锅、蒸箱）内，接受器内药物蒸气进行全身或局部熏蒸。

④暖雅（睡药疗法）：取摆尖欢（沉香叶）、摆毫命（姜黄叶）、皇旧（墨旱莲）、芽敏龙（益母草）、罕盖（通血香）、芽沙板（除风草）、摆宾蒿（白花臭牡丹叶）、扎阿亮（紫苏叶）各等量，加劳（酒）炒热或蒸热，取出平摊于睡药床上，加劳（酒）充分拌匀（取出一半备用），用纱布覆盖于热药上，待温度适中时令患者睡于药上，用纱布盖于患者身上，再将余药覆盖于患部或全身（除头颅外）。

（三）风火偏盛型绝经前后诸证

1. 夯帕雅（主症） 绝经前后烘热汗出，烦躁易怒，精神紧张，或郁郁寡欢，腰膝酸软，失眠头晕，乳房胀痛，或胸胁部疼痛，口苦咽干，或月经紊乱，量少色红，舌红苔白，脉快而细。

2. 辨解帕雅（病因病机） 绝经前后，体内四塔、五蕴功能失调，风热偏盛，风气逆乱，风气运行不畅，则见烘热汗出、乳房胀痛，或胸胁部疼痛、口苦咽干，或月经紊乱；风气逆乱，阻碍水血运行，水血不能滋养全身，则见腰膝酸软、失眠头晕；月经色红、舌红苔白、脉快而细，均为火盛风气逆乱之象。

3. 平然（治则） 解毒除风，清心安神。

4. 多雅（治法）

（1）内治法

①雅叫哈顿（五宝胶囊），口服，4～8粒/次，3次/日。

②雅解沙把（百解胶囊），口服，4～8粒/次，3次/日。

③旧曼调经汤加减：摆皇曼（马蓝叶）15g，芽敏龙（益母草）20g，宋香嘎（酢浆草）15g，皇旧（旱莲草）15g，帕糯（马蹄金）20g，茜草15g，哈罗埋亮龙（朱槿根）30g，水煎服，每日1剂。

（2）外治法

①闭诺（推拿按摩疗法）：取摆更方（苏木叶）、摆亮龙（大血藤叶）、嘿涛勒（鸡血藤叶）、摆嘎筛（龙血竭叶）、皇旧（墨旱莲）、芽敏龙（益母草）、摆宾蒿（白花臭牡丹叶）、扎阿亮（紫苏叶）各等量，共碾细粉，制成按摩包，每袋200g，蘸水和劳（酒）蒸热，热敷揉按腹部、腰背部或周身。

②果雅（包药疗法）：取鲜皇旧（墨旱莲）、芽罗勒（蒲公英）、芽敏龙（益母草）、宋香嘎（酢浆草）、皇曼（马蓝）各等量，共捣烂，加劳（酒）为引，冷敷于腹部。

【预防调护】

普及卫生知识，提高妇女对本病的认识。予以精神安慰，消除顾虑，调整患者心态。鼓励适度参加文娱活动，增加日晒时间，摄入足量蛋白质及含钙丰富的食物以预防骨质疏松。加强卫生宣教，使妇女了解围绝经期正常的生理过程，消除其顾虑和减轻其精神负担，保持心情舒畅，必要时可给予心理疏导。鼓励患者积极参加体育锻炼，以改善体质，增强抵抗力，防止早衰。饮食应适当限制高脂、高糖类物质的摄入，注意补充新鲜水果、蔬菜，尤其是钙、钾等矿物质含量高的食物。定期进行体格检查，尤其要进行妇科检查，包括防癌检查，必要时行内分泌检查。

【现代研究进展】

绝经综合征（menopause syndrome）指妇女绝经前后出现性激素波动或减少所致的一系列躯体及精神症状。近期表现主要为月经紊乱、血管舒缩功能不稳定、自主神经功能失调及精神症状。远期可表现为泌尿生殖功能异常、骨质疏松及心血管系统疾病等。

治疗主要是采用激素补充治疗，并鼓励锻炼身体和健康饮食，建立健康的生活方式。绝经激素治疗（MHT）仍然是治疗血管舒缩症状和泌尿生殖道萎缩最有效的治疗方法，也是骨质疏松妇女降低骨折发生率的有效方式。另外，绝经激素治疗亦可改善其他绝经相关症状如关节肌肉痛、情绪波动、睡眠障碍和性功能障碍（包括性欲降低）等。MHT 启动最佳时机为患者 50 ～ 60 岁或者绝经＜ 10 年。用药途径除口服外，可选用经阴道或经皮给药。

【傣医医案选读】

段某，女，48 岁，2020 年 3 月 25 日来诊。因月经紊乱 4 个月，伴心烦盗汗来诊。患者近 4 个月来月经周期紊乱，量少、经色鲜红，伴心烦失眠、盗汗、口干舌燥、腰酸腿软。并见头目昏眩、大便干燥、小便短赤；舌质红少苔，脉行细弱而快。傣医诊断为水血不足型绝经前后诸证，治疗予雅栽线塔喃软（补血养心汤）：取邓嘿罕（定心藤）30g，哈芽拉勐图（决明根）30g，波波罕（山乌龟）5g，内罕盖（五味子）10g，芽把路（麦冬）15g，沙英（甘草）5g，水煎服，每日 1 剂。治疗 3 个月，诸症缓解。

【思考题】

1. 简述帕雅涛帮刚（绝经前后诸证）的辨解帕雅（病因病机）。

2. 如何辨治水血不足型绝经前后诸证？

3. 对帕雅涛帮刚（绝经前后诸证）进行临床诊断时应注意的要点是什么？

第四章 带下病及前阴病 ▷▷▷

【学习目的】

带下病及前阴病是临床常见病、多发病，通过本章节的学习，应当掌握带下病及前阴病的分类、发病因素、常见疾病的临床特点、诊查要点及病证分类辨治方法，熟悉上述疾病的预防和调护措施。

第一节 哟免（阴道炎）

【概述】

哟免（阴道炎）是妇女由于不慎感染湿热虫邪，或各种原因导致四塔功能失调，风塔、火塔交炽，水火过盛，或塔喃（水血）不足，下盘受累而发生的病证。

临床上以外阴或阴道内瘙痒，甚至波及肛门周围，伴有带下异常，或时有黄水，重者痛痒难忍，坐卧不安为主要临床表现。

本病是妇科常见疾病，四季皆可发生，傣医分为哟免塔喃塔菲想（火热水毒过盛型阴道炎）和哟免塔喃软（水不足型阴道炎）来论治。

西医学的阴道炎、宫颈炎、盆腔炎性疾病、妇科肿瘤、内分泌功能失调（尤其是雌激素水平异常）等疾病引起的外阴或阴道内瘙痒、带下异常表现为本病者，可参照本节治疗。

【病因病机】

1. 感受外邪　不慎感染外在湿热之邪、虫邪等，侵犯下盘，导致体内四塔功能失调，风、火塔交炽，水火过盛，或塔喃（水血）不足而致病。

2. 四塔功能失调　过食香燥酸辣之品，或手术、大病、久病之后，可导致四塔功能失调，出现风塔、火塔与水塔偏盛，或塔喃（水血）不足，下盘受累而发本病。

【诊查要点】

哟免（阴道炎）是湿热虫毒蕴结下盘，或下盘失于濡养所致的病证。临床根据带下的量、色、质及伴随症状，结合相关检查进行诊断。

（一）诊断依据

1. 病史　经期、产后摄身不洁或手术后感染史；多有不良卫生习惯，带下量多，长期刺激外阴部等病史。或有卵巢早衰、手术切除卵巢、盆腔放化疗、产后大出血等病史。

2. 临床表现　以妇人外阴或阴道内瘙痒，灼热疼痛，甚至波及肛门周围等为主，多伴有带下量、色、质的异常，或时有黄水，重者痛痒难忍，坐卧不安等。

（二）相关检查

1. 妇科检查　阴道黏膜充血红肿，或有点状出血；或阴道黏膜褶皱明显消失，阴道壁变薄充血；阴道黏膜附有白色膜状物，擦拭后可见阴道黏膜有糜烂及浅表溃疡。阴道分泌物量多，或呈泡沫状，或豆渣状，或凝乳状，或呈黄水样；或阴道分泌物极少。

2. 其他检查　阴道、宫颈分泌物涂片检查清洁度大于Ⅱ度，可检出阴道毛滴虫、假丝酵母菌等其他病原体，或培养可见大量白细胞。可行宫颈细胞学检查、阴道镜或宫颈活组织检查，以明确诊断。必要时进行内分泌激素测定，明确卵巢功能。

（三）鉴别诊断

各类常见阴道炎的鉴别诊断（表4-1）

表4-1　各类常见的阴道炎的鉴别诊断

	滴虫性阴道炎	外阴阴道假丝酵母菌病	细菌性阴道病	萎缩性阴道炎
带下特点	稀薄脓性、黄绿色泡沫状、有臭味	白色稠厚、凝乳样或豆腐渣样	灰白色、均匀、稀薄、鱼腥臭味	量少、稀薄、淡黄色，或血性
伴随症状	外阴阴道瘙痒，或灼痛、性交痛，可有尿频、尿痛等	阴道奇痒、灼痛，可有性交痛、尿痛	无或轻度外阴瘙痒，或烧灼感	外阴瘙痒，或烧灼，或干涩，可有尿频、尿痛，或尿失禁
妇科检查	阴道壁散在出血点，宫颈可见出血斑点，呈"草莓样"	外阴红斑、水肿，阴道黏膜红肿，附有白色凝块物，擦去后露出红肿黏膜面	阴道黏膜无充血的炎症表现	外阴阴道呈萎缩性改变，常有散在出血点，或点状出血斑
白带检查	见阴道毛滴虫、大量白细胞	假丝酵母菌、少量白细胞	线索细胞、极少量白细胞	大量基底层细胞及白细胞

【病证分类辨治】

（一）火热水毒过盛型阴道炎

1. 夯帕雅（主症）　外阴部或阴道内瘙痒，痒痛难忍，时流黄水，白带量多，质黏稠而黄，或呈泡沫米泔样，其气腥臭，心烦不寐，口苦而腻，胸闷不适，不思饮食，小便黄赤；舌质红，苔黄腻，脉行快。

2. 辨解帕雅（病因病机） 平素喜食香燥酸辣性热之品，积热于内，体内风塔、火塔偏盛，加之不注意个人卫生，感染免帕雅（病虫），内外相合，虫蚀阴道而痒，反复发作，热毒过盛则肉腐，肉腐则成脓而致白带量多、色黄如脓；或外感水湿之邪，湿热相夹，水火过盛，水毒湿热下注下盘而见阴部痒痛、带多腥臭；火热扰乱五蕴，受蕴失常则心烦不寐；水湿停滞，土塔受损，风气转动不利，故胸闷不适、纳谷不香；口苦而腻、小便黄赤、舌质红苔黄腻，均为水火过盛、水湿蕴结之象。

3. 平然（治则） 清火解毒，杀虫止痒。

4. 多雅（治法）

（1）内治法

①雅解沙把（百解胶囊），口服，每次 4～8 粒，每日 3 次。

②雅麻贺龙（毒邪内消汤）：哈罕满（小拔毒散根）30g，哈芽拉勐囡（决明根）30g，哈迪告（藏药木根）15g，怀哦囡（牛膝）15g，怀哦龙（土牛膝）15g，水煎服，每日 1 剂。

③哈芽习温（苍耳子根）15g，哈芽拉勐囡（决明根）30g，丹火麻（葫芦茶）30g，哈丹晒（斑鸠窝根）15g，丹歪鲁 30g，哈法扁（假烟叶根）30g，水煎服，每日 1 剂。

④哈丹（糖棕根）30g，哈榄（贝叶棕根）30g，哈更方（苏木根）30g，罗罕（红花）5g，水煎服，每日 1 剂。

（2）外治法

①难雅（坐药疗法）。

方一：嘿赛仗（大叶羊蹄甲）、楠孩嫩（水杨柳树皮）、楠麻夯板（橄榄树皮）、楠埋三西双勒（黄花夹竹桃树皮）、苦参各等量，煮水浸泡坐浴。

方二：贺荒（大蒜）适量，煎水熏洗外阴部或坐浴，每日 1～2 次。

②阿雅（洗药疗法）：取嘿赛仗（大叶羊蹄甲）、楠孩嫩（水杨柳树皮）、楠麻夯板（橄榄树皮）、楠埋三西双勒（黄花夹竹桃树皮）、哈新哈布（马莲鞍）、嘿涛罕（大黄藤）各 100g，煮水冲洗，坐浴。

③果雅（包药疗法）：取宋拜（蛇藤）、咪火哇（山大黄）、芽赶转（重楼）、摆埋丁别（灯台叶）、毫命（姜黄）、晚害闹（莪术）、摆莫来（瓜蒌叶）各等量，捣烂，加醋、酒适量为引，拌匀，外敷下腹部。

（二）水不足型阴道炎

1. 夯帕雅（主症） 阴道干涩、灼热、瘙痒难忍，或带下量少色黄，甚则如血样、心胸烦闷、燥热不安、头昏眼花，时有烘热汗出、口舌干燥、耳鸣、腰膝酸软；舌红少苔，脉行快而细。

2. 辨解帕雅（病因病机） 平素气血不足，或年老体弱，大病久病，导致水塔不足，不能制火，或感染免帕雅（病虫），内外相合，热毒更盛，虫蚀阴道而见阴部干涩灼热或瘙痒难忍；水不足，滋养无力则腰膝酸软；由于塔喃（水血）不足，不能制约过盛之火，则心胸烦闷，燥热不安、烘热汗出、口舌干燥、舌质红少苔、脉行快而细；水血不足，风火偏盛，上犯上盘，故头昏眼花、耳鸣。

3. 平然（治则）　补水清火，杀虫止痒。

4. 多雅（治法）

（1）内治法

①雅解沙把（百解胶囊），口服，每次 4～8 粒，每日 3 次。

②补水润阴止痒汤：哈宾蒿（白花臭牡丹根）30g，哈宋拜（蛇藤根）30g，哈农聂（黄毛山牵牛根）30g，水煎服，每日 1 剂。

（2）外治法

①阿雅（洗药疗法）：取撒反（小叶臭黄皮）鲜叶适量，煎煮后取药液适量，熏洗外阴部并坐浴。

②达雅（搽药疗法）：取鲜皇旧（墨旱莲）、毫命（姜黄）、楠章巴碟（鸡蛋花树皮）各 20g，水煎，加劳（酒）、盐为引，涂搽外阴。

【预防调护】

在生活上应当慎起居，调情志，保持外阴清洁干燥，勤换内裤。注意经期、产后卫生，禁止盆浴、游泳。经期勿冒雨涉水和久居阴湿之地，以免感受湿邪。不宜过食辛辣之品；对具有交叉感染的带下病，在治疗期间禁止性生活，若为滴虫性阴道炎，则性伴侣应同时接受治疗，并禁止游泳和使用公共洁具。定期进行常规妇科检查，发现病变及时治疗。

【现代研究进展】

阴道炎症是妇科最常见疾病，各年龄组均可发病。阴道口与尿道口、肛门毗邻，局部潮湿，易受污染；生育年龄妇女性活动较频繁，并且阴道是分娩、宫腔操作的必经之道，容易受到损伤及外界病原体的感染；绝经后妇女及婴幼儿雌激素水平低，局部抵抗力下降，也易发生感染。

1. 阴道正常微生物群　正常阴道内有微生物寄居，形成阴道正常微生物群，包括①革兰阳性需氧菌及兼性厌氧菌，如乳杆菌等；②革兰阴性需氧菌及兼性厌氧菌，如加德纳菌、大肠埃希菌及摩根菌等；③专性厌氧菌，如消化球菌等；④支原体及假丝酵母菌。

2. 阴道生态系统及影响阴道生态平衡因素　正常阴道内虽有多种微生物存在，但由于阴道与这些微生物之间形成生态平衡，并不致病。在维持阴道生态平衡中，乳杆菌、雌激素及阴道酸碱度起重要作用。生理情况下，雌激素使阴道上皮增生变厚并增加细胞内糖原含量，阴道上皮细胞分解糖原为单糖，阴道乳杆菌将单糖转化为乳酸，维持阴道正常的酸性环境（pH ≤ 4.5，多在 3.8～4.4），抑制其他病原体生长，称为阴道自净作用。阴道生态平衡一旦被打破或外源病原体侵入，即可导致炎症发生。此外，长期应用抗生素抑制乳杆菌生长，或机体免疫力低下，均可使其他条件致病菌成为优势菌，引起炎症。

3. 阴道分泌物　检查外阴及阴道炎症的共同特点是阴道分泌物增多及外阴瘙痒，但因病原体不同，分泌物特点、性质及瘙痒轻重不同。在做妇科检查时，应注意阴道分泌物颜色、气味及酸碱度。正常妇女虽也有一定量的阴道分泌物，但分泌物清亮、透明、无味，不引起外阴刺激症状。除外阴阴道炎外，子宫颈炎症等疾病也可导致阴道分泌物增多，因此对阴道分泌物异常者，应做全面的妇科检查。

【傣医医案选读】

胡某，女，35岁，于2020年9月22日初诊。阴部瘙痒，伴白带量增多1周，带下色黄稠、腥臭，口干口苦，大便干；舌红，苔黄微腻，脉行略快。妇科检查：外阴已产式，阴道通畅，黏膜充血，分泌物呈淡黄色豆渣样，慢性宫颈炎表现；宫体前位，正常大小，双附件区无异常。白带常规：检出白假丝酵母菌。傣医诊断为火热水毒过盛型阴道炎，以先解后治的原则，给以雅解沙把（百解胶囊），口服，每次6粒，每日3次。又取芽习温（苍耳子）15g，哈芽拉勐囡（决明根）30g，丹火麻（葫芦茶）30g，哈丹晒（斑鸠窝根）15g，丹歪鲁（音译）30g，哈法扁（假烟叶根）30g，水煎服，每日1剂。再予嘿赛仗（大叶羊蹄甲）、楠孩嫩（水杨柳树皮）、楠麻夯板（橄榄树皮）、楠埋三西双勒（黄花夹竹桃树皮）、苦参各15g，煮水浸泡坐浴。治疗3天后诸症消失。

【思考题】

1.试述哟免（阴道炎）的定义。
2.简述哟免（阴道炎）的鉴别诊断要点。
3.简述火热水毒过盛型阴道炎的主症及傣医治疗方法。

第二节　哟兵洞烂（阴疮）

【概述】

哟兵洞烂（阴疮）是由于房事不洁等原因引起的湿热毒邪蕴结阴户的病证，临床表现以外阴红肿、灼热疼痛、破溃流脓为特征。

本病多发生在生育期人群，傣医学根据四塔理论将其分为火毒过盛型阴疮、气血不足型阴疮、寒湿偏盛型阴疮三个证型论治，分别治以清火解毒，凉血消疮；补水清火，补气敛疮；补火除寒，利湿消疮。

西医学的非特异性外阴炎、前庭大腺炎表现为本病特征者，可参照本节辨治。

【病因病机】

本病的发生主要因不洁性交，经期、产后摄身不洁；或感受外在的热毒之邪，导致体内火塔过盛，损伤水塔则血败肉腐成脓；或因感受外在寒邪，导致体内火塔不足，不能温化水湿，寒湿内生，阻滞气血运行，湿毒内蕴则久瘀肉腐成脓；或因平素体弱、产后气血亏损，调治不当，导致体内水塔不足，火塔偏盛，气血亏虚，肌肤失养，故使肌肤生疮，虚火内生，热灼则肉腐成脓，故可见外阴红肿、热痛，甚至破溃流脓。

【诊查要点】

（一）诊断

1. 常发生于经期、产后、旅游、出差、久坐不起、长途跋涉及骑车后。
2. 临床表现以外阴红肿、灼热疼痛、破溃流脓为主。
3. 病程长短不一。
4. 生育期人群发病率较高。

（二）相关检查

1. 妇科检查　外阴肿胀充血、压痛，甚至小阴唇黏膜溃烂；或前庭大腺肿大、压痛，甚至破溃流脓。

2. 阴道分泌物检查　可检出线索细胞、假丝酵母菌、毛滴虫、淋球菌等病原微生物。

3. 血常规　急性期白细胞、中性粒细胞升高，红细胞沉降率增快。

（三）鉴别诊断

本病应与阴道炎相鉴别，阴道炎以外阴瘙痒、带下量增多、带下异常为主要表现，多无外阴破溃流脓。而阴疮可伴有外阴瘙痒不适，但以外阴部破溃流脓为主症。

【病证分类辨治】

（一）火毒过盛型阴疮

1. 夯帕雅（主症）　外阴肿胀疼痛，或阴中溃烂流水，或发热、恶风寒，心烦不寐，口苦咽干，不思饮食，小便黄赤，大便干结；舌质红，苔黄腻，脉行快。

2. 辨解帕雅（病因病机）　本证主要因不洁性交，经期、产后摄身不洁，加之感受外在的热毒之邪，导致体内火塔过盛，损伤水塔则血败肉腐成脓，故见外阴肿胀疼痛，或阴中溃烂流水，或发热、恶风寒，心烦不寐、口苦咽干、不思饮食、小便黄赤、大便干结，舌质红苔黄腻，脉行快。

3. 平然（治则）　清火解毒，凉血消疮。

4. 多雅（治法）

（1）内治法

①雅解沙把（百解胶囊），口服，5～8粒/次，3次/日。

②雅麻贺龙（毒邪内消汤）：哈罕满（小拔毒散根）30g，哈芽拉勐图（决明根）

30g，哈迪告（藏药木根）15g，怀哦囡（牛膝）15g，怀哦龙（土牛膝）15g，水煎服，每日 1 剂。

③雅休章（痛疖消方）：雅解先打（傣百解）10g，哈吐崩（四棱豆根）10g，楠端亮（刺桐树皮）10g，水煎服，每日 1 剂。

（2）外治法

①达雅（搽药疗法）：鲜文尚海（百样解）、晚害闹（莪术）、雅解先打（傣百解）、哈帕利（旋花茄根）各 30g，磨汁外搽。

②阿雅（洗药疗法）：取芽令哦（白花蛇舌草）、芽罗勒（蒲公英）、紫花地丁、虎杖、黄柏、埋宋戈（土连翘）各 30g，煎煮取药水，让患者冲洗外阴或坐浴浸泡。每日 1 次，5 日为 1 个疗程，连用 3 ～ 5 个疗程。

（二）气血不足型阴疮

1. 夯帕雅（主症）　外阴突发隐痛或灼热，肿胀疼痛，甚至破溃流脓，脓出痛减，伴低热或不发热，口淡，小便清长，大便黏滞，舌质淡红，苔薄黄，脉细弱而快。

2. 辨解帕雅（病因病机）　本证主要因平素体弱、产后气血亏损，调治不当，加之不洁性交、经期、产后摄身不洁，导致体内水塔不足，火塔偏盛，气血亏虚，肌肤失养，故使肌肤生疮，虚火内生热灼则肉腐成脓，故见外阴突发隐痛或灼热，肿胀疼痛，甚至破溃流脓，脓出痛减，伴低热或不发热，口淡，小便清长，大便黏滞，舌质淡红，苔薄黄，脉细弱而快。

3. 平然（治则）　补水清火，补气敛疮。

4. 多雅（治法）

（1）内治法

①雅拢勒软洞烘（补水消风止痒方）：芽英热（车前草）15g，咪火哇（山大黄）15g，哈帕利（旋花茄根）30g，哈罕满龙（黄花稔根）30g，哈宾蒿（白花臭牡丹根）30g，文尚海（百样解）15g，水煎服，每日 1 剂。

②雅勒拢软（生血汤）：芽楠嫩（荷包山桂花）30g，故罕（当归藤）15g，嘿涛勒（鸡血藤）30g，邓嘿罕（定心藤）30g，文尚海（百样解）30g，竹茹 10g，沙英（甘草）5g，水煎服，每日 1 剂。

（2）外治法

①达雅（搽药疗法）：取芽赶专（七叶一枝花）、楠过缅（多依树皮）、摆雅拉勐龙（翅叶槐）、嘿赛仗（大叶羊蹄甲）、楠说（云南石梓树皮）、楠秀（白花树皮）、楠埋嘎（绒毛番龙眼树皮）、芽依秀母（香附）各 50g，水煎外搽。

②阿雅（洗药疗法）：取摆雅拉勐龙（翅叶槐）、摆扁（刺五加叶）、咪火哇（山大黄）、楠过缅（多依树皮）、楠楞嘎（木蝴蝶树皮）、楠麻夯板（橄榄树皮）、楠孩嫩（水杨柳树皮）、嘿涛罕（大黄藤）、摆宾蒿（白花臭牡丹叶）、楠龙埋西双勒（夹竹桃树皮）、楠罕亮（红脑鱼藤树皮）、哈新哈布（马莲鞍）、吻牧（苦藤）各等量，加冰片为引，煎煮取药水，冲洗外阴或坐浴浸泡。每日 2 次，5 日为 1 个疗程，连用 3 ～ 5 个

疗程。

（三）寒湿偏盛型阴疮

1. 夯帕雅（主症） 外阴一侧肿胀结块，疼痛不甚，皮色紫暗，伴形寒肢冷，倦怠乏力；舌质淡嫩，苔白滑，脉深细而紧。

2. 辨解帕雅（病因病机） 本症的发生主要因不洁性交，经期、产后摄身不洁；加之感受外在寒邪，导致体内火塔不足，不能温化水湿，寒湿内生，阻滞气血运行，湿毒内蕴则久瘀肉腐成脓；故见外阴一侧肿胀结块，疼痛不甚，皮色紫暗。伴形寒肢冷，倦怠乏力；舌质淡嫩，苔白滑，脉深细而紧。

3. 平然（治则） 补火除寒，利湿消疮。

4. 多雅（治法）

（1）内治法

①雅拢赶短兵内（肿痛消）：里罗罕（紫文殊兰）15g，楠端亮（刺桐树皮）15g，嘿摆（芦子藤）10g，水煎服，每日1剂。

②雅拢赶短（散消汤）：文尚海（百样解）30g，雅解先打（傣百解）15g，光三哈（三台红花）5g，嘿罕盖（云南五味子藤）30g，毫命（姜黄）15g，芽敏龙（益母草）30g，芽依秀母（香附）20g，贺嘎（傣草蔻根）30g，水煎服，每日1剂。

③毫命解毒汤：毫命（姜黄）15g，补累（紫色姜）15g，罕好喃（水菖蒲）15g，哈管底（蔓荆根）30g，水煎服，每日1剂。

（2）外治法

①阿雅（洗药疗法）：取文尚海（百样解）30g，雅解先打（傣百解）30g，芽敏龙（益母草）30g，贺嘎（傣草蔻根）30g，嘿赛仗（大叶羊蹄甲）15g，煎煮药水，让患者冲洗外阴或坐浴浸泡。

②烘雅（熏蒸疗法）：取叫哈荒（生藤）、扎阿亮（紫苏叶）、摆娜龙（艾纳香叶）、荒仑（薄荷）、沙海（香茅草）、解龙勐腊（勐腊大解药）、摆管底（蔓荆叶）、摆宾蒿（白花臭牡丹叶）、摆宾亮（红花臭牡丹叶）、摆拢良（腊肠树叶）各等量，共碾细粉，装袋，每袋50g，将之置入熏蒸器的锅内，待煮沸产生热气后让患者位于特制的熏蒸器（熏蒸木桶、锅、蒸箱）内，熏蒸外阴。

【预防调护】

1. 本病多发生在生育期人群，多由于经期、产褥期摄身不洁，或不洁性行为，湿热入侵所致，应注意经期、产褥期卫生，保持良好个人卫生及性卫生。

2. 本病若治疗不及时，不彻底，可反复发作。久病寒湿内生，蕴结前阴，肌肤失养，则外阴肿胀结块，日久不愈。应及时彻底治疗。

3. 饮食不节，过食辛辣香燥，可损伤脾胃，脾虚湿热下注，可发为阴疮。应饮食有度。

【现代研究进展】

阴疮以外阴溃疡、红肿、热痛，或化脓腐烂为特点，是妇科常见外阴炎性疾病，属西医学"外阴炎""外阴湿疹""前庭大腺炎""前庭大腺囊肿（脓肿）"疾病范畴。外阴与尿道口、肛门毗邻，这一解剖特点，致使外阴易受尿液、粪便等污染，各年龄段均可发生。生育年龄妇女由于性活动、分娩及生殖道手术等，致使外阴极易受到损伤及病原体感染。绝经后妇女及婴幼儿激素水平低下，局部抵抗力下降，也易发生感染。引起炎症的病原体包括细菌、病毒、真菌及原虫等。常见病原体包括大肠埃希菌、葡萄球菌、链球菌、滴虫、假丝酵母菌、淋病奈瑟菌、沙眼衣原体等。滴虫感染所致外阴炎以甲硝唑口服或阴道塞药局部治疗。假丝酵母菌感染所致外阴炎以咪康唑、制霉菌素、克霉唑口服或阴道塞药局部治疗。非特异性外阴炎多因外阴不洁，或异物刺激所致，多采用0.1%碘伏、1∶5000高锰酸钾或具有清热除湿止痒作用的中药煎水坐浴，并局部涂抗菌软膏等治疗；亦可采用微波、红外线局部照射物理治疗。前庭大腺炎可对分泌物进行细菌培养，根据培养结果选用敏感抗生素治疗，或选用清热解毒中药煎水热敷、坐浴。脓肿形成则可行脓肿切开引流。老年性、婴幼儿外阴炎可根据感染病原体的种类采用抑制其生长的药物，雌激素软膏外搽增加局部抵抗力，或紫草油、膏等外搽对症治疗。

【傣医医案选读】

张某，女，28岁，2019年7月初诊。外阴肿胀疼痛，阴中溃烂流水1周。自服甲硝唑片治疗，效不佳，症状无缓解来诊。症见外阴肿胀疼痛，阴中溃烂流水，伴心烦不寐、口苦咽干、不思饮食、小便黄赤、大便干结；舌质红，苔黄腻，脉行快。妇科检查：外阴肿胀充血，小阴唇黏膜溃烂，阴道分泌物呈黄绿色、泡沫状，宫颈点状充血。白带常规检查检出毛滴虫。傣医诊断为火毒过盛型阴疮，治疗以清火解毒，凉血消疮为主。予阿雅（洗药疗法）：取芽令哦（白花蛇舌草）、芽罗勒（蒲公英）、紫花地丁、虎杖、黄柏、埋宋戈（土连翘）各30g，水煎后熏洗坐浴，每日1次。予甲硝唑栓塞阴道，1枚/次，1次/晚，连用7天。同时予毒邪内消汤：哈罕满龙（黄花稔根）30g，哈芽拉勐囡（决明根）30g，哈迪告（藏药木根）15g，怀哦囡（牛膝）15g，怀哦龙（土牛膝）15g，每日1剂，水煎服，煎取600mL，分早、中、晚3次饭后温服，连服5剂而获效。

【思考题】

1.简述何为哟兵洞烂（阴疮）。

2.简述哟兵洞烂（阴疮）的辨解帕雅（病因病机）。

3.简述火毒过盛型阴疮的夯帕雅（主症）、辨解帕雅（病因病机）及平然（治则）、多雅（治法）。

第三节　哟兵飞桑（外阴癌）

【概述】

外阴癌，傣医称为"哟兵飞桑"，临床主要表现为不易治愈的外阴瘙痒和各种不同形态的肿物、溃疡、色素沉着、湿疹等，可生长在外阴任何部位，大阴唇最多见，其次为小阴唇、阴蒂、会阴、尿道口、肛门周围等，如结节状、菜花状、溃疡状。肿物合并感染或较晚期癌可出现疼痛、渗液和出血。若癌灶已转移至腹股沟淋巴结，可扪及一侧或双侧腹股沟增大、质硬、固定的淋巴结。

傣医分为风火毒邪偏盛型外阴癌、气血不足型外阴癌、四塔功能衰败型外阴癌三类来论治。治疗以先解后治，即先服解药，再结合"下病治下"的原则，分别治以清火解毒，消肿止痛，化腐生肌；调补气血，消肿止痛，化腐生肌；调补四塔，消肿止痛，敛疮收口。

【病因病机】

本病的发生是由于患者平素喜食煎炸香燥性热、醇酒厚味、肥甘厚腻之品，使得体内四塔功能失调，风火偏盛，加之感受外在风热毒邪，内外相合，蕴积下盘外阴，毒热过盛则肉腐，发为癌肿；日久不愈，可导致四塔功能衰败，转移周身。

【诊查要点】

外阴癌可根据发病部位、临床特征及相关检查来进行诊断。

（一）病史

反复且难治的外阴瘙痒病史，持续且愈合困难的外阴溃疡病史，外阴色素沉着范围突然增大。

（二）临床表现

最常见症状是外阴瘙痒、局部肿块或溃疡合并感染，晚期癌可出现疼痛、渗液和出血，部分伴有色素沉着及范围增大，极少部分患者伴有湿疹或苔藓样改变。

（三）体征

癌灶以大阴唇多见，其次为小阴唇、阴蒂、肛门周围、尿道口，若已转移至腹股沟淋巴结，可扪及增大、质硬、固定淋巴结。

（四）辅助检查

1.病理组织检查是确诊外阴癌的唯一方法。早期常被患者本人及医务人员忽略而漏诊，应仔细检查外阴部。对一切外阴赘生物、溃疡和可疑病灶均须尽早做活组织病理学检查，取材应有足够的深度，建议包含邻近正常的皮肤组织及皮下组织，采用1%甲苯胺蓝涂抹外阴病变皮肤，待干后用1%醋酸擦洗脱色，在蓝染部位作活检，或用阴道镜观察外阴皮肤也有助于定位活检，以提高活检阳性率。

2.当外阴癌已经发展到晚期，还可以通过影像学检查（超声、磁共振、CT、PET-CT）了解外阴癌灶与周围组织和脏器的受累情况，直肠镜、膀胱镜检查有助于判断是否有局部或远处转移。

（五）鉴别诊断

与外阴尖锐湿疣、外阴白斑、外阴营养不良等疾病相鉴别，可行外阴活组织检查以明确诊断。

【病证分类辨治】

（一）风火毒邪偏盛型外阴癌

1.夯帕雅（主症）　外阴呈菜花状，或溃疡状，红肿发热剧痛，或隐隐作痛，破溃四处蔓延，或流出恶臭脓血水，伴有发热、精神欠佳、口干口苦、大便干结、饮食不佳、眠差，舌质红，苔黄厚腻，脉深快。

2.辨解帕雅（病因病机）　由于患者平素喜食煎炸、香燥性热、醇酒厚味、肥甘厚腻之品，使得体内四塔功能失调，风火偏盛，加之感受外在的风热毒邪，内外相合，蕴积下盘，毒热过盛肉腐则外阴呈菜花状或溃疡状，红肿发热剧痛或隐隐作痛，破溃四处蔓延，或流出恶臭脓血水，风火偏盛则伴有发热、口干口苦、大便干结；四塔功能失调则精神欠佳、饮食不佳、眠差；舌质红、苔黄厚腻、脉深快亦风火毒邪偏盛之象。

3.平然（治则）　清火解毒，消肿止痛，化腐生肌。

4.多雅（治法）

（1）内治法

①取雅解沙把（百解胶囊），口服，每次4～8粒，每日3次。

②文尚海（百样解）30g，雅解先打（傣百解）15g，嘿柯罗（青牛胆）10g，咪火哇（山大黄）15g，哈帕利（旋花茄根）30g，晚害闹（莪术）15g，邓嘿罕（定心藤）30g，哈罕满（小拔毒散根）15g，罕满龙（黄花稔）15g，水煎服，每日1剂。

③若出现二阴流脓血，取楠拢良（腊肠树皮）15g，埋母（止泻木）15g，埋母龙（大止泻木）15g，比比亮（红花丹）15g。煎汤加匹囡（胡椒）3g，辛（生姜）5g为引内服，若不愈，取埋母（止泻木）15g，埋母龙（大止泻木）15g，扎满（使君子）15g，扎溜15g，比郎（五叶山小橘）30g，水煎服，每日1剂。

（2）外治法

①达雅（搽药疗法）：取鲜文尚海（百样解）、晚害闹（莪术）、雅解先打（傣百解）、哈帕利（旋花茄根）各等量，磨汁外搽。

②阿雅（洗药疗法）：取摆、哈扁（刺五加叶、茎）、咪火哇（山大黄）、楠过缅（多依树皮）、楠楞嘎（木蝴蝶树皮）、摆拢良（腊肠树叶）、楠麻夯板（橄榄树皮）、楠孩嫩（水杨柳树皮）、嘿涛罕（大黄藤）、摆宾蒿（白花臭牡丹叶）、摆娜龙（艾纳香叶）、芽沙板（除风草）、摆芽拉勐（对叶豆叶）各15g，煎煮取药水，让患者冲洗外阴或坐浴浸泡。每天2次，5天为1个疗程，连用3～5个疗程。

③果雅（包药疗法）：取芽赶转（重楼）、毫命（姜黄）、晚害闹（莪术）、借蒿（芒硝）各适量，加劳（酒）、醋、冰片适量为引，捣烂，包敷于患处。每天换药1次，5天为1个疗程，连治3～5个疗程。

（二）气血不足型外阴癌

1. 夯帕雅（主症） 外阴呈菜花状，或结节状，或隐隐作痛，或破溃四处蔓延，或流出恶臭脓血水，伴面色苍白、头晕心悸、乏力气短、大便黏腻、小便短少，舌质淡，苔薄白，脉细弱。

2. 辨解帕雅（病因病机） 由于患者平素体弱；或大病久病、忧伤思虑后土塔受损，气血生化无源；加之感受外在的风热毒邪，内外相合，蕴积下盘，气不足，运化热毒邪气功能下降，水血不足，不滋养脏腑皮肉，热毒邪气内盛，蕴肤成结，腐灼为疮，故见外阴呈菜花状，或结节状，或隐隐作痛，或破溃四处蔓延，或流出恶臭脓血水，气血不足不能上荣下润故而面色苍白、头晕心悸、乏力气短、大便黏腻、小便短少、舌质淡苔薄白、脉细弱。

3. 平然（治则） 调补气血，消肿止痛，化腐生肌。

4. 多雅（治法）

（1）内治法

①雅解沙把（百解胶囊），口服，每次4～8粒，每日3次。

②雅叫哈顿（五宝胶囊），口服，每次4～8粒，每日3次。

③雅楠嫩补勒（楠嫩补血汤）加味：取芽楠嫩（荷包山桂花）30g，嘿亮浪（铁藤）15g。加文尚海（百样解）30g，雅解先打（傣百解）15g，嘿柯罗（青牛胆）10g，咪火哇（山大黄）15g，哈帕利（旋花茄根）30g，晚害闹（莪术）15g，邓嘿罕（定心藤）30g，哈罕满（小拔毒散根）15g，罕满龙（黄花稔）15g，水煎服，每日1剂。

（2）外治法

①达雅（搽药疗法）：取鲜文尚海（百样解）、晚害闹（莪术）、雅解先打（傣百解）、哈帕利（旋花茄根）各等量，磨汁外搽。

②阿雅（洗药疗法）：取摆雅拉勐龙（翅叶槐）、摆扁（刺五加叶）、咪火哇（山大黄）、楠过缅（多依树皮）、楠楞嘎（木蝴蝶树皮）、楠麻夯板（橄榄树皮）、楠孩嫩（水杨柳树皮）、嘿涛罕（大黄藤）、摆宾蒿（白花臭牡丹叶）、楠龙埋西双勒（夹竹桃水皮）、楠罕亮（红脑鱼藤树皮）各15g，洗外阴或坐浴浸泡，每天2次，5天为1个疗程，连用3～5个疗程。或用楠罕亮（红脑鱼藤树皮）、哈新哈布（马莲鞍）、吻牧（苦藤）各等量，加冰片为引，煎煮取药水，冲洗外阴。

（三）四塔功能衰败型外阴癌

1. 夯帕雅（主症） 病情迁延不愈，外阴溃疡状、微肿、隐隐作痛，破溃久不收口，周身转移，伴有低热、周身酸软无力、形瘦体弱、精神欠佳、面色苍白、饮食不佳、眠差，舌质淡，苔薄白而腻，脉深慢而无力。

2. 辨解帕雅（病因病机） 由于患者病情日久不愈，导致四塔功能衰败，毒热过盛而肉腐则外阴溃疡状、微肿、隐隐作痛，破溃久不收口，周身转移，伴有低热；四塔功能衰败，气血不足则周身酸软无力、形瘦体弱、精神欠佳、面色苍白、饮食不佳、眠差；舌质淡、苔薄白而腻、脉深慢而无力亦为四塔功能衰败之象。

3. 平然（治则） 调补四塔，消肿止痛，敛疮收口。

4. 多雅（治法）

（1）内治法

①雅解沙把（百解胶囊），口服，每次 4～8 粒，每日 3 次。

②雅叫哈顿（五宝药散），口服，每次 5～10g，用黑母鸡汤冲服。

③取芽楠嫩（荷包山桂花）30g，芽令哦（白花蛇舌草）30g，埋叮嚷（美登木）30g，文尚海（百样解）15g，雅解先打（傣百解）15g，毫命（姜黄）15g，草豆蔻15g，晚害闹（莪术）10g，水煎服，每日 1 剂。

（2）外治法

①阿雅（洗药疗法）。

方一：取楠说（云南石梓树皮）、嘿涛莫（滑叶藤仲）、楠秀（白花树皮）、楠孩嫩（水杨柳树皮）、咪火哇（山大黄）、楠锅麻过（槟榔青树皮）各等量，煎水外洗外阴。

方二：取摆雅拉勐龙（翅叶槐）、摆扁（刺五加叶）、咪火哇（山大黄）、楠过缅（多依树皮）、楠楞嘎（木蝴蝶树皮）、楠麻夯板（橄榄树皮）、楠孩嫩（水杨柳树皮）、嘿涛罕（大黄藤）、摆宾蒿（白花臭牡丹叶）、楠龙埋西双勒（夹竹桃水树皮）、楠罕亮（红脑鱼藤树皮）、哈新哈布（马莲鞍）、吻牧（苦藤）各等量，加冰片为引，煎煮取药水，冲洗外阴或坐浴浸泡。每天 2 次，5 天为 1 个疗程，连用 3～5 个疗程。

②达雅（搽药疗法）：治皮肤溃烂疮疔、湿疹瘙痒，取儿茶 10g，内麻（槟榔）10g，亚乎奴（锡生藤）10g，楠晚（三丫苦）10g，埋讲温（臭木）10g，煎水外搽。

③果雅（包药疗法）：取嘿涛罕（大黄藤）、皇旧（墨旱莲）、摆皇曼（马蓝叶）、芽赶转（重楼）、毫命（姜黄）、晚害闹（莪术）、冰片各适量，捣烂，包敷于患处。

【预防与调护】

定期至医院进行妇科检查，积极治疗妇科疾病，术后患者定期随访，外阴癌的预后与分期有关，其转移途径以局部蔓延和淋巴扩散为主，极少血行转移。

【现代研究进展】

外阴恶性肿瘤相对少见，占女性生殖道恶性肿瘤的 3%～5%，以鳞状细胞癌最常见，约占 90%，外阴鳞癌主要分两型。①角化型鳞癌：常见于老年女性，通常与 dVIN（分化型外阴上皮内瘤变）和（或）外阴硬化性苔藓有关。②疣状／基底细胞样鳞癌：常见于年轻女性，病因为高危型 HPV（尤其是 HPV16、18、31、33 型）持续感染，鳞状上皮内病变是其癌前病变。除鳞癌外，还包括恶性黑色素瘤、腺癌、基底细胞癌、疣状癌、肉瘤及其他罕见外阴恶性肿瘤。由于近年来 HPV 全球感染率上升，外阴癌的平均发病年龄有所下降，但外阴鳞状细胞癌在绝经后女性中多见；国外长期研究显示，接种过 HPV 疫苗的人群中，未来 HPV 相关外阴癌有望降低；目前国内外均无证据支持外阴癌筛查，鼓励硬化性苔藓患者进行自检，出现任何与外阴疾病相关的异常体征（如色素沉着、不规则溃疡）或症状（如慢性外阴瘙痒）时，必须尽早活检评估外阴情况，对已确诊宫颈、阴道及肛门部位鳞状上皮内病变的女性在其随访过程中，必须同时检查外阴部位。针对外阴癌的治疗，《国际妇产科联盟（FIGO）妇科恶性肿瘤指南》推荐手术治疗，临床上根据患者分期选择不同手术方式，必要时配合放疗指导个体化治疗。

【傣医医案选读】

玉某，女，49 岁。平素喜食煎炸烧烤之品，感有外阴瘙痒不适 3 年，未系统就诊。半年前发现外阴有结节状物，未处理，逐渐出现红肿、发热、疼痛，搔抓后破溃流出恶臭脓血水，伴有发热，精神欠佳，口干口苦，大便干结，饮食不佳，眠差。到西医院经局部病检确诊为"外阴鳞状细胞癌"，拟行手术治疗，今来诊寻求傣药治疗。舌质红，苔黄厚腻，脉深快。视其病证，傣医诊断为风火毒邪偏盛型外阴癌，以先解后治的原则，给予：①雅解沙把（百解胶囊）口服，每次 8 粒，每日 3 次。②文尚海（百样解）15g，雅解先打（傣百解）15g，嘿柯罗（青牛胆）10g，咪火哇（山大黄）15g，哈帕利（旋花茄根）30g，晚害闹（莪术）15g，邓嘿罕（定心藤）30g，哈罕满（小拔毒散根）15g，罕满龙（黄花稔）15g，水煎服，每日 1 剂。③楠说（云南石梓树皮）、嘿涛莫（滑叶藤仲）、楠秀（白花树皮）、楠孩嫩（水杨柳树皮）、咪火哇（山大黄）、楠锅麻过（槟榔青树皮）各等量，煎水外洗。症状缓解，嘱患者尽快行手术治疗。

【思考题】

1. 简述何为哟兵飞桑（外阴癌）。
2. 简述风火毒邪偏盛型外阴癌的辨解帕雅（病因病机）。
3. 简述四塔功能衰败型外阴癌治法及方药。

第五章　妊娠病 ▷▷▷▷

【学习目的】

妊娠病是临床常见病、多发病，通过本章节的学习，应当掌握妊娠病的分类、发病因素、常见疾病的临床特点、诊查要点及病证分类辨治方法和傣医处理的原则；要熟悉妊娠病的预防和调护措施。

第一节　哈纳鲁（妊娠剧吐）

【概述】

哈纳鲁（妊娠剧吐）是由于机体内分泌或情志因素引起妊娠早期出现严重的恶心呕吐、头晕厌食，甚则食入即吐的病证。本病是妊娠早期常见的病证之一，临床表现以恶心呕吐、头重眩晕、厌食为特征。若治疗及时，护理得法，多数患者可迅速康复，预后大多良好。若仅见恶心择食、偶有吐涎等，不作病论。而严重的妊娠呕恶，可使孕妇迅速消瘦、胎儿受损，或诱发其他疾病。

本病四季皆可发生，傣医根据临床表现分为土塔不足型妊娠剧吐、风火塔偏盛型妊娠剧吐、水塔过盛型妊娠剧吐和风气不足型妊娠剧吐来论治，其病位在中盘，分别采用补土健胃、除风清火、补土利水、补气养血等法以降逆止呕，本病多采用内治法进行治疗。

西医学的妊娠剧吐表现为本病特征者，可参照本节辨治。

【病因病机】

本病的发生是因为孕妇平素土塔不足，受孕后月经停闭，血脉气盛，胃气上逆，逆气上冲而见呕吐频频；或风火塔过盛，水塔虚弱，不能制火，风火上犯中盘而见呕吐；水塔过盛，阻于中盘，水食内停，中盘之气上逆而见呕吐。其为体内风塔、火塔偏盛，水塔、土塔不足所致。

【诊查要点】

（一）诊断

1.临床表现以频繁呕吐，头重眩晕，厌食为主，甚至全身乏力，精神萎靡，全身皮肤和黏膜干燥，眼球凹陷，体重下降，严重者可出现血压下降、体温升高、黄疸、嗜睡和昏迷等，影响胎儿及孕妇健康。

2. 起病急，病程长，多发生在孕 3 个月内。

3. 四季皆可发病。

（二）相关检查

1. 体温　体温正常或升高。

2. 尿液检查　包括尿妊娠试验、尿酮体、尿量、尿比重，还可做中段尿细菌培养以排除泌尿系统感染。

3. 实验室检查　测定外周血红细胞数、血细胞比容、血红蛋白、血酮体，必要时测定肝肾功、电解质等评估病情的严重程度。部分妊娠剧吐的孕妇血肌酐升高但通常不超过正常上限值的 4 倍或 300U/L；血清胆红素升高，但不超过 4mg/dL（1mg/dL=17.1μmol/L）。

4. 超声检查　排除多胎妊娠、滋养细胞疾病等。

（三）鉴别诊断

妊娠剧吐为排除性诊断，应仔细询问病史，排除可能引起呕吐的其他疾病，如急性胃肠炎（多有饮食不洁史，除恶心呕吐外，常伴有腹痛、腹泻等胃肠道症状，大便检查可见白细胞及脓细胞）、胆囊炎、胆道蛔虫、胰腺炎（伴腹痛，血清淀粉酶水平升高，达正常值的 5 ～ 10 倍）、尿路感染（伴排尿困难或腰部疼痛）、病毒性肝炎（血清肝炎标志物阳性，转氨酶水平显著升高）等；另还须与以下疾病相鉴别。

1. 葡萄胎　本病恶心呕吐较剧，阴道不规则出血，偶有水泡状胎块排出，子宫大多较停经月份大、质软，血 HCG 水平显著升高，B 超显示宫腔呈落雪状图像，而无妊娠囊及胎心波动。

2. 孕痈　即妊娠期急性阑尾炎，表现为脐周或中上腹部疼痛，伴有恶心呕吐，24 小时内腹痛转移到右下腹；查体右下腹部有压痛、反跳痛，伴肌紧张、体温升高和白细胞增多。

【病证分类辨治】

（一）土塔不足型妊娠剧吐

1. 夯帕雅（主症）　妊娠 2 ～ 3 个月呕恶厌食，或食后即吐，脘腹胀闷，神疲思睡，全身无力；舌质淡，苔薄白，脉慢而无力。

2. 辨解帕雅（病因病机）　主要由于孕妇平素土塔不足，受孕后月经停闭，血脉气盛，胃气上逆，而见呕吐频频，水食不进，或食后即吐，土塔不足则见脘腹胀闷；日久四塔五蕴严重失调则神疲思睡，全身乏力；土塔大伤，火塔不足则舌质淡，苔薄白，脉慢而无力。

3. 平然（治则） 补土健胃，降逆止呕。

4. 多雅（治法）

①哈帕利补土止呕汤：哈帕利（旋花茄根）30g 生熟各半，哈法扁（假烟叶根）30g 生熟各半，磨于米汤内服。

②哈埋沙（柚木根）30g，哈拢良（腊肠树根）30g，水煎服，每日 1 剂。

③楠楞嘎（木蝴蝶树皮）、幌伞树根、嘿涛莫（滑叶藤仲）各等量，水煎服，每日 1 剂。

④雅朋勒（健胃止痛胶囊），口服，每次 4 粒，每日 3 次。

⑤哈糯（鸡嗦子榕树根）10g，嘿景（油瓜藤）10g，楠埋闪（五桠果皮）10g，楠埋过沙（梨树皮）10g，贺贵的罕（粉芭蕉根）15g，碾细粉，开水泡服，每次 3～6g，每日 3 次。若吐泻重者还可加米汤为药引子服之，也可水煎服。

若心悸，面黄肌瘦，久病不愈：本方加么滚（人字树）15g，邓嘿罕（定心藤）15g，辛（生姜）15g，罕好喃（水菖蒲）10g，水煎服。

（二）风火塔偏盛型妊娠剧吐

1. 夯帕雅（主症） 妊娠初期呕吐酸水或苦水，头晕头胀，脘闷胁痛，精神抑郁，嗳气叹息，面色黑暗，口苦咽干，小便黄，大便秘结，舌质红，苔微黄，脉快有力。

2. 辨解帕雅（病因病机） 由于孕期喜食香燥性热之品，导致体内四塔功能失调，加之孕期大量消耗血水，孕妇体内水塔不足，不能制火，风火塔偏盛，积热于内，热蕴中盘，而致土气不通，上逆作呕，逆气上冲而见呕吐频频，呕吐酸水或苦水；或情志不舒，五蕴失调，气行不畅则头晕头胀、脘闷胁痛、精神抑郁、嗳气叹息；而水塔不足，风塔、火塔偏盛，积热于内，热蕴中盘则口苦咽干、小便黄、大便秘结；舌质红，苔微黄，脉快有力亦为风火塔偏盛之象。

3. 平然（治则） 除风清火，降逆止呕。

4. 多雅（治法）

①丁别清火降逆汤：更埋丁别（灯台树心）15g，哈帕利（旋花茄根）30g，哈法扁（假烟叶根）30g，甜竹叶 10g，水煎服，每日 1 剂。

②哈埋沙（柚木根）30g，哈拢良（腊肠树根）30g，水煎服，每日 1 剂。

③雅解先打（傣百解）15g，磨于米汤内服。

④嘿多吗（鸡矢藤）30g，板木（木香）10g，哈波丢么（茴香豆蔻根）30g，草果仁 5g，罕好喃（水菖蒲）15g，水煎服，每日 1 剂。

消化不良，嗳腐吞酸者：本方煎汤送服雅朋勒（健胃止痛胶囊）。

胃寒冷痛者：本方加辛（生姜）15g，毫命（姜黄）15g，补累（紫色姜）15g，辛（生姜）10g，水煎服，每日 1 剂。

⑤更埋丁别（灯台树）15g，哈芽拉勐图（决明根）15g，哈罕满龙（黄花稔根）15g，文尚海（百样解）15g，水煎服，每日 1 剂。

（三）水塔过盛型妊娠剧吐

1. 夯帕雅（主症） 妊娠初期呕吐痰涎，脘闷不舒，口淡不思饮食，心悸气促，四肢无力；舌体胖大，苔白腻，脉滑。严重者则表现为妊娠后呕吐频频，难以控制，精神不振，少气懒言，形体消瘦，肌肤不润泽，目光呆滞，食少，小便少，舌红，苔干黄，脉快而细。

2. 辨解帕雅（病因病机） 由于平素喜食酸冷性凉之品，损伤火塔，火塔不足，火不制水，水寒土冷，寒水阻滞中盘，损伤土塔，不能促进塔拎（土）的运化，致水湿运化无力，上逆则妊娠初期呕吐痰涎，脘闷不舒，口淡不思饮食，心悸气促，四肢无力；严重则由于引起风塔、水塔不足，气血亏虚则表现为精神不振，少气懒言，形体消瘦，肌肤不润泽，目光呆滞；水塔过盛则舌体胖大，苔白腻，脉滑；舌红，苔干黄，脉快而细，见于水塔不足，气血亏虚之象。

3. 平然（治则） 补土利水，降逆止呕。

4. 多雅（治法）

①雅朋勒（健胃止痛胶囊），口服，每次4粒，每日3次。

②麻尖温胃止呕汤：麻尖（肉豆蔻）30g，贺嘎（傣草蔻根）15g，哈更埋丁别（灯台树根、心）15g，水煎服，每日1剂。

③用麻娘（缩砂仁）10g，辛（生姜）15g，煮鸡食。

④哈波丢么（茴香豆蔻根）25g，麻娘（缩砂仁）15g，麻喝冷（野黄茄）15g，水煎服，每日1剂。

气不足，多汗者：本方加哈罕满龙（黄花稔根）30g，水煎服。

气血不足，面色苍白，周身困乏无力，少气懒言者：本方煎汤送服雅叫帕中补（亚洲宝丸）每次3～6g，每日3次，以增强补益气血之力。

兼见发热口干，烦躁不安者：本方煎汤送服雅西里门图（万应小药丸）。

头昏蒙胀痛，食积不化，胁肋作痛者：本方加罕盖（通血香）30g，嘿多吗（鸡矢藤）15g，水煎服。

（四）风气不足型妊娠剧吐

1. 夯帕雅（主症） 妊娠后呕吐频频，脘腹胀闷，不思饮食，精神不振，头晕心悸，少气懒言，形体消瘦，大便黏腻，小便少，舌质淡，边有齿痕，苔薄白，脉细弱。

2. 辨解帕雅（病因病机） 本病由于患者平素体弱，塔拢（风气）不足，推动土塔（脾胃）运化水谷不足，食之不化，故不思饮食、脘腹胀闷；食滞脾胃，胃气上逆则呕吐频频；气逆伤土，气血生化不足，气血亏虚不能上荣，故而精神不振、头晕心悸、少气懒言、形体消瘦、大便黏腻、小便少，舌质淡，边有齿痕，苔薄白，脉细弱。

3. 平然（治则） 补气养血，降逆止呕。

4. 多雅（治法）

①雅鲁对（益气安胎汤）：取更埋丁别（灯台树心）15g，哈芽拉勐图（决明根）

15g，哈罕满龙（黄花稔根）15g，文尚海（百样解）15g，水煎服，每日 1 剂。

②哈波丢么（茴香豆蔻根）25g，麻娘（缩砂仁）15g，麻喝冷（野黄茄）15g，哈罕满龙（黄花稔根）30g，水煎服，每日 1 剂。也可用本方煎汤送服亚洲宝丸，每次服亚洲宝丸 3 ～ 6g，每日 3 次，以增强补益气血之力。

【预防调护】

在生活上应慎起居，适寒温，保持室内空气新鲜，冬春季注意防寒保暖，适当锻炼，增强体质；饮食宜清淡、易消化，少食多餐，忌肥甘厚味及辛辣之品，餐前可进食少量姜汁；因本病发生与精神因素密切相关，患者应保持乐观的情绪，避免精神刺激。

【现代研究进展】

妊娠妇女最常见的早孕反应为恶心和呕吐且发生率高达 35% ～ 91%，是导致孕妇妊娠住院治疗的主要疾病之一。妊娠呕吐和恶心分为不同的类型，主要包括轻度妊娠呕吐、晚期妊娠剧吐、伴代谢障碍妊娠剧吐，以及其他疾病导致的妊娠剧吐。研究指出，妊娠剧吐对妊娠结局会产生影响，严重者能够导致孕妇营养失调及电解质紊乱，对母体和婴儿都造成不良影响。

妊娠剧吐在亚洲发生率最高，对母婴和儿童的长期生长发育均带来不利影响。国内对妊娠剧吐的发病因素研究范围较局限，仅限于精神心理因素、幽门螺杆菌（Hp）感染和激素水平（HCG）升高，而近年来国外最新研究更多关注于孕前低 BMI 指数、孕前痛经、种族遗传因素、激素水平升高等，生物学因素是近期热门话题。我国研究者应积极研究和探索妊娠剧吐发病的病因机制，以便未病先防，针对病因对症治疗，有效控制病情恶化。要以社区人群为基础，开展前瞻性队列研究，探讨妊娠剧吐对妊娠短期和长期的影响，为孕期保健及临床治疗提供明确的循证依据。

【傣医医案选读】

玉某，女，24 岁，平素体质较弱，妊娠 67 天，恶心呕吐 2 周，加重 1 周。现症见恶心呕吐，食入即吐，吐出清涎及食物残渣，已有两天未进饮食，神疲乏力，轻微腰酸痛，无阴道出血及小腹坠胀疼痛；舌红少苔，脉慢而无力。视其病证，傣医诊断为哈纳鲁塔拎软（土塔不足型妊娠剧吐），应以降逆止呕为主，给予哈帕利补土止呕汤：哈帕利（旋花茄根）30g 生熟各半，哈法扁（假烟叶根）30g 生熟各半，磨于米汤内服，每日 1 剂，分 3 次服，连服 3 剂，药液中加姜汁少许，服药采用少量频服的方法。服药后恶心呕吐明显减轻，神疲乏力、腰酸痛等症状缓解，继用 4 剂，恶心呕吐消失，饮食正常。

【思考题】

1. 简述何为哈纳鲁（妊娠剧吐）。

2. 简述土塔不足型妊娠剧吐的辨解帕雅（病因病机）。

3. 简述土塔不足型妊娠剧吐的平然（治则）、多雅（治法）。

第二节　唉纳鲁（妊娠咳嗽）

【概述】

妊娠期间，咳嗽不已，称为"妊娠咳嗽"，傣医称为"唉纳鲁"。其临床表现为发热、咳嗽、咳吐脓痰或清痰、咽喉肿痛、咽痒；或久咳不愈、潮热盗汗、痰中带血丝等。本病的发生、发展与妊娠期母体内环境的特殊改变有关。若妊娠咳嗽剧烈或久咳不已，可损伤胎气，严重者可致流产或早产。

傣医认为本病的发生主要因患者平素体弱，加之妊娠期间四塔功能低下，抗御病邪的能力下降，易感受外在的帕雅拢皇（热风毒邪）、帕雅拢嘎（冷风寒邪）、帕雅拢皇更喃（风、水、热毒之邪）等病邪，侵犯上盘，病邪内侵，内外相合蕴积肺中，损伤肺脏而致。应用傣医四塔理论将其分为外感型妊娠咳嗽、气血不足型妊娠咳嗽、土塔不足型妊娠咳嗽、风火偏盛型妊娠咳嗽四个证型来论治。

西医学中妊娠期间合并上呼吸道感染、急性气管炎、支气管炎，慢性支气管炎、支气管扩张、肺炎以咳嗽为主的均可参照本节辨治。

【病因病机】

唉纳鲁（妊娠咳嗽）是由于机体在不同的季节，感受外在的帕雅拢皇（热风毒邪）、帕雅拢嘎（冷风寒邪）、帕雅拢皇更喃（风、水、热毒之邪）等病邪，侵犯上盘，导致体内四塔、五蕴功能失调，加之妊娠期间四塔功能不足，抗御病邪的能力下降，病邪内侵，内外相合蕴积肺中，损伤肺脏而致。

【诊查要点】

（一）病史

孕前有慢性咳嗽史或孕后有贪凉饮冷史。

（二）临床表现

发热、咳嗽、咳吐脓痰或清痰、咽喉肿痛、咽痒；或久咳不愈，潮热盗汗，痰中带血丝等。

（三）辅助检查

可行血常规、痰培养等检查。胸部 X 线检查有助于本病的诊断及鉴别诊断，但放射线可能对胎儿造成伤害，故应权衡利弊施行。

（四）鉴别诊断

本病应与抱儿痨相鉴别。抱儿痨孕前多有肺痨病史，临床表现为久咳不愈、形体消瘦、潮热盗汗、痰中带血，可行结核菌素试验加以鉴别，必要时行胸部 X 线检查辅助诊断。

【病证分类辨治】

（一）外感型妊娠咳嗽

1. 夯帕雅（主症）　妊娠期间出现发热、恶寒、周身疼痛、咳嗽、咳吐脓痰或白痰，或咳嗽不已、干咳无痰或少痰，舌质淡或淡红，苔薄白或薄黄，脉浅。

2. 辨解帕雅（病因病机）　本证是由于妊娠期间患者四塔偏不足，抗御病邪的能力下降，感受外在的帕雅拢皇（热风毒邪）、帕雅拢嘎（冷风寒邪）、帕雅拢皇更喃（风、水、热毒之邪）等病邪，病邪内侵，上犯上盘肺中，损伤肺脏而致。

3. 平然（治则）　除风解毒，化痰止咳，安胎。

4. 多雅（治法）

①雅唉喃丁别（灯台止咳合剂），口服，20～30mL，每日 3 次。

②雅解沙把（百解胶囊），口服，每次 4～8 粒，每日 3 次。

③雅哇腊鲁皇（罕满龙感冒方）加减：哈罕满龙（黄花稔根）30g，哈娜龙（艾纳香根）15g，哈娜妞（臭灵丹根）15g，哈哈（白茅根）15g，加摆埋丁别（灯台叶）15g，水煎服，每日 1 剂。

（二）气血不足型妊娠咳嗽

1. 夯帕雅（主症）　妊娠期间，咳嗽不已，干咳无痰或少痰，甚或痰中带血；口燥咽干，手足心热；舌红苔少，脉细快而弱。

2. 辨解帕雅（病因病机）　本证是由于患者平素水塔不足，气血偏虚，水不制火，虚火内生，加之妊娠期间调养不当，抗御病邪的能力下降，感外在的病毒邪气，病邪内侵，上犯上盘，内外相合，损伤肺脏，故咳嗽不已；水血不足，水不制火，虚火内生故干咳无痰或少痰，甚或痰中带血，口燥咽干，手足心热，舌红苔少，脉细快而弱。

3. 平然（治则）　补气益血，润肺止咳，安胎。

4. 多雅（治法）

①雅唉喃丁别（灯台止咳合剂），口服，20～30mL，每日 3 次。

②雅叫哈顿（五宝胶囊），口服，每次 4～8 粒，每日 3 次。

③雅鲁对（益气安胎汤）加减：更埋丁别（灯台树心）15g，哈芽拉勐囡（决明根）15g，哈罕满龙（黄花稔根）15g，文尚海（百样解）15g，楠楞嘎（木蝴蝶树皮）10g，楠锅麻过（槟榔青树皮）10g，水煎服，每日 1 剂。

（三）土塔不足型妊娠咳嗽

1. 夯帕雅（主症） 妊娠期间，咳嗽痰多，胸闷气促，甚则喘不得卧；神疲乏力，面色萎黄，食欲不振；舌质淡胖，苔白腻，脉滑。

2. 辨解帕雅（病因病机） 本证是由于患者平素土塔不足，加之妊娠期间调养不当，抗御病邪的能力下降，感受外在的病毒邪气，病邪内侵，土塔更伤，土不足运化水湿功能失常，水塔偏盛，痰湿内生，痰湿壅积肺脏，故见咳嗽痰多，胸闷气促，甚则喘不得卧；土塔受损，气血化生不足故见神疲乏力，面色萎黄，食欲不振，舌质淡胖，苔白腻，脉滑。

3. 平然（治则） 补土利湿，化痰止咳，安胎。

4. 多雅（治法）

①雅唉喃丁别（灯台止咳合剂），口服，20～30mL，每日3次。

②毫命（姜黄）15g，补累（紫色姜）15g，贺姑（九翅豆蔻根）15g，贺嘎（傣草蔻根）15g，贺哈（红豆蔻根）15g，罕好喃（水菖蒲）15g，麻娘（缩砂仁）10g，楠楞嘎（木蝴蝶树皮）10g，楠锅麻（槟榔青树皮）10g，水煎服，每日1剂。

（四）风火偏盛型妊娠咳嗽

1. 夯帕雅（主症） 妊娠期间，咳嗽不已，咳痰不爽，痰液黄稠；面红口干，胸闷烦热，大便干结，小便短赤；舌质红，苔黄燥或黄腻，脉快。

2. 辨解帕雅（病因病机） 由于患者平素喜食香燥性热之品，积热于内，加之妊娠期间调养不当，感受外在的病毒邪气，内外相合，风火交炽，痰热犯肺，耗伤肺之水塔，故咳痰不爽，痰液黄稠；痰热扰心，故胸闷烦热；风火偏盛，水塔不足不能上荣，故面红口干，胸闷烦热，大便干结，小便短赤；舌质红，苔黄燥或黄腻，脉快。

3. 平然（治则） 清火解毒，化痰止咳，安胎。

4. 多雅（治法）

①雅唉喃丁别（灯台止咳合剂），口服，20～30mL，每日3次。

②雅解沙把（百解胶囊），口服，每次4～8粒，每日3次。

③雅麻想乎接火（巴闷烘咽痛散）：哈巴闷烘（苦冬瓜根）15g，文尚海（百样解）15g，广好修（青竹标）15g，咪火哇（山大黄）15g，哈新哈布（马莲鞍根）10g，加摆埋丁别（灯台叶）10g，水煎服，每日1剂。

【预防调护】

在生活上应慎起居，适寒温，保持室内空气新鲜，冬春季节注意防寒保暖，增强体质；饮食宜清淡富含营养、易消化，忌肥甘厚味及辛辣之品，少食寒凉之物。妊娠咳嗽治疗与内科咳嗽相同，但用药必须照顾胎元，不宜使用滑利、燥热、活血、动胎、有毒之品。

【现代研究进展】

本病为妊娠合并上呼吸道感染的常见病证。妊娠合并上呼吸道感染可由多种病原体引起，如细菌、病毒、真菌、寄生虫等，还与化学物质、放射线和过敏因素等有关。体质虚弱、过度疲劳、营养不良常常是其诱因。若治疗不及时，常可发展为肺炎。研究发现，孕期肺炎发生率与非孕期无明显差异，但由于孕妇呼吸系统和免疫系统的变化，妊娠并发肺炎更容易发生肺部感染并发症，尤其是病毒和真菌感染。在抗生素问世之前，肺炎是导致早产的主要原因之一。目前，妊娠合并肺炎所致的早产率仍达 44%。

妊娠合并细菌性肺炎的症状与非孕期相同。肺炎球菌引起的肺炎典型症状是发病急，先寒战，继之高热、头痛、全身不适、呼吸困难、咳嗽、脓痰或痰中带血，偶有恶心、呕吐、腹痛或腹泻。

支原体肺炎是较常见而表现又不典型的一种肺炎，一般起病较隐匿，有乏力、低热、干咳等，胸片显示有非均匀性渗出物。

治疗时应尽快找出病原菌，选择敏感抗生素。但要注意慎用或不用对胎儿有害的抗生素。

【傣医医案选读】

曹某，30 岁，已婚，教师。孕 5 月余，咳嗽 10 余日。患者 1 年前曾自然流产 1 次，此次孕 40 天即来保胎治疗，服益肾健脾安胎剂近两个月。孕 92 天 B 超示：宫内单活胎，胎心 126 次 / 分钟。孕 5 月咳嗽，在内科服药近半月效不佳。现咳嗽不已，咳痰不爽，痰液黄稠；面红口干，胸闷烦热。诊断：风火偏盛型妊娠咳嗽。治法：清火解毒，化痰止咳，安胎。方药：雅唉喃丁别（灯台止咳合剂），口服，20 ～ 30mL，每日 3 次。经治 1 周后告痊。

【思考题】

1. 简述唉纳鲁（妊娠咳嗽）的辨解帕雅（病因病机）。
2. 简述唉纳鲁（妊娠咳嗽）的辨证要点。
3. 简述唉纳鲁（妊娠咳嗽）的常见证型及平然（治则）、多雅（治法）。

第三节　乱鲁（流产）

【概述】

流产（乱鲁）是指妊娠不足 28 周，胎儿体重不足 1000g，而终止者。发生在妊娠 12 周前者，为早期流产；发生在妊娠 12 ～ 28 周，为晚期流产。按发展的不同阶段，分为先兆流产、难免流产、不全流产、完全流产、稽留流产、复发性流产、流产合并感染。

傣医认为本病的发生是先天禀受不足，四塔、五蕴功能低下致气血化生无源，气不足则胎不固，水血不足则胎失养，或由于孕妇火塔偏盛，积热于内，热邪伤胎，而出现流产。傣医分为四塔不足型流产、风火偏盛型流产。病位在下盘，应下病治下，按型辨治。分别采取调补四塔，养血安胎；清火解毒，除风安胎的方法治之。

【病因病机】

本病的发生是先天禀受不足，四塔、五蕴功能低下致气血化生无源，气不足则胎不固，水血不足则胎失养，或由于孕妇火塔偏盛，积热于内，热邪伤胎，而出现流产。

西医学中本病病因有以下几方面。

1. 胚胎因素　胚胎或胎儿染色体异常是早期流产最常见的原因。染色体异常包括数目异常或结构异常。其中数目异常以三体居首，其次是 X 单体，三倍体及四倍体少见。结构异常引起流产并不常见。除遗传因素外，感染、药物等因素也可引起染色体异常。

2. 母体因素

（1）全身性疾病　严重感染、TORCH 感染、高热疾病、严重贫血、心力衰竭、血栓性疾病、慢性消耗性疾病、慢性肝肾疾病或高血压等。

（2）内分泌异常　黄体功能不足、高泌乳素血症、多囊卵巢综合征、甲状腺功能减退、糖尿病等。

（3）子宫异常　子宫畸形（子宫发育不良、双子宫、单角子宫、子宫纵隔等）、子宫肌瘤（黏膜下肌瘤及某些壁间肌瘤）、子宫腺肌瘤、宫腔粘连等，可影响胚胎着床发育而导致流产。宫颈功能不全（重度裂伤、宫颈部分及全部切除术后、宫颈内口松弛）可引发胎膜早破而发生晚期流产。

（4）强烈应激与不良习惯　妊娠期严重的躯体（如手术、直接腹部撞击、性交过频）或心理（过度紧张、恐惧、忧伤等）等刺激；孕妇过度吸烟、酗酒，过量饮用咖啡、毒品等。

（5）免疫功能异常　包括自身免疫功能异常和同种免疫功能异常。前者主要发生于抗磷脂抗体、抗 β_2 糖蛋白抗体、狼疮抗凝血因子阳性的患者，临床可表现为自然流产，甚至复发性流产，也可同时存在免疫性疾病（如系统性红斑狼疮等）。少数发生于抗核抗体阳性、抗甲状腺抗体阳性的孕妇。后者是基于妊娠属于同种异体移植的理论，母体对胚胎及胎儿的免疫耐受是胎儿在母体内得以生存的基础。母胎免疫耐受有赖于孕妇在妊娠期间足够针对父系人白细胞抗原的封闭性因子。如夫妇的 HLA 相容性过强，可造成封闭性因子缺乏或自然杀伤细胞使之活性异常，这些均有可能导致不明原因复发性流产。

（6）血栓前状态　指多种因素引起的凝血、抗凝和纤溶系统功能失调或障碍的一种病理过程，这种状态通常不导致血栓性疾病，却可引起凝血功能异常增高及纤溶功能降低而形成高凝状态，亦可导致子宫胎盘部位血流状态改变。局部底蜕膜、胎盘绒毛及脐带血管内易形成微血栓，影响胎盘血流供应，从而引起胚胎缺血缺氧，最终导致胚胎发育不良或死亡而发生自然流产，血液持续高凝状态如不及时治疗则易导致复发性流产。

3.父亲因素 有研究证明精子的染色体异常可导致流产，但临床上精子畸形率异常增高是否与流产有关，尚无明确的依据。

4.环境因素 过多接触放射线和砷、铅、甲醛、苯、氯丁二烯、氧化乙烯等化学物质。

【诊查要点】

（一）诊断依据

1.病史 有无孕后房事不节史、人工流产史、自然流产史或宿有生殖系统炎症及肿瘤史。

2.症状 询问阴道出血量及持续时间，有无阴道排液及妊娠物排出；有无腹痛，腹痛部位、性质、程度；有无发热、分泌物性状，以及有无臭味可协助诊断流产合并感染。

3.体格检查 测量生命体征，有无贫血及感染征象。

4.妇科检查 注意宫颈口是否扩张，羊膜囊是否膨出，有无妊娠物堵塞于宫颈口内，子宫大小与孕周是否相符，有无压痛。疑为先兆流产者，不建议行妇检。

（二）临床分类

1.先兆流产 指妊娠28周以前，先出现少量阴道出血，常为暗红色或血性白带，继之出现阵发性下腹痛或腰背痛。妇科检查：子宫颈口未开，胎膜未破，子宫大小与停经周数相符。经治疗及休息后症状消失，可继续妊娠。若阴道出血量增多或下腹痛加剧，可发展为难免流产。

2.难免流产 指流产不可避免。一般由先兆流产发展而来，阴道出血增多，阵发性腹痛加重，腰痛如折，或胎膜破裂出现阴道流水。妇科检查：子宫颈已扩张，有时颈口可见胚胎组织或羊膜囊堵塞，子宫与妊娠月份相符或略小。

3.不全流产 由难免流产发展而来，部分妊娠物已排出体外，尚有部分残留在子宫腔内或嵌顿于宫颈口处，影响子宫收缩，而致出血不止，甚至发生失血性休克。妇科检查：宫颈口已扩张，有时可见子宫颈口妊娠组织堵塞及持续性血液流出，一般子宫小于停经月份，如宫腔内充满血块时，子宫仍可增大如停经月份。

4.完全流产 妊娠物已全部排出宫腔，阴道出血逐渐减少，腹痛逐渐消失。妇科检查：子宫颈口关闭，子宫接近正常大小，阴道内仅有少量血液或出血停止。

5.稽留流产 胚胎或胎儿已死亡滞留在宫腔内尚未自然排出者。胚胎或胎儿死亡后子宫不再增大反而缩小，早孕反应消失，如至妊娠中期，孕妇腹部不见增大，胎动消失。妇科检查：子宫颈口闭，子宫明显小于停经周数，质地不软，未闻及胎心音。

6.复发性流产 同一性伴侣受孕，连续3次或以上自然流产。近年国际上改为连续2次或以上发生自然流产即可称为复发性流产。

7.流产合并感染 流产过程中，若阴道出血时间长，有组织残留于宫腔内或非法堕胎，引起宫腔感染，严重时感染可扩展到盆腔、腹腔，甚至全身，并发盆腔炎、腹膜炎、败血症及感染性休克。除流产的一般症状外，还可有高热寒战、腹痛等感染症状。以往称为感染性流产。

（三）辅助检查

1. 尿妊娠试验（早期妊娠诊断）　阳性。

2. B超检查　根据妊娠囊形态，有无胎心搏动，确定胚胎或胎儿是否存活。

3. 绒毛膜促性腺激素（HCG）测定　动态监测血 HCG 情况，正常妊娠 6 ～ 8 周时，其值每日应以 66% 的速度增长，若 48 小时增长速度 < 66%，提示妊娠预后不良。

4. 血清黄体酮值　协助判断先兆流产的预后。

（四）鉴别诊断

应与异位妊娠、葡萄胎、异常子宫出血、子宫肌瘤相鉴别；应鉴别流产的类型（表 5-1）。

表 5-1　各型流产的鉴别诊断

临床类型	临床表现			妇科检查	
	出血量	下腹痛	组织排出	宫颈口	子宫大小
先兆流产	少	无或轻	无	闭	与妊娠周数相符
难免流产	中→多	加剧	无	扩张	与妊娠周数相符或略小
不全流产	少→多	减轻	部分排出	扩张或有物堵塞或闭塞	小于妊娠周数
完全流产	少→无	无	完全排出	闭	正常或略大

【病证分类辨治】

（一）四塔不足型流产

1. 夯帕雅（主症）　妊娠期阴道少量出血，色暗淡，腰腹隐隐作痛，伴有形体消瘦，周身困乏无力，面色苍白，饮食不佳，眠差，小便清长，大便稀薄；舌质淡，苔薄白，脉行深快而无力。

2. 辨解帕雅（病因病机）　本病是由于四塔、五蕴先天禀受不足，后天土塔不充，气血化生无源，气不足则胎不固，水血不足则胎失养，故而出现妊娠期阴道少量出血，色暗淡，腰腹隐隐作痛，伴有形体消瘦、周身困乏无力、面色苍白、饮食不佳、眠差、小便清长、大便稀薄等；舌质淡苔薄白、脉行深快而无力亦为塔拢（风、气）、塔喃（水血）不足的表现。

3. 平然（治则）　调补四塔，养血安胎。

4. 多雅（治法）

①雅叫哈顿（五宝药散），口服，每次 5g，用鸡汤调服，或加入红糖煮鸡蛋中食之。

②益气补血安胎汤：芽楠嫩（荷包山桂花）50g，扁少火（粗叶木）15g，故罕（当归藤）15g，嘿涛勒（鸡血藤）15g，水煎服。

③嘿些（双包藤）、嘿满给（野山药）、帕糯丈（大叶马蹄金）各 15g，水煎服。

（二）风火偏盛型流产

1. 夯帕雅（主症） 妊娠期阴道少量出血，色鲜红，腰腹灼热疼痛，伴有头昏心烦，口苦咽干，烦躁不安，性急易怒，小便短黄，大便干结，舌质红，苔薄黄或黄厚腻，脉行快。

2. 辨解帕雅（病因病机） 本病是由于孕妇平素喜食香燥性热之品，积热于内，或复感风热之邪，使体内四塔功能失调，风火亢盛，热邪伤胎，故出现妊娠期阴道少量出血，色鲜红，腰腹灼热疼痛；风火偏盛，逆乱上串则见头昏心烦、口苦咽干、烦躁不安、性急易怒；小便短黄、大便干结、舌质红、苔薄黄或黄厚腻、脉行快为塔菲（火）过盛的表现。

3. 平然（治则） 清火解毒，除风安胎。

4. 多雅（治法）

①三根清火安胎汤：哈罕满（小拔毒散根）、哈麻满勒（黄李子根）、哈扎满（使君子根）各等量，水煎服。

②哈帕写（藤甜菜根）15g，水煎服。

③哈罗埋亮龙（朱槿根）30g，哈埋飘（刺竹根）15g，水煎服。

④哈帕写（藤甜菜根）、哈帕湾（甜菜根）、哈沙海（香茅草根）、哈勒景（聚果榕根）各等量，水煎服。

【预防调护】

1. 孕前应增强体质，补充营养，改变不良生活习惯；行孕前相关检查，发现流产的因素，并进行对因处理。

2. 孕后注意休息，避免劳累，避免剧烈活动和重体力劳动，忌食香燥性热、寒凉滑利之品。

3. 反复流产者，孕前夫妻双方应进行全面检查，寻找流产原因，并针对病因治疗，一旦受孕宜尽早安胎。

4. 出血期保持外阴清洁，禁止性生活、盆浴及阴道冲洗。

【现代研究进展】

近年来，由于生活压力增加、工作节奏加快、社会环境污染等原因，孕妇发生流产的现象日益增多，甚至是多次流产，该病已成为妇科常见病及多发病。自然流产发生的危险性随女性的年龄及妊娠丢失次数的增加而增加。第 1 次妊娠流产的危险性为 11% ～ 13%；既往有 1 次自然流产史，第 2 次妊娠流产的危险性为 13% ～ 24%；既往有两次自然流产史，第 3 次妊娠流产的危险性为 30%；既往有 3 次自然流产史，第 4 次妊娠流产的危险性为 40%。临床诊治过程中，应详细询问夫妇双方的病史，包括年龄、计算其体重指数（BMI）、月经婚育史、血栓形成倾向、多囊卵巢、糖尿病、甲状腺功能异常等既往史，遗传性易栓症等家族史。并依照时间顺序描述既往流产情况，包括发生流产时的孕周、有无诱因及特殊伴随症状、流产胚胎有无畸形及是否进行过染色体核型分析。研究表明吸烟、过度饮酒、超重或低体重等不良的生活方式会增加复发性流产的风险，所以对夫妻双方的生活方式进行评估是必要的。复发性流产（recurrent abortion，RA）的定义，国内外有不同的标准，主要如下：① 2008 年美国生殖医学学会标准为≥两次妊娠失败，并不强调两次流产一定是连续的。② 2009 年世界卫生组织（WHO）定义为连续≥两次临床妊娠丢失。③我国 2016 年复发性流产诊治的专家共识为≥ 3 次妊娠 28 周之前的胎儿丢失。复发性流产的类型有如下几种：①原发性复发性流产为此前没有 24 周以上妊娠经历的复发性流产。②继发性复发性流产为此前伴有 1 次或多次 24 周以上妊娠经历的复发性流产。

【傣医医案选读】

夏某，女，32 岁，2017 年 10 月 6 日初诊。妊娠 72 天，腰酸腹隐痛 4 天，伴少量阴道出血，困乏无力，面色苍白，饮食不佳，眠差，舌质淡，苔薄白，脉行深快而无力。患者孕 3 产 1（孩子意外死亡），曾人工流产 1 次，自然流产 1 次。傣医诊断为四塔不足型流产，以调平四塔五蕴为原则，取雅叫哈顿（五宝药散）口服，每次 5g，用鸡汤调服；再取芽楠嫩（荷包山桂花）30g，扁少火（粗叶木）15g，故罕（当归藤）15g，嘿涛勒（鸡血藤）15g，水煎服，每日 1 剂。二诊时阴道出血已止，其他症状好转。

【思考题】

1.简述何为乱鲁（流产）及其分类。
2.简述乱鲁（流产）不同阶段的临床表现。
3.简述四塔不足型流产的辨治。

第四节　泵筛鲁（妊娠高血压综合征）

【概述】

妊娠高血压综合征（简称"妊高征"），傣医称为"泵筛鲁"，是指妊娠中晚期由于多种原因引起的妊娠与高血压并存的病证。

临床表现以肢体、面目肿胀，头目晕眩、状若眩冒，甚至发生突然眩晕倒仆、昏不知人、两目上视、牙关紧闭、四肢抽搐、全身强直、昏迷不醒，严重时出现抽搐与昏迷，甚至发生母婴死亡等为特征。

本病四季皆可发生，西医根据病情分为以下五类。

1. 妊娠期高血压　妊娠 20 周后出现高血压，收缩压 ≥ 140mmHg 和（或）舒张压 ≥ 90mmHg，于产后 12 周内恢复正常；尿蛋白（－）；产后方可确诊。

2. 子痫前期　妊娠 20 周后出现收缩压 ≥ 140mmHg 和（或）舒张压 ≥ 90mmHg 伴蛋白尿 ≥ 0.3g/24h 或随机尿蛋白（＋）。或虽无尿蛋白，但合并下列任何一项者：血小板减少（血小板 < 100×10^9/L）；肝功能损害（血清转氨酶水平达正常值 2 倍以上）；肾功能损害（血肌酐水平大于 1.1mg/dL 或为正常值 2 倍以上）；肺水肿；新发生的中枢神经系统异常或视觉障碍。

3. 子痫　子痫前期基础上发生不能用其他原因解释的抽搐。

4. 慢性高血压并发子痫前期　慢性高血压妇女妊娠前期无蛋白尿，妊娠 20 周之后出现蛋白尿；或妊娠前有蛋白尿，妊娠后蛋白尿明显增加，或血压进一步升高，或出现血小板减少 < 100×10^9/L，或出现其他肝肾功能损害、肺水肿、神经系统异常或视觉障碍等严重表现。

5. 妊娠合并慢性高血压　妊娠 20 周前收缩压 ≥ 140mmHg 和（或）舒张压 ≥ 90mmHg（除外滋养细胞疾病），妊娠期无明显加重；妊娠 20 周后首次诊断高血压并持续到产后 12 周以后。

依据傣医四塔理论，可分为土火塔不足型妊娠高血压综合征、水血不足型妊娠高血压综合征及风火偏盛型妊娠高血压综合征三型，应以先解后治，先服解药，再按上病治上的原则，予调补火塔，补土健胃，补水清火，或除风清火，以利水消肿。

西医学中的妊娠高血压疾病表现为本病特征者，可参照本节辨治。

【病因病机】

本病的发生是土塔、火塔功能不足，无力制水，水湿温化失常而发为本病。重者多因风火偏盛，水不制火，风火上犯上盘，内侵中、下二盘，日久可出现塔菲迭（火塔衰败）。

【诊查要点】

（一）诊断依据

1. 临床较轻者多见于妊娠三四个月至六七个月时，肢体发生肿胀，小便短少；较重者以妊娠 20 周以后出现高血压、水肿及蛋白尿三大症状为主；严重者表现以肢体、面目肿胀，头目晕眩、状若眩冒，甚至发生突然眩晕倒仆、昏不知人、两目上视、牙关紧闭、四肢抽搐、全身强直、昏迷不醒，以及发生母婴死亡等为主。

2.起病急，病程长，病情可呈持续性进展。

3.四季皆可发病。

（二）相关检查

1.体格检查　注意体重、血压变化，根据水肿部位，确定水肿的严重程度。水肿局限于膝以下为"+"，水肿延及大腿为"++"，外阴腹壁水肿为"+++"，全身水肿或伴有腹水为"++++"。

2.尿液检查　尿常规、尿蛋白等检测，及时发现水肿的原因。若尿蛋白 ≥ 0.3g/24h，或随机尿蛋白 ≥ 3g/L，或尿蛋白定性"+"以上为蛋白尿。若每周体重增加 ≥ 0.9kg，或每 4 周体重增加 ≥ 2.7kg 是子痫前期的信号。

3.血液检查　血常规、肝肾功能、尿酸、电解质、凝血功能、动脉血气分析等检查。血液浓缩，血浆及全血黏度增加；如有凝血障碍时，主要为血小板减少，抗凝血酶Ⅲ下降；做血钾、钠、氯、钙等检查，其中尤其高钾血症危害大；测 CO_2 结合力，警惕酸中毒。

4.眼底检查　眼底视网膜小动脉可以反映体内各主要器官小动脉的情况，以此了解疾病发展的严重程度。

5.心电图检查　了解有无妊娠合并心脏病，伴心肌损害及血清钾异常对心脏的影响。

6.其他　电子胎心监护、超声检查胎儿、胎盘和羊水，必要时超声等影像学检查肝、胆、胰、脾、肾等脏器，心脏彩超及心功能检查，脐动脉血流、子宫动脉等多普勒血流检测，头颅 CT 或核磁共振检查，有条件的单位可检查自身免疫性疾病相关指标。

（三）鉴别诊断

妊娠期高血压、子痫前期主要与慢性肾炎相鉴别，妊娠期发生急性肾炎者较少见。妊娠前已存在慢性肾炎病变者，妊娠期常可发现蛋白尿，重者可发现管型及肾功能损害，伴有持续性血压升高，眼底可有肾炎性视网膜病变。隐匿性肾炎较难鉴别，须仔细询问相关病史，应进一步做肾小球及肾小管功能检查。本病还应与妊娠合并慢性高血压相鉴别，后者在妊娠前已存在高血压病史。

【病证分类辨治】

（一）土火不足型妊娠高血压综合征

1.夯帕雅（主症）　妊娠数月，出现头目昏眩，面目、四肢浮肿，甚至全身浮肿，按之凹陷不起，肤色淡黄或苍白，皮薄而光亮，口淡无味，食欲不振，胸闷气短，倦怠无力，四肢不温，大便稀溏，小便短少，舌质淡，舌体胖大，边有齿痕，苔薄白，脉行缓弱而无力。

2.辨解帕雅（病因病机）　由于患者平素体弱，饮食不节，误食禁忌，过食生冷、酸冷性寒之品，或情志内伤，或感受外在帕雅拢嘎（冷风寒邪）或患多种疾病，土塔、火塔受伤，土、火功能不足，无力温化水湿，水湿停留，泛溢肌肤和全身则妊娠出现面目、四肢浮肿，甚至全身浮肿，按之凹陷不起；水湿肤色淡黄或苍白，皮薄而光亮；或四塔功能失调，上犯上盘和停积中、下二盘而四肢不温，大便稀溏，小便短少；舌质淡，舌体胖大，边有齿痕，苔薄白，脉行慢弱而无力，亦为土塔火塔不足之象。

3. 平然（治则） 调补火塔，补土健胃，利水消肿。

4. 多雅（治法）

（1）内治法

①吻牧泵筛鲁（苦藤消肿方）：吻牧（苦藤）15g，哈更埋丁别（灯台树根、心）15g，哦罗（小芦苇）15g，埋习列（黑心树）15g，水煎服，每日 1 剂。若孕期全身浮肿较甚，本方加更拢良（腊肠树心）15g，哈扎满亮（红使君子根）20g，哈管底（蔓荆根）20g，沙干（辣藤）15g，波波罕（山乌龟）10g。若孕妇胸闷气短，倦怠无力，四肢不温，大便稀溏，本方加丹火马（葫芦茶）15g。若小便不利或见血尿、蛋白尿，血压增高，并伴有发热、恶风寒，肢体、腰部酸痛严重，本方加嘿盖贯（倒心盾翅藤）30g，哈哈（白茅根）30g，芽糯妙（肾茶）15g，埋过干呆（水红木）15g，淡竹叶10g。

②贺帕喃（滑板菜根）30g，芽罕怀（山麻豆）30g，嘿柯罗（青牛胆）30g，哈罕好喃（水菖蒲根）10g，每日 1 剂，装于竹筒内，加水煎服和外洗。

③莫哈蒿（鸭嘴花）30g，哈宾亮（红花臭牡丹根）30g，麻烘些亮（红蓖麻根）15g，椰子壳 30g，生米适量，水煎服，每日 1 剂。

④孕期浮肿，全身无力，取哈芽拉勐囡（决明根）30g，哈罕满龙（黄花稔根）30g，芽撒（狗牙根）30g，答歪郎（黑甘蔗芽）30g，埋便（松树）30g，莫哈蒿（鸭嘴花）30g，谷子 15g，水煎服，每日 1 剂。

⑤孕期浮肿者，取楠嘎沙乱（姊妹花树皮）、哈法扁（假烟叶根）、哈罕满龙（黄花稔根）各等量，水煎服，每日 1 剂。

（2）外治法

达雅（搽药疗法）：取皇丈（火焰花）、莫哈郎（大驳骨丹）、莫哈蒿（鸭嘴花）、里罗蒿（白文殊兰）、楠勒景（聚果榕树皮）、鲁里顿（灯笼草）、鲁里嘿（藤灯笼草）、摆贵的罕（粉芭蕉干叶）、水冬瓜树皮、楠麻夯板（橄榄树皮）、楠楞嘎（木蝴蝶树皮）各等量，煎水外搽周身。

（二）水血不足型妊娠高血压综合征

1. 夯帕雅（主症） 形瘦体弱，妊娠数月，出现面目、四肢浮肿，甚至全身浮肿，按之凹陷不起，头目昏胀，或头目昏眩、耳鸣，五心烦热，心悸，失眠多梦，腰膝酸软，口干苦，小便短赤，大便干结；舌边尖红，苔薄黄或少苔，脉行快而细。

2. 辨解帕雅（病因病机） 本病为平素体弱，气血不足，妊娠气血耗伤，水塔不足，水不制火，风火偏盛，风火上犯上盘则见头目胀痛、眩晕耳鸣；水不足生内热则见五心烦热、心悸、失眠多梦；气血不足，不能滋养而见腰膝酸软、口干苦、小便短赤、大便干结；舌边尖红，苔薄黄或少苔，脉行快而细亦为水血不足之象。

3. 平然（治则） 补水清火，利水消肿。

4. 多雅（治法）

（1）内治法

①雅叫哈顿（五宝药散），口服，每次 3～6g，每日 3 次。

②雅喃软勒拢松（补水降压汤）：更拢良（腊肠树心）30g，嘿涛勒（鸡血藤）30g，故罕（当归藤）15g，邓嘿罕（定心藤）30g，怀免王（白钩藤）15g，嘿柯罗（青牛胆）10g，水煎服，每日 1 剂。若高血压病头目胀痛，咽喉疼痛，咳嗽痰中带血，上方加更习列（黑心树心）20g，沙保拢（清明花）15g，磨于水中内服，或以喃皇旧（墨旱莲汁）适量为引。若高血压病头目胀痛甚，心烦不安，口干舌燥，本方加芽把路（麦冬）15g，几龙累（滇天冬）15g，麻三端囡（云南萝芙木）15g。高血压病头目胀痛，心悸不眠，口干舌燥，大便干结，小便短少，本方加内罕盖（五味子）15g，咪火哇（山大黄）10g。

③孕期浮肿：吻牧（苦藤）15g，更习列（黑心树心）20g，更埋丁别（灯台树心）15g，水煎服，每日 1 剂。

（2）外治法

阿雅（洗药疗法）：①帕拨凉（马齿苋）、摆贵的罕（粉芭蕉干叶）各等量，煎水外洗。②夯嘿、贺歪郎（黑甘蔗根）、怀哦（芦苇）各等量，煎水外洗。

（三）风火偏盛型妊娠高血压综合征

1. 夯帕雅（主症） 妊娠数月，出现面目、四肢浮肿，甚至全身浮肿，按之凹陷不起，伴颜面潮红，头目胀痛或昏眩，面红耳赤，烦躁不安，眠差，口干苦思冷饮，小便短赤，大便干结，舌红，苔黄厚腻，脉行快而有力。

2. 辨解帕雅（病因病机） 本病的发生是因为平素或妊娠期间喜食香燥辛辣、肥甘厚腻、性热之品，塔拢（风、气）、塔菲（火）偏盛，加之妊娠数月后水血运行不畅，出现面目、四肢浮肿，甚至全身浮肿，按之凹陷不起，风火相合，上犯上盘则见头目胀痛，面红耳赤，烦躁不安。下行中、下二盘而口干苦思冷饮，小便短赤，大便干结，舌红，苔黄厚腻，脉行快而有力等。

3. 平然（治则） 除风清火，利水消肿。

4. 多雅（治法）

（1）内治法

①拢良清火降压汤：更拢良（腊肠树心）30g，麻三端囡（云南萝芙木）15g，邓嘿罕（定心藤）30g，光钩藤 15g，嘿柯罗（青牛胆）10g，咪火哇（山大黄）10g，水煎服，每日 1 剂。

②尖亮（降香黄檀）、巴闷烘（苦冬瓜）、更方（苏木）各等量，碾细粉，每次服 5～10g，每日 3 次，开水送服。

③先勒龙（大树黄连）30g，嘿柯罗（青牛胆）10g，咪火哇（山大黄）10g，波波罕（山乌龟）5g，哈芽拉勐图（决明根）30g，水煎服，每日1剂。

④吻牧（苦藤）15g，哈帕利（旋花茄根）30g，更拢良（腊肠树心）30g，光钩藤15g，嘿柯罗（青牛胆）10g，麻三端囡（云南萝芙木）15g，水煎服，每日1剂。

（2）外治法

达雅（搽药疗法）：取皇丈（火焰花）、莫哈郎（大驳骨丹）、莫哈蒿（鸭嘴花）、里罗蒿（白文殊兰）、楠勒景（聚果榕树皮）、鲁里顿（灯笼草）、鲁里嘿（藤灯笼草）、摆贵的罕（粉芭蕉干叶）、水冬瓜树皮、楠麻夯板（橄榄树皮）、楠楞嘎（木蝴蝶树皮）各等量，煎水浸泡外搽局部或周身。

【预防调护】

子痫前期的预测对于早期预防和早期治疗，降低母婴死亡率有重要意义，但目前尚无特别有效、可靠和经济的预测方法。首次产前检查应进行风险评估，主张联合多项指标综合评估预测，尤其要联合高危因素。

1. 高危因素　流行病学调查发现孕妇年龄 ≥ 40 岁、子痫前期病史、抗磷脂抗体阳性、高血压、慢性肾炎、糖尿病或遗传性血栓形成倾向、初次产检时 BMI ≥ 35、子痫前期家族史（母亲或姐妹）、本次妊娠为多胎妊娠、首次妊娠、妊娠间隔时间 ≥ 10 年以及早孕期收缩压 ≥ 130mmHg 或舒张压 ≥ 80mmHg 等，均与子痫前期密切相关。

2. 生化指标　包括可溶性酪氨酸激酶 -1、胎盘生长因子、胎盘蛋白 13、可溶性内皮因子等。生化指标联合高危因素，有一定预测价值。

3. 子宫动脉多普勒血流检测　妊娠 20 ～ 24 周时进行，如子宫动脉搏动指数和阻力指数持续升高，或出现子宫动脉舒张早期切迹等病理波形，有助于预测子痫前期的发生。

对低危人群目前尚无有效的预防方法。对预测发现的高危人群，可能有效的预防措施有①适度锻炼，妊娠期应适度锻炼，合理安排休息，以保持妊娠期身体健康。②合理饮食，妊娠期不推荐严格限制盐的摄入。③补钙，低钙摄入（摄入量 < 600mg/d）的孕妇建议补钙，每日口服 1.5 ～ 2.0g。④阿司匹林抗凝治疗主要针对有特定子痫前期高危因素者。

【现代研究进展】

妊娠期高血压是目前孕产妇的常见疾病，是临床上危害孕妇及产儿的重要原因。由于妊娠期高血压疾病的病理生理机制尚未阐明，并且临床检测手段匮乏，治疗手段也尚未完善，如何治愈妊娠期高血压仍是妇产科医学中的热点、难点和研究方向。目前对于该疾病的治疗主要为休息、预防抽搐、降压、利尿和监测等，而最终的治疗方案为终止妊娠，但目前国内外学者对于终止妊娠时机和方式的选择尚存在较大争议。由于终止妊娠将不可避免地引发胎儿发育不成熟和肾功能障碍等严重不良结局，因此相关辅助治疗措施以及尚未通过试验或临床研究来证实的分子生物学领域的调控作用，对于妊娠期高血压疾病的治疗具有积极意义，相信随着分子生物学和循证医学等多学科研究的不断深入，必将为妊娠期高血压疾病的诊断和治疗开辟新的思路，使越来越多的妊娠期高血压疾病患者从中受益。

【傣医医案选读】

玉某，女，35岁，平素喜食煎炸烧烤之品。妊娠7月，出现面目、四肢浮肿，按之凹陷不起，肤色淡黄，皮薄而光亮，口淡无味，食欲不振，胸闷气短，倦怠无力，四肢不温，大便稀溏，小便短少；舌质淡，舌体胖大，边有齿痕，苔薄白，脉行慢弱而无力。血压130/90mmHg，B超检查示孕28周单活胎。傣医诊断为土火塔不足型妊娠高血压综合征。以先解后治为原则，予吻牧泵筛鲁（苦藤消肿方）：吻牧（苦藤）15g，哈更埋丁别（灯台树根、心）15g，哦罗（小芦苇）15g，埋习列（黑心树）15g，水煎服3剂。治疗后症状较前缓解，嘱患者严密监测血压及胎动，不适随诊。

【思考题】

1.简述泵筛鲁（妊娠高血压综合征）的辨解帕雅（病因病机）。
2.简述泵筛鲁（妊娠高血压综合征）的诊断依据。
3.简述泵筛鲁塔拎塔菲软（土火不足型妊娠高血压综合征）的平然（治则）、多雅（治法）。

第五节　短龙多烘（妊娠身痒）

【概述】

妊娠身痒指妊娠期间，孕妇出现与妊娠有关的皮肤瘙痒症状，傣医称为"短龙多烘"。为妊娠期间出现的皮肤疾病，患病孕妇多因皮肤瘙痒难忍而寝食不安。傣医分为风火过盛型妊娠痒疹、火塔不足型妊娠痒疹、气血不足型妊娠痒疹三类来论治，分别治以除风清火，解毒止痒；温补四塔，除风止痒；补益气血，除风止痒为原则。

西医学的"妊娠合并荨麻疹""妊娠期肝内胆汁淤积症"等引起的全身瘙痒，其临床表现为皮肤发痒，搔抓后局部起红色斑疹，可参照本节论治。

【病因病机】

妊娠期，水血聚下养胎，塔喃（水、血）多偏不足，若孕期起居不慎，进一步引起四塔失和，风火偏盛，或水塔偏盛，复感外界风热毒邪，或感受冷风寒邪，内外相合，蕴结皮下，壅滞肌肤，形成本病。

【诊查要点】

(一)诊断依据

1. 病史 过敏体质,或过食鱼虾类食物,或有妊娠期肝内胆汁淤积症病史。

2. 临床表现 妊娠身痒,主要包括妊娠痒疹和妊娠期肝内胆汁淤积(ICP),前者以痒为主,伴局部红疹或隆起风团,皮肤干燥,急性者1周可停止发作,一般对胎儿及产妇都无影响,相当于西医学的妊娠合并荨麻疹。后者多发生在妊娠晚期,仅感瘙痒而无皮肤病变,瘙痒以躯干、手脚掌、下肢为主,甚至波及全身,夜间尤甚,并随妊娠进程逐步加重,随后可出现黄疸,伴乏力、恶心、尿黄、纳差等,其症状、体征于产后消失。本病主要危害胎儿,可引起胎儿窘迫、早产、死胎、死产、新生儿颅内出血。

(二)相关检查

1. 妊娠合并荨麻疹 体格检查患处皮肤经划痕试验后,局部出现红色斑疹。

2. 妊娠期肝内胆汁淤积

(1)血清胆汁酸(TBA)浓度增高,可为正常值的100倍;无诱因的皮肤瘙痒及血清 TBA > 10μmol/L 可诊断 ICP,TBA ≥ 40μmol/L 提示病情较重。

(2)胆红素轻、中度升高,尿胆红素阳性,碱性磷酸酶活性升高,转氨酶轻、中度升高。

(3)B 超:排除肝外梗阻性黄疸。

(三)鉴别诊断

1. 风疹 本病是由风疹病毒引起的全身发疹性疾病。典型症状:发热,耳后和枕骨下淋巴结肿大,1~2天身上起小红斑丘疹,但不累及手掌、足底,1~2天身热及红疹消退,可致胎儿畸形,应终止妊娠。

2. 妊娠疱疹 本病是与妊娠有密切关系的皮肤病,表现为红色荨麻疹样斑块,以及红斑基底上与临近处出现疱疹,或环行分布的小水疱。

3. 疱疹样脓疱病 本病是妊娠期最严重的皮肤病,在红斑的基底上直接出现脓疱,大小不一,在旧病灶边缘重新发生新脓疱,脓疱融合成痂皮,最后痂皮剥脱而慢慢愈合。

4. 妊娠期肝内胆汁淤积 应与表 5-2 中疾病鉴别。

表 5-2 妊娠期肝内胆汁淤积鉴别诊断

项目	妊娠期肝内胆汁淤积	妊娠合并急性肝炎	妊娠期急性脂肪肝	子痫前期肝病
黄疸	有	可有	有	无
瘙痒	有	可有	无	无
上腹痛	无	有	有	有
呕吐	无	有	剧烈	无
精神症状	无	无	有	有

续表

项目	妊娠期肝内胆汁淤积	妊娠合并急性肝炎	妊娠期急性脂肪肝	子痫前期肝病
体温	正常	升高	正常	正常
血压	正常	正常	正常	升高
尿蛋白	阴性	阴性	正常	阳性
转氨酶	轻至中度升高	轻至中度升高	升高	升高

【病证分类辨治】

（一）风火过盛型妊娠痒疹

1.夯帕雅（主症）　皮肤发痒，搔抓后局部起红色斑疹，痒痛难忍，时有渗液，遇热加剧，伴心烦易怒，口舌干燥，舌红苔薄黄或黄厚腻，脉行快。

2.辨解帕雅（病因病机）　妊娠期，水血聚下养胎，塔喃（水、血）不足，若平素喜食香燥性热之品，体内风火塔偏盛，塔喃（水、血）更显不足，不能制风火，又感受外界的风热毒邪，内外风火之邪相合，发于肌肤，风火毒邪蕴积皮下，风盛则痒，火盛则热，风火相合而致皮肤痒痛不适；风火相合，壅滞于肌肤则搔抓后局部起红色斑疹；风气过盛，不能推动水液运行，水湿滋生则患处渗水。

3.平然（治则）　除风清火，解毒止痒。

4.多雅（治法）

（1）内治法

①雅解沙把（百解胶囊），口服，每次6粒，每日3次。

②清火解毒止痒汤：文尚海（百样解）15g，嘿涛罕（大黄藤）15g，咪火哇（山大黄）15g，邓嘿罕（定心藤）30g，宾蒿（白花臭牡丹）30g，哈罕满（小拔毒散根）30g，哈罕满龙（黄花稔根）30g，水煎服，每日1剂。

（2）外治法

①阿雅（洗药疗法）。

方一：撒反（小叶臭黄皮）30g，摆管底（蔓荆叶）30g，摆娜龙（艾纳香叶）30g，扁（刺五加）30g等量，煎水外洗。

方二：哈哦（蛇蜕粉）3g，哈吐崩（四棱豆根）15g，煎汤泡洗。

②达雅（搽药疗法）：取上述药物煎煮浓缩后反复涂搽患处。也可取雅麻想（湿疮酊）涂搽患处。

（二）火塔不足型妊娠痒疹

1.夯帕雅（主症）　皮肤发痒，搔抓后局部起微红斑疹，有渗液，遇寒加剧，得温则减，伴见形寒怕冷，舌淡苔薄白或厚腻，脉行深而慢。

2.辨解帕雅（病因病机）　本病为平素喜食酸冷之品，体内风火塔不盛，水塔偏盛，水湿蕴结于皮，加之感受外在的冷风寒邪，内外相合，水湿寒邪蕴结，泛溢肌肤而致。

3. 平然（治则） 温补四塔，除风止痒。

4. 多雅（治法）

（1）内治法

①雅解沙把（百解胶囊），口服，每次 6 粒，每日 3 次。

②毫命除风止痒汤：毫命（姜黄）15g，辛（生姜）15g，邓嘿罕（定心藤）30g，摆宾蒿（白花臭牡丹叶）30g，哈罕满（小拔毒散根）30g，罕满龙（黄花稔）30g，水煎服，每日 1 剂。

③雅叫哈顿（五宝药散），口服，每次 6 粒，每日 3 次，米汤送服。

（2）外治法

①阿雅（洗药疗法）。

方一：取撒反（小叶臭黄皮）、摆管底（蔓荆叶）、摆娜龙（艾纳香叶）、扁（刺五加）各等量，煎水外洗。

方二：扎阿亮（紫苏叶）、应醒（荆芥）、摆管底（蔓荆叶）、摆拢良（腊肠树叶）、摆宾蒿（白花臭牡丹叶）、摆习列（黑心树叶）、摆娜龙（艾纳香叶）、芽沙板（除风草）、摆芽拉勐龙（对叶豆叶）及摆、哈扁（刺五加叶、茎）各等量，煎水浸泡周身。

②达雅（搽药疗法）：可取上述药浓缩后反复涂搽。也可取雅麻想（湿疮酊）涂搽患处。

（三）气血不足型妊娠痒疹

1. 夯帕雅（主症） 皮肤瘙痒，皮肤可见斑疹，皮疹色淡，入夜加重，皮肤、面色苍白，饮食欠佳，舌淡苔薄，脉细无力。

2. 辨解帕雅（病因病机） 本病为平素体质较弱，气血不足，妊娠后气血消耗增多，气血不能滋养皮肤，风气相对过盛，则见皮肤瘙痒，入夜加重，皮肤可见斑疹，皮疹色淡，皮肤失养则见皮肤、面色苍白；舌淡苔薄、脉细无力均为气血不足征象。

3. 平然（治则） 补益气血，除风止痒。

4. 多雅（治法）

（1）内治法

①雅解沙把（百解胶囊），口服，每次 4～8 粒，每日 3 次。

②水不足、风火偏燥者，宜取雅叫哈顿（五宝药散），每次服 3～6g，每日 3 次。或取文尚海（百样解）15g，邓嘿罕（定心藤）30g，嘿涛勒（鸡血藤）15g，罕好喃（水菖蒲）15g，水煎服，每日 1 剂。

③风火不足、水盛寒重者，取芽楠嫩（荷包山桂花）30g，罕好喃（水菖蒲）15g，哈累牛（野芦谷根）30g，辛（生姜）10g，哈哦（蛇蜕）10g，蝉蜕 10g，文尚海（百样解）15g，邓嘿罕（定心藤）30g，水煎服，每日 1 剂。

（2）外治法

阿雅（洗药疗法）：①含毫（菖蒲）、毕亮（麻叶野花椒）各 250g，煎水外洗周身，每日 2 次。②内管底（蔓荆子）、罕好喃（水菖蒲）、内帕嘎休（苦菜子）、贺荒（大蒜）、摆麻汉（巴豆叶），各适量，煎水外洗。

【预防调护】

1. 注意休息，忌食香燥性热、酸冷性寒味腥之品，多饮水。
2. 孕期加强监护，当出现胎儿窘迫现象，应及时行剖宫产，减少围生儿死亡率。
3. 孕妇口服维生素 K_4 和其他脂溶性维生素以减少产后出血及新生儿颅内出血的风险。

【现代研究进展】

妊娠身痒主要包括西医学的妊娠合并荨麻疹及妊娠期肝内胆汁淤积。

妊娠合并荨麻疹的病因复杂，大部分患者找不到确切原因。常见的病因包括食物及食物添加剂（如动物蛋白性食物、植物性食物、天然或人工添加剂等）、吸入物（动物皮屑、花粉、羽毛、灰尘、特殊气体等）、感染（幽门螺杆菌感染、上呼吸道感染等）、药物（抗生素、解热镇痛药等）、物理因素（冷、热、机械刺激、日光等）、昆虫叮咬、精神因素、内分泌变化等。其发病机制主要是由于肥大细胞活化脱颗粒，释放组胺、合成细胞因子及炎症介质引起血管扩张和血管通透性增加，导致真皮水肿。肥大细胞在荨麻疹的发病中起到了关键的作用。大部分学者认为荨麻疹的发病与激素有一定的关系。在慢性荨麻疹患者中女性的发病高于男性，提示不同性别中激素的差异性表达可能与荨麻疹的发病有一定联系。肥大细胞中存在雌二醇受体和孕激素受体，当这些受体被激活时，肥大细胞释放组胺。目前还认为血管源性水肿的发生机制与缓激肽依赖雌二醇介导有关。而在妊娠期，机体内激素水平的变化也是导致妊娠期荨麻疹的一个特有的病因。妊娠期常见的荨麻疹类型有急性荨麻疹、慢性荨麻疹或慢性荨麻疹急性发作，偶可见其他物理性荨麻疹如寒冷性荨麻疹、日光性荨麻疹等。

妊娠期肝内胆汁淤积（intrahepatic cholestasis of pregnancy，ICP）是妊娠中晚期常见并发症，其中约 80% 发生于孕 30 周以后，文献报道全球发病率约为 0.7%，波动幅度 0.1% ～ 15.6%，其中我国为亚洲主要高发地区，1% ～ 5% 的孕妇受 ICP 影响。ICP容易引起胎盘供血障碍，可造成胎儿窘迫、早产或突发死亡等不良事件，导致围产儿死亡率显著升高。ICP 详细发病机制目前尚不明确，可能与女性激素、遗传、免疫、环境等因素有关。既往研究表明，肝胆基础疾病、家族史和口服避孕药等均为主要危险因素，但不同地区流行状况和病因学可能存在一定差异。

【傣医医案选读】

玉某，女，27 岁，平素喜食辛香燥热之品，妊娠 30 周出现皮肤发痒，搔抓后局部起红色斑疹，痒痛难忍，时有渗液，遇热加剧，得温则减，伴心烦易怒，口舌干燥，舌红苔薄黄或黄厚腻，脉行快。傣医诊断为风火过盛型妊娠痒疹。根据先解后治的原则，先口服雅解沙把（百解胶囊），每次 6 粒，每日 3 次；再予清火解毒止痒汤：文尚海（百样解）15g，嘿涛罕（大黄藤）15g，咪火哇（山大黄）15g，邓嘿罕（定心藤）30g，宾蒿（百花臭牡丹根）30g，哈罕满（小拔毒散根）30g，哈罕满龙（黄花稔根）30g，5剂，水煎服，每日 1 剂。

【思考题】

1. 简述何为短龙多烘（妊娠身痒）。
2. 简述短龙多烘（妊娠身痒）的辨解帕雅（病因病机）。
3. 简述风火过盛型妊娠痒疹的辨治。

第六章 产时病及产后病 ▷▷▷

【学习目的】

产时病及产后病是临床常见病、多发病，通过本章节的学习，应当掌握其分类、发病因素、常见疾病的临床特点、诊查要点及病证分类辨治方法，傣医处理的原则；要熟悉产时病及产后病的预防和调护措施。

第一节 格鲁了些冒拢（胎盘滞留）

【概述】

胎盘滞留，傣医称为"格鲁了些冒拢"，指胎儿娩出后，胎盘超过 30 分钟仍不能排出而留滞于宫中，将导致出血。临床主要表现为产后胎盘不下，小腹坠胀，按之不痛，可触及硬块，阴道出血量多，面色苍白，头晕心悸等。傣医将之分为气血不足型胎盘滞留和寒凝血滞型胎盘滞留两个型来论治。治疗以调平四塔为原则，分别采取调补气血，活血行瘀和补火除寒，通血止痛为治法。

【病因病机】

本病是因为产妇平素体弱，四塔不足，气弱血少，加之塔菲（火）损伤，无力娩出胎盘，或寒凝血滞以致胎盘不下。

【诊查要点】

胎盘滞留是风塔不足，运行无力，胎盘滞留，或火塔不足，寒邪侵袭下盘，血液凝滞，胎盘滞留而致短固（小腹）疼痛为主要表现，根据恶露的量、色、质、气味的异常变化，结合素体因素、全身症状特征及相关检查来进行诊断。

（一）病史

有分娩史，产程中尿潴留病史。

（二）临床表现

1.胎儿娩出后，胎盘经过较长时间还不能娩出而留滞于宫中，以小腹坠胀，按之不痛，可触及硬块，阴道出血量多为主要临床特点。

2.伴有格鲁了（产后）恶露不止，量多、色淡、质稀、无臭，小腹空坠者；或恶露量多，色鲜红或紫红，质黏稠，有臭气，伴腹痛、发热；或恶露淋沥不断，时多时少，色紫暗，有血块，伴腹痛拒按。

（三）相关检查

1.妇科检查　宫颈口松弛，或夹有胎盘组织，双合诊时子宫大而软，可有触痛。

2.辅助检查

（1）血常规检查　血色素常有不同程度的降低。有感染因素存在时，白细胞及中性粒细胞升高。

（2）尿妊娠试验或血绒毛膜促性腺激素检测　有助于诊断胎盘残留及除外产后滋养细胞肿瘤。

（3）B超检查　宫腔内有残留的胎盘组织。

（4）子宫刮出物病理检查　确诊胎盘、胎膜残留。

（四）鉴别诊断

1.胎盘残留应与胎盘植入相鉴别，二者均可引起产后出血，胎盘植入病情较胎盘残留更加严重，但彩色多普勒超声及磁共振检查可加以鉴别。

2.胎盘残留应与蜕膜残留相鉴别，蜕膜多在产后1周内脱落，并随恶露排出，与胎盘残留不易鉴别，宫腔刮出物病理检查可见坏死蜕膜，混以纤维素、玻璃样变的蜕膜细胞和红细胞，但不见绒毛。

【病证分类辨治】

（一）气血不足型胎盘滞留

1.夯帕雅（主症）　产后胎盘不下，小腹坠胀，按之不痛，可触及硬块，阴道出血量多，面色苍白，头晕心悸，气短神疲。舌质淡，苔薄白，脉行弱而无力。

2.辨解帕雅（病因病机）　由于产妇平素体弱四塔不足，风塔偏衰则气短神疲；加之产后水（血）塔、风塔不足，无力娩出而胎盘不下，瘀血阻滞血不归经则阴道出血量多，瘀血留滞不通则小腹坠胀，按之不痛，可触及硬块；水（血）塔、风塔不足，不能上荣而出现面色苍白，头晕心悸；舌质淡，苔薄白，脉行弱而无力亦为气血不足之象。

3.平然（治则）　调补气血，活血行瘀。

4.多雅（治法）

（1）内治法

①楠嫩益母芽敏汤：芽楠嫩（荷包山桂花）30g，芽敏龙（益母草）15g，芽敏（艾叶）10g，故罕（当归藤）15g，水煎服，每日1剂。

②产后恶露不绝不止，取楠埋母囡（小止泻木树皮）30g，楠埋母龙（大止泻木树

皮）30g，水煎服。或哈吐崩（四棱豆根）15g，磨于米汤内服。

③产后突然昏厥，旋即苏醒，取患妇裙边烧炭捣细，加匹囡（胡椒）3 粒，景郎（黑种草子）各适量，共捣细，加水外搽人中、喉结、头顶，水煎服。

④取哈哦（蛇蜕）5g，哈麻电（圆锥南蛇藤根）20g，水煎服，每日 1 剂。

（2）外治法

①阿雅（洗药疗法）：取雅哈摆（绞股蓝）、贺别（葛根）、荒仑（薄荷）、罕盖（通血香）、摆管底（蔓荆叶）、摆拢良（腊肠树叶）、楠麻夯板（橄榄树皮）、楠孩嫩（水杨柳树皮）、嘿涛罕（大黄藤）、地榆、摆宾蒿（白花臭牡丹叶）、摆习列（黑心树叶）、摆娜龙（艾纳香叶）、芽沙板（除风草）、摆芽拉勐龙（对叶豆叶），以及摆、哈扁（刺五加叶、茎）各适量，水煎外洗。

②果雅（包药疗法）。

方一：取宋拜（蛇藤）、芽赶转（重楼）、摆埋丁别（灯台叶）、毫命（姜黄）、晚害闹（莪术）、莫来（瓜蒌）、借蒿（芒硝）各适量，炒热外包。

胎衣不下，取哈禾巴（白花曼陀罗根）、辛（生姜）各适量，捣烂外包手足尖。或取哈巴闷烘（苦冬瓜根）30g，蒿怀（水牛角粉）5g，哈哦（蛇蜕）5g，内帕嘎休（苦菜子）15g，捣烂外包小腹可下之。或取腐烂的嘎贵吻（象腿蕉鳞茎）100g，外包上腹部，用白布缠绕可下之。

方二：取雅哈摆（绞股蓝）、贺别（葛根）、荒仑（薄荷）、罕盖（通血香）、辛（生姜）、摆莫来（瓜蒌叶）、皇旧（墨旱莲）、摆宾蒿（白花臭牡丹叶）、摆宾亮（红花臭牡丹叶）、摆罗埋亮龙（朱槿叶）、摆更方（苏木叶）、毫命（姜黄）、晚害闹（莪术）各等量，碾细粉，加劳（酒）、醋炒热，外敷下腹部。

③闭诺（推拿按摩疗法）：根据病情选择雅劳（药酒）或药液（药油、温热水），边涂搽边按摩，然后用哈巴闷烘（苦冬瓜根）30g，蒿怀（水牛角粉）5g，哈哦（蛇蜕）5g，内帕嘎休（苦菜子）15g，捣烂外包小腹可下之。

④咱雅（拖擦药物疗法）。

方一：取哈哦（蛇蜕）5g，哈麻电（圆锥南蛇藤根）30g，水煎，取汁外搽手足。

方二：拎朗（泥土）适量、害盖咩勒（黄母鸡蛋）2 个，共捣烂外搽双足大趾。

方三：产后恶露不绝不止，取嘿麻倒（葫芦藤），磨于米汤水中煎服，同时外搽头部。

⑤咱雅皇（热拖擦药物疗法）：取哈哦（蛇蜕粉）5g，哈麻电（圆锥南蛇藤根）30g，嘿亮龙（大血藤）30g，嘿涛勒（鸡血藤）30g，碾细粉，装袋，扎紧袋口，蘸药水、酒，蒸热，揉按拖擦腹部。

（二）寒凝血滞型胎盘滞留

1. 夯帕雅（主症） 格鲁了（产后）胎盘不下，腹部冷痛拒按，恶心欲呕，阴道出血不止，色暗红，面色青紫；舌质淡紫，苔薄白，脉行弱而不畅。

2. 辨解帕雅（病因病机） 平素喜食酸冷性寒之品，损伤火塔，塔菲（火）不足则腹部冷痛拒按，恶心欲呕；或患者因体质偏寒，或产时感受帕雅拢嘎（冷风寒邪），寒凝血滞则胎盘不下，面色青紫；瘀血阻滞，血不归经则阴道出血量多、色暗红；舌质淡紫、苔薄白、脉行弱而不畅亦寒凝血滞之象。

3. 平然（治则）　补火除寒，通血止痛。

4. 多雅（治法）

（1）内治法

①丹益补火除寒汤：比比亮（红花丹）5g，芽敏龙（益母草）30g，芽敏（艾叶）10g，故罕（当归藤）30g，哈宾蒿（白花臭牡丹根）30g，罗罕（红花）5g，水煎服，每日1剂。

②产后阴道出血伴腹部绞痛。

方一：取辛（生姜）5g，景郎（黑种草子）3g，勒哦（猴竭）3g，捣细用温开水送服，每日1剂。

方二：帕崩板（平卧土三七）15g，哈菲嘿（老草棉根）15g，更别（松木树心）15g，景郎（黑种草子）10g，罗罕（红花）5g，水煎服，每日1剂。

（2）外治法

①阿雅（洗药疗法）：取雅哈摆（绞股蓝）、贺别（葛根）、荒仑（薄荷）、罕盖（通血香）、摆管底（蔓荆叶）、摆拢良（腊肠树叶）、楠麻夯板（橄榄树皮）、楠孩嫩（水杨柳树皮）、嘿涛罕（大黄藤）、地榆、摆宾蒿（白花臭牡丹叶）、摆习列（黑心树叶）、摆娜龙（艾纳香叶）、芽沙板（除风草）、摆芽拉勐龙（对叶豆叶），以及摆、哈扁（刺五加叶、茎）各适量，水煎外洗。

②果雅（包药疗法）。

方一：取宋拜（蛇藤）、芽赶转（重楼）、摆埋丁别（灯台叶）、毫命（姜黄）、晚害闹（莪术）、莫来（瓜蒌）、借蒿（芒硝）各适量，炒热外包下腹部。

方二：摆芽敏（艾蒿叶），适量，切碎加劳（酒）烧热，包敷产妇腹部。

方三：瓜蒌藤适量，舂细，加劳（酒）炒热，包于脐部。

方四：扎阿亮（紫苏叶）、叫哈荒（生藤）、贺别（葛根）、荒仑（薄荷）、罕盖（通血香）、辛（生姜）、摆莫来（瓜蒌叶）、皇旧（墨旱莲）、摆宾蒿（白花臭牡丹叶）、摆宾亮（红花臭牡丹叶）、摆罗埋亮龙（朱槿叶）、摆更方（苏木叶）、毫命（姜黄）、晚害闹（莪术）各等量，碾细粉，加劳（酒）、醋炒热，外敷下腹部。

③咱雅皇（热拖擦药物疗法）。

方一：取嘎扎拉（紫花曼陀罗）1株，磨于水中，外搽手足可下之。

方二：取芽敏（艾叶）、扎阿亮（紫苏叶）、叫哈荒（生藤）、贺别（葛根）、罕盖（通血香）、辛（生姜）、摆莫来（瓜蒌叶）、皇旧（墨旱莲）、摆宾蒿（白花臭牡丹叶）、摆宾亮（红花臭牡丹叶）、摆罗埋亮龙（朱槿叶）、摆更方（苏木叶）、毫命（姜黄）、晚害闹（莪术）各等量，碾细粉，装袋，扎紧袋口，蘸药水、药酒，蒸热揉按拖擦腹部。

④闭诺（推拿按摩疗法）：根据病情选择雅劳（药酒）或药液（药油、温热水），边涂搽边按摩，然后结合傣药外敷治疗。

【预防调护】

产前进行充分评估，选择适当的分娩时机及方式，排出滞留于宫腔的胎盘后积极预防感染，调情志，适寒温，加强营养，增强体质。

【现代研究进展】

胎盘多在胎儿娩出后15分钟内娩出，若30分钟后仍不排出者，将导致出血。其常见原因有①膀胱充盈，使已经剥离的胎盘滞留宫腔。②胎盘嵌顿，宫颈内口肌纤维出现环形收缩，使已剥离的胎盘嵌顿于宫腔。③胎盘剥离不全。

西医治疗：胎儿娩出以后，若胎盘粘连，可徒手剥离胎盘并取出。若剥离困难怀疑有胎盘植入应立即停止剥离，根据患者出血情况及胎盘剥离面积行保守治疗或子宫切除。保守治疗适用于产妇一般情况好，无活动性出血者。可采取经导管子宫动脉栓塞术、口服米非司酮、口服甲氨蝶呤片等治疗。治疗过程中应用彩色多普勒超声检测胎盘周围血流情况、子宫情况，并观察阴道出血量，若出血量多应行清宫术，必要时行子宫切除术。

本病的预防包括产前预防、产时预防、产后预防。①产前预防：加强围产期保健，预防及治疗贫血，对有可能出现产后大出血的高危人群进行一般转诊和紧急转诊。②产时预防：密切观察产程进展，防止产程延长，正确处理第二产程，积极处理第三产程。③产后预防：密切观察生命体征，包括血压、脉搏、阴道出血量、子宫高度、膀胱充盈情况，及早发现出血和休克。鼓励产妇排空膀胱，与新生儿尽早接触、早吸吮，以便能反射性引起催产素释放及促进子宫收缩，减少出血量。

【傣医医案选读】

玉某，女，28岁。平素体质较弱。10天前在当地医院足月顺产回家，自觉腹部冷痛拒按，恶心欲呕，阴道出血不止，色暗红，面色青紫，舌质淡紫，苔薄白，脉行弱而不畅。经B超提示：胎盘残留。患者要求暂不清宫，故来诊。视其病证，傣医诊断为寒凝血滞胎盘滞留。多雅（治法）：补火除寒，通血止痛。把雅（方剂）选丹益补火除寒汤：比比亮（红花丹）5g，芽敏龙（益母草）30g，芽敏（艾叶）10g，故罕（当归藤）30g，哈宾蒿（白花臭牡丹根）30g，罗罕（红花）5g，7剂，水煎服，每日1剂。另取宋拜（蛇藤）、芽赶转（重楼）、摆埋丁别（灯台叶）、毫命（姜黄）、晚害闹（莪术）、莫来（瓜蒌）、借蒿（芒硝）各适量，炒热外包下腹部。服药1周后随恶露排出2块宫内残留胎盘组织，复查B超无异常。

【思考题】

1.什么叫胎盘滞留（格鲁了些冒拢）？
2.引起胎盘滞留（格鲁了些冒拢）的原因有哪些？
3.胎盘滞留（格鲁了些冒拢）与胎盘植入如何鉴别？

第二节　格鲁了勒多冒少（产后恶露不绝）

【概述】

产后血性恶露持续 10 天以上，仍淋沥不尽者，称为格鲁了勒多冒少（产后恶露不绝）。病因主要有子宫收缩乏力、胎盘因素、软产道裂伤及凝血功能障碍等。

傣医学根据夯帕雅（主症）和辨解帕雅（病因病机）将其分为风塔不足型产后恶露不绝、气滞血瘀型产后恶露不绝、水血不足型产后恶露不绝、风火偏盛型产后恶露不绝四个证型进行论治。

西医学因生产时软产道裂伤、产后子宫复旧不全，胎盘、胎膜残留，子宫内膜炎所致产后出血，以及药物流产、早期人工流产、中期妊娠引产等表现为恶露不尽者，均可参照本节辨治。

【病因病机】

本病是产前四塔功能不足，产时风（气）、水（血）耗损太过，风（气）不足，血失所摄；或产后四塔功能失调，气血不足，血行不畅，余血未净，阻碍气血运行，气滞则血瘀，血不循常道，可致出血不止；或因情志失调，风气不足，血行不畅，瘀血阻滞下盘，血不循常道而致产后恶露不绝。

【诊查要点】

（一）诊断

以产后血性恶露持续 10 天以上仍淋沥不尽为临床表现，严重者出现失血性休克和贫血等相关表现。

（二）相关检查

1. 病史
（1）平素体质较弱。
（2）产时有感受邪气或操作不洁史。
（3）产时有软产道裂伤史。
（4）或有产程过长、胎盘、胎膜残留、产后子宫复旧不良等病史。
（5）凝血功能异常相关病史。

2. 体格检查
（1）全身检查　可呈贫血貌。
（2）妇科检查　软产道裂伤者可见会阴、阴道、宫颈裂伤，甚至可见阴道穹隆、子宫下段，甚至盆壁等撕裂伤；胎盘、胎膜残留者可见胎盘组织嵌顿甚至植入；子宫复旧不良者子宫常相比同期正常产褥期子宫大而软，有时伴有压痛。

3. 辅助检查

（1）血常规及凝血功能检查：可出现贫血改变，或表现出凝血功能异常。

（2）胎盘、胎膜残留者超声检查时可见宫腔内有残留物。

（三）鉴别诊断

产后恶露不绝应与子宫黏膜下肌瘤及胎盘部位滋养细胞肿瘤相鉴别。

1. 子宫黏膜下肌瘤　产后阴道出血淋沥不尽，有子宫肌瘤病史。超声检查示子宫黏膜下肌瘤。

2. 胎盘部位滋养细胞肿瘤　产后阴道出血淋沥不尽。多伴有子宫均匀或不规则增大，血 HCG、HPL 常有轻度升高。超声检查、诊断性刮宫有助于诊断。

【病证分类辨治】

（一）风塔不足型产后恶露不绝

1. 夯帕雅（主症）　产后阴道出血不止，时多时少，小腹隐隐作痛，面色苍白、心悸气短，头昏头痛，周身困乏无力，不思饮食，舌质淡，苔薄白，脉深细而慢。

2. 辨解帕雅（病因病机）　本病主要是由于患者平素体质虚弱，风（气）不足，或产后失血过多，或产后调养失宜，风塔、水（血）塔损伤而致产后阴道出血不止；风气、水血失于滋润补养则面色苍白、心悸气短、头昏头痛、周身困乏无力、舌质淡、脉深细而慢。

3. 平然（治则）　调补四塔，补气止血。

4. 多雅（治法）

（1）内治法

①楠嫩补气止血汤：芽楠嫩（荷包山桂花）30g，芽敏龙（益母草）15g，嘿亮龙（大血藤）30g，哈罗埋亮（大红花根）15g，水煎服，每日 1 剂。

②芽景布（鬼针草）30g，水煎服。

③雅解匹勒（妇安解毒丸），口服，每次 3 ～ 6g，每日 3 次，温开水送服。

④喃皇旧（墨旱莲汁），加柠檬汁为引内服。

⑤预防产后恶露不绝不止，可用楠锅麻过（槟榔青皮树）、罕利（生紫胶）各适量，水煎服。

⑥产后大出血，取匹囡（胡椒）5g，里逼（荜茇）10g，尖亮（降香黄檀）15g，尖郎（紫檀）15g，捣细粉，用温开水送服，每日 1 剂。

（2）外治法

①烘雅（熏蒸疗法）：取罕盖（通血香）、叫哈荒（生藤）、沙海（香茅草）、摆管底（蔓荆叶）、摆习列（黑心树叶）、摆拢良（腊肠树叶）、芽沙板（除风草）、辛（生姜）各适量，共碾细粉，做成推拿药包，每袋 100g，将之置入熏蒸器的锅内，待煮沸产生

热气后让患者位于特制的熏蒸器（熏蒸木桶、锅、蒸箱）内，接受器内药物蒸气熏蒸全身或局部。

②阿雅（洗药疗法）：取摆管底（蔓荆叶）、叫哈荒（生藤）、摆拢良（腊肠树叶）、摆宾蒿（白花臭牡丹叶）、摆习列（黑心树叶）、摆娜龙（艾纳香叶）、芽沙板（除风草）、沙干（辣藤）、罕盖（通血香）、该嘿（吊吊香）、含毫帕（石菖蒲）、贺别（葛根）各适量，煎煮取药水，浸泡局部或全身。

（二）气滞血瘀型产后恶露不绝

1. 夯帕雅（主症） 产后阴道出血，淋沥不止，血色紫暗，有瘀块，小腹刺痛拒按，血块下后疼痛减轻；舌质暗红或有瘀点，苔薄黄，脉行细而不畅。

2. 辨解帕雅（病因病机） 本病主要是由于患者情志不舒，导致风（气）塔不足，气血推动无力，水（血）不行，或产后、大病、久病后四塔功能低下，风塔、水塔不足，水（血）不畅外溢而致产后阴道出血淋沥不止，血色紫暗，有瘀块；瘀血阻滞下盘则小腹刺痛拒按，血块下后疼痛减轻；舌质暗红或有瘀点、脉行细而不畅亦为气滞血瘀之象。

3. 平然（治则） 调气化瘀，通经止血。

4. 多雅（治法）

（1）内治法

①罕盖通血止血汤：罕盖（通血香）30g，芽依秀母（香附）20g，毫命（姜黄），15g 哈麻王喝（刺天茄根）30g，哈法扁（假烟叶根）20g，水煎服，每日 1 剂。

②芽景布（鬼针草）30g，水煎服。

③雅叫哈顿（五宝药散），口服，每次 3～6g，每日 3 次。

④帕崩板（平卧土三七）15g，哈菲嘿（老草棉根）15g，更别（松木树心）15g，景郎（黑种草子）10g，罗罕（红花）5g，水煎服，每日 1 剂。

（2）外治法

①闭诺（推拿按摩疗法）：取皇旧（墨旱莲）、芽敏（艾叶）各等量，碾细粉，做成按摩包，蒸热，揉按热敷下腹部，每日 1 次，3 次为 1 个疗程，连用 1～3 个疗程。

②暖雅（睡药疗法）：取罕盖（通血香）、芽依秀母（香附）、毫命（姜黄）、哈麻王喝（刺天茄根）、哈法扁（假烟叶根）各适量，加劳（酒）炒热或蒸热，取出平摊于睡药床上，加劳（酒）充分拌匀（取出一半备用），用纱布覆盖于热药上，待温度适中时令患者睡于药上，用纱布盖于患者身上，再将余药覆盖于患部或全身（除头颅外）。

（三）水血不足型产后恶露不绝

1. 夯帕雅（主症） 产后少腹隐隐作痛，阴道出血，淋沥不止，量少、色淡，伴有周身酸软乏力，面色苍白，心慌心悸，眠差，大便干燥；舌淡，苔薄白，脉行细弱而无力。

2. 辨解帕雅（病因病机） 平素体弱，四塔功能失调，塔喃（水血）不足，加之产时耗伤气血，或产后失血过多，或产后调养失宜，气血虚衰，不能濡养脏腑引血归经，故见产后少腹隐隐作痛，阴道出血，淋沥不止，量少、色淡，伴有周身酸软乏力；水血不足不能上荣则面色苍白、心悸、眠差；水血不足不能下润则大便干燥；气血虚衰，推动无力故脉行细弱而无力。

3. 平然（治则） 调补水塔，补血止血。

4. 多雅（治法）

（1）内治法

①雅楠嫩补勒（楠嫩补血汤）：芽楠嫩（荷包山桂花）30g，嘿亮浪（铁藤）15g，水煎服，每日 1 剂。

②雅叫哈顿（五宝药散），口服，每次 3～6g，每日 3 次。

（2）外治法

闭诺（推拿按摩疗法）：摆亮龙（大血藤叶）、摆涛勒（鸡血藤叶）、摆嘎筛（龙血竭叶）、楠该罕（石斛叶）、皇旧（墨旱莲）、芽敏（艾叶）、罕盖（通血香）、芽沙板（除风草）、摆宾蒿（白花臭牡丹叶）、扎阿亮（紫苏叶）各等量，共碾细粉，制成按摩包，每袋 200g，蘸水和劳（酒）蒸热，热敷揉按腹部、腰背部或周身。

（四）风火偏盛型产后恶露不绝

1. 夯帕雅（主症） 产后阴道出血，淋沥不止，血色深红、量多。小腹疼痛拒按，口干苦，喜冷饮，小便短赤，大便干结，舌质红，苔黄厚腻或干燥少水，脉行快有力。

2. 辨解帕雅（病因病机） 本病多为平素过食辛香燥热、肥甘厚腻之品，导致体内四塔、五蕴功能失调，塔菲（火）偏盛，加之产后塔喃（水）损伤，不能制火，风、火侵犯下盘塔菲（火）偏盛，见产后阴道出血，淋沥不止，血色深红，量多。小腹疼痛拒按，口干苦，喜冷饮，小便短赤，大便干结，舌质红，苔黄厚腻或干燥少水，脉行快有力。

3. 平然（治则） 清火解毒，凉血止血。

4. 多雅（治法）

（1）内治法

①雅麻贺龙（毒邪内消汤）：哈罕满龙（黄花稔根）30g，哈芽拉勐囡（决明根）30g，哈迪告（藏药木根）15g，怀哦囡（牛膝）15g，怀哦龙（土牛膝）15g，水煎服，每日 1 剂。

②罕盖通血止血汤：罕盖（通血香）30g，芽依秀母（香附）20g，毫命（姜黄）15g，哈麻王喝（刺天茄根）30g，哈法扁（假烟叶根）20g，水煎服，每日 1 剂。

③雅叫哈顿（五宝药散），口服，每次 3～6g，每日 3 次。

（2）外治法

①咱雅（拖擦药物疗法）：取罕盖（通血香）、叫哈荒（生藤）、沙海（香茅草）、摆管底（蔓荆叶）、摆习列（黑心树叶）、摆拢良（腊肠树叶）、芽沙板（除风草）、辛（生姜）各适量，将药物碾成细粉装入布袋内，扎紧袋口，蘸药水、药油或雅劳（药酒）从

上到下、从前到后、从左到右，顺着人体的经筋循行路线拖擦周身或局部。

②沙雅（针刺疗法）：以梅花针、三棱针刺疼痛部位，并用火罐拔于针刺部位至少量出血的施治方法。

【预防调护】

1. 增强体质，促进健康。
2. 产前行相关检查时关注有无凝血障碍，及时预防此病。
3. 在正规医院进行生产，防产时操作不当。一旦发现软产道撕裂不可避免，行软产道切开，以便于缝合。
4. 产时若发现有胎盘、胎膜残留，立即行相关处理。
5. 产后注意休息，加强营养，调情志，避风寒。
6. 一旦出现此病，积极治疗，以防变证。

【现代研究进展】

分娩结束后子宫体肌纤维收缩，使肌层内的血管腔狭窄甚至栓塞，局部供给子宫肌细胞的血液减少，肌细胞因缺血而自溶，并缩小了宫腔内的胎盘剥离面，此时新生的子宫内膜可修复胎盘剥离面，使整个子宫内外都恢复到接近怀孕前的状态，此过程为子宫复旧过程，一般需要 6～8 周。复旧过程主要包括子宫体肌纤维缩复、子宫内膜再生、子宫血管变化、纤溶系统与胶原降解变化、微循环变化等过程。上述复旧过程受到阻碍时，常表现为产后恶露不绝。但产后恶露不绝还可与胎盘、胎膜残留，蜕膜残留、植入性胎盘、会阴切开缝合术后切口感染裂开、剖宫产术后子宫切口裂开、子宫切口憩室、子宫动静脉瘘、感染因素，产妇严重贫血、重度营养不良、合并子宫肌瘤、产后绒癌等因素有关。

【傣医医案选读】

侯某，女，30 岁，2017 年 10 月 14 日初诊。剖宫产术后 2 月余，血性恶露时多时少，一直未净。现阴道出血量少，色淡红，无血块，无明显腰腹疼痛，现为哺乳期，乳汁亦少，周身困乏无力，少气懒言，舌质淡，苔薄白，脉深细而慢。傣医诊断为风塔不足型产后恶露不绝，以先解后治的原则，取雅解匹勒（妇安解毒丸），口服，每次 3g，每日 3 次，温开水送服；再取芽楠嫩（荷包山桂花）30g，芽敏龙（益母草）15g，芽依秀母（香附）20g，嘿亮龙（大血藤）30g，埋嘎筛（龙血树）15g，哈罗埋亮（大红花根）15g，水煎服，每日 1 剂，共 2 剂见效，症状改善。

【思考题】

1. 请解释何为格鲁了勒多冒少（产后恶露不绝）。
2. 简述格鲁了勒多冒少（产后恶露不绝）的辨解帕雅（病因病机）。

3.简述格鲁了勒多冒少勒拢巴（气滞血瘀型产后恶露不绝）的平然（治则）和多雅（治法）。

第三节 格鲁了呢卖（产后发热）

【概述】

产后发热，傣医称为"格鲁了呢卖"，临床以分娩24小时后至产后10天内，发热不退，体温有2次高于38.5℃，或突发高热等为主要表现。根据其临床表现可参照西医学的"产褥感染"进行治疗。傣医将"产后发热"分为产后瘀血发热、产后水血不足发热、产后风火偏盛发热三个证型来论治。治疗以清火解毒为原则，分别采取清火解毒，通气活血，化瘀退热；调补水血，清火退热；泻火解毒，凉血退热等治法。

【病因病机】

由于产前四塔不足，形体瘦弱，产时耗气伤血，复感外在的帕雅拢皇（热风毒邪），内外毒邪相合，蕴积下盘所致。

【诊查要点】

格鲁了呢卖（产后发热），是产后塔喃（水血）耗伤，塔喃（水血）不足，致使邪毒乘虚侵入，火邪偏盛所致，临床常见持续发热不退，或突发高热，并伴有其他症状者，可根据发病部位，临床表现特点及相关检查来进行诊断。

（一）病史

详细询问病史及分娩全过程，对产后发热者，首先考虑为产褥感染，再排除引起产褥感染的其他疾病。

（二）临床表现

1.呢卖（发热） 一般见于产后3～7天，会阴、外阴、阴道、宫颈部位有感染，而发热不明显。若会阴切口化脓，则体温可明显上升，亦可伴有寒战；子宫内膜炎或子宫肌炎时，体温多可超过38℃；血栓性静脉炎常有高热，可达39℃；引起弥漫性腹膜炎时，多见反复寒战高热，体温可高达40℃。

2.短囡（腹痛） 当感染波及子宫、输卵管、盆腔结缔组织或盆腔腹膜时，均可出现不同程度的腹痛，从下腹部开始，逐渐可波及全腹。腹膜有炎症时，疼痛往往剧烈并伴有恶心呕吐。

3.恶露异常 有重度子宫内膜炎时，恶露可明显增多、混浊、有臭味，而轻度子宫内膜炎时，恶露少且无臭味。

（三）体征

体温升高，脉搏增快，下腹部压痛，炎症波及腹膜时，可见腹肌紧张及反跳痛。如有下肢血栓性静脉炎，则有下肢疼痛与肿胀，站立时加重，行走困难。如形成脓毒血症、败血症，则可出现持续高热、寒战、谵妄、昏迷、休克，甚至死亡。

（四）相关检查

1. 妇科检查　外阴感染，会阴切口或裂伤处，可见红肿、触痛，或切口化脓、裂开。阴道与宫颈感染则黏膜充血、溃疡，脓性分泌物增多。宫体或盆腔感染者，子宫双合诊检查有明显触痛，大而软，宫旁组织可有明显触痛、增厚或触及包块。

2. 辅助检查　超声检查、CT、磁共振等检测手段能够对感染形成的炎性包块、脓肿，做出定位及定性诊断。检测血清 C 反应蛋白升高有助于早期诊断感染。

3. 确定病原体　通过宫腔分泌物、脓肿穿刺物、后穹隆穿刺物做细菌培养和药敏试验，必要时做血培养和厌氧菌培养。病原体抗原和特异抗体检测可以作为快速确定病原体的方法。

（五）鉴别诊断

本病主要与上呼吸道感染、急性乳腺炎、泌尿系感染引起的发热相鉴别。

1. 呼吸系统感染　与产褥感染相似，产后呼吸系统感染患者可表现出发热、头痛等全身感染症状。但除此之外，患者还会出现鼻塞、流鼻涕、咳嗽等呼吸系统表现，胸部 X 线检查可协助诊断。

2. 泌尿系统感染　与产褥感染相似，泌尿系统感染可表现出高热、寒战等全身感染症状。但除此之外，患者还可出现尿频、尿急、尿痛等症状，尿细菌培养有助于鉴别。

3. 急性乳腺炎　多发生于产后哺乳的初产妇，除高热寒战外有乳房胀痛、红肿、硬结等，严重者可形成脓肿。

【病证分类辨治】

（一）产后瘀血发热

1. 夯帕雅（主症）　产后发热，或午后潮热，恶露不下或下之很少，色紫暗有块，小腹刺痛拒按，口臭，口舌干燥，不欲饮水；舌质紫暗有瘀点，苔薄白，脉行不畅。

2. 辨解帕雅（病因病机）　由于产前形体虚弱，产时耗气伤血水，产后因塔喃（水血）耗伤，塔喃（水血）不足，气弱无力排尽瘀血，瘀血滞于下盘宫中，血不归经则恶露不下，或下之很少，色紫暗有块，不欲饮水；或产后饮食不洁，房事失节，感染毒邪，使得风塔、火塔失调，郁久而产后发热，或午后潮热；热邪灼损塔喃（血水）则口臭、口舌干燥；舌质紫暗有瘀点、苔薄白、脉行不畅亦为瘀血留滞宫中之征。

3. 平然（治则）　清火解毒，通气活血，化瘀退热。

4. 多雅（治法）

（1）内治法

①黄红益母汤：咪火哇（山大黄）15g，罗罕（红花）5g，芽敏龙（益母草）15g，哈罗埋亮（大红花根）30g，哈宾蒿（白花臭牡丹根）30g，叫沙短（鹧鸪花根）30g，故罕（当归藤）15g，水煎服，每日1剂。

②哈麻王喝（刺天茄根）30g，芽依秀母（香附）20g，哈法扁（假烟叶根）15g，毫命（姜黄）15g，水煎服，每日1剂。

③雅叫哈顿（五宝药散），口服，每次3～6g，每日3次，姜汤送服。

（2）外治法

①暖雅（睡药疗法）：取沙海（香茅草）、沙海藤（山鸡椒）、莫哈爹（小叶驳骨叶）、摆拢良（腊肠树叶）、摆保龙（光叶巴豆叶）、摆管底（蔓荆叶）、皇旧（墨旱莲）、哈皇曼（南板蓝根）各适量，加劳（酒）炒热或蒸热，取出平摊于睡药床上，加劳（酒）充分拌匀（取出一半备用），用纱布覆盖于热药上，待温度适中时令患者睡于药上，用纱布盖于患者身上，再将余药覆盖于患部或全身（除头颅外）。

②闭诺（推拿按摩疗法）：根据病情选择雅劳（药酒）或药液（药油、温热水），边涂搽边按摩，然后结合傣药外敷治疗。

③咱雅皇（热拖擦药物疗法）：取哟帕崩板（平卧土三七嫩叶）、哟麻沙（毛瓣无患子嫩叶）、帕嘎喝（老苦菜）鲜品的嫩尖各3枝，捣烂取汁，拖擦胸部及四肢，每日1次。

④过雅（拔罐疗法）：根据患者病情选择适宜的火罐或水罐，边用傣药棉涂搽于患处，边用梅花针叩刺皮肤，以不出血、微热稍疼为度，同时在梅花针刺后的部位拔罐，留罐时间为10分钟左右。

⑤果雅（包药疗法）。

产后手足心发热，烦躁不安者，取哟帕崩板（平卧土三七嫩叶）、哟麻沙（毛瓣无患子嫩叶）、帕嘎喝（老苦菜）嫩尖各3枝，皇旧（墨旱莲）、摆皇曼（马蓝叶）、盐适量，共捣烂，包于手足心或手腕部（相当于内关穴处）。

产后发热、小腹刺痛者，取哟帕崩板（平卧土三七嫩叶）、哟麻沙（毛瓣无患子嫩叶）、帕嘎喝（老苦菜）嫩尖各3枝，瓜蒌藤适量，舂烂，加柠檬汁包于小腹部。

（二）产后水血不足发热

1. 夯帕雅（主症）　产时失血过多，微恶寒，发热不高，颜面发红，头晕目眩，心悸失眠，自汗，少腹隐痛，不思饮食，手足麻木；舌质淡红，苔薄白，脉行快而细。

2. 辨解帕雅（病因病机）　因产时失血过多，水血耗伤，补养不当，水塔不足、不能制火，火邪偏盛则微恶寒，发热不高，颜面发红；因补养不当，以致四塔不足，则出现头晕目眩、心悸失眠、自汗；水血耗伤不能滋养少腹及四肢，则少腹隐隐作痛、手足麻木；舌质淡红，苔薄白，脉行快而细为水血不足之象。

3. 平然（治则）　调补水血，清火退热。

4. 多雅（治法）

（1）内治法

①雅叫哈顿（五宝药散），口服，每次 10g，以红糖为引，与鸡蛋同煮食之，每日 1 ~ 2 次。

②涛勒补水退热汤：嘿涛勒（鸡血藤）15g，扁少火（粗叶木）15g，哈宾蒿（白花臭牡丹根）15g，叫沙短（鹧鸪花根）15g，邓嘿罕（定心藤）30g，水煎服，每日 1 剂。

③哈娜罕（羊耳菊根）15g，文尚海（百样解）20g，蒿怀朗（黑水牛角）5g，磨于米汤中，水煎服，每日 1 剂。

（2）外治法

①烘雅（熏蒸疗法）：取摆罗埋亮龙（朱槿叶）、皇旧（墨旱莲）、摆宾亮（红花臭牡丹叶）、摆宾蒿（白花臭牡丹叶）、摆更方（苏木叶）、芽敏（艾叶）、荒仑（薄荷）、沙海（香茅草）、货别罕（树萝卜）、摆娜龙（艾纳香叶）、摆拢良（腊肠树叶）各适量，共碾细粉，做成推拿药包，每袋 100g，将之置入熏蒸器的锅内，待煮沸产生热气后让患者位于特制的熏蒸器（熏蒸木桶、锅、蒸箱）内，接受器内药物蒸气熏蒸全身或局部。

②阿雅（洗药疗法）：取摆罗埋亮龙（朱槿叶）、皇旧（墨旱莲）、摆宾亮（红花臭牡丹叶）、摆宾蒿（白花臭牡丹叶）、摆更方（苏木叶）、芽敏（艾叶）、荒仑（薄荷）、沙海（香茅草）、货别罕（树萝卜）、摆娜龙（艾纳香叶）、摆拢良（腊肠树叶）、罕盖（通血香）、摆管底（蔓荆叶）各等量，水煎外洗。

③咱雅（拖擦药物疗法）：取皇旧（墨旱莲）、摆宾蒿（白花臭牡丹叶）、摆娜龙（艾纳香叶）、宋香嘎（酢浆草）、贺别（葛根）、荒仑（薄荷）、罕盖（通血香）、摆管底（蔓荆叶）、摆拢良（腊肠树叶）各等量，共碾细粉，装袋，每袋 200g，蒸热，蘸劳（酒）拖擦周身或局部。

如产后神昏谵语，取芽给怀（荷莲豆菜）、楠帕贡（树头菜树皮）、皇旧（墨旱莲）、匹囡（胡椒）各 3 粒，捣烂取汁，再将叫哈荒（生藤）、尖亮（降香黄檀）磨于药汁后，内服、外搽，从颈部下行至周身可苏醒。

产后神昏谵语、突然昏厥，或突然苏醒，取患妇裙边烧炭捣细，加匹囡（胡椒）3 粒、景郎（黑种草子）适量，共捣细，加水外搽人中、喉结、头顶，内服少许。

④果雅（包药疗法）：取皇旧（墨旱莲）、扎阿亮（紫苏叶）、罕盖（通血香）、摆宾蒿（白花臭牡丹叶）、摆娜龙（艾纳香叶）、哈皇曼（南板蓝根）、摆皇丈（火焰花叶）、宋香嘎（酢浆草）、贺别（葛根）、荒仑（薄荷）、摆管底（蔓荆叶）、摆拢良（腊肠树叶）各等量，共碾细粉，加劳（酒）和水炒热，外敷手足心或手腕内关穴。

（三）产后风火偏盛发热

1. 夯帕雅（主症） 产后高热，恶露多伴恶臭，小腹部灼热疼痛，心烦易怒，烦渴喜冷饮，大便秘结，小便短赤，苔黄燥或黄腻，脉快。

2. 辨解帕雅（病因病机） 平素喜食辛辣香燥味厚之品，热毒之邪蕴积于内，加之产时失血过多，水血耗伤，水塔不足、不能制火，火邪内蕴故见产后高热，恶露多伴恶臭，小腹部灼热疼痛，心烦易怒，烦渴喜冷饮，大便秘结，小便短赤，苔黄燥或黄腻，脉快。

3. 平然（治则） 泻火解毒，凉血退热。

4. 多雅（治法）

（1）内治法

①雅解沙把（百解胶囊），口服，4～8粒每次，每日3次。

②雅害埋（热速消）：哈习列（黑心树根）20g，哈管底（蔓荆根）20g，哈牙英转干亮（长管假茉莉根）15g，哈皮房（亚罗青根）15g，水煎服，每日1剂。

（2）外治法

①咱雅嘎（冷拖擦药物疗法）：取哈习列（黑心树根）30g，哈管底（蔓荆根）30g，哈牙英转干亮（长管假茉莉根）30g，哈皮房（亚罗青根）30g，将药物碾成细粉装入布袋内，扎紧袋口，蘸喃皇旧（墨旱莲汁）从上到下、从前到后、从左到右，顺着人体的经筋循行路线拖擦周身或局部。

②过雅（拔罐疗法）：在背部拔排罐。

【预防调护】

加强妊娠期卫生宣传，临产前两个月避免性生活及盆浴，加强营养，增强体质，保持外阴清洁。及时治疗外阴炎、阴道炎及宫颈炎症。避免胎膜早破、滞产、产道损伤与产后出血。接产严格无菌操作，正确掌握手术指征。消毒产妇用物，必要时给予广谱抗生素预防感染。

【现代研究进展】

产后发热对应西医学的产褥感染，指分娩及产褥生殖道受病原体侵袭，引起局部及全身感染，其发病率约为6%。产褥病率指分娩24小时以后的10日内，用口表每日测量体温4次，间隔时间4小时，有2次达到或高于38℃。产褥病率常由产褥感染引起，但也可由生殖道以外感染如急性乳腺炎、上呼吸道感染、泌尿系感染、血栓静脉炎等原因所致。

发热、疼痛、异常恶露，为产褥感染三大主要症状。产褥早期发热的最常见原因是脱水，但在2～3日低热后突然出现高热，应考虑感染可能。由于感染部位、程度、扩散范围不同，其临床表现也不同。依感染发生部位，分为会阴、阴道、宫颈、腹部伤口、子宫切口局部感染，急性子宫内膜炎，急性盆腔结缔组织炎、腹膜炎，血栓静脉炎、脓毒血症等，常伴有头痛身疼、恶露不下、小腹刺痛拒按、头晕目眩、心悸失眠、自汗等。

一旦诊断为产褥感染，原则上应给予广谱、足量、有效的抗生素治疗，并根据感染的病原体调整抗生素治疗方案，对脓肿形成或宫内组织残留感染者，应进行感染病灶的积极清除、引流等治疗。会阴伤口或腹部切口感染，应及时切口引流，盆腔脓肿可经腹部或后穹隆穿刺或切开引流；子宫严重感染经积极治疗无效，炎症继续扩展，出现不能控制的出血、脓毒血症、感染性休克，应及时行子宫切除，清除感染源，挽救患者生命。

【傣医医案选读】

玉某，女，24岁。平素体质较弱，足月顺产后1周，产后发热，或午后潮热，恶露不下或下之很少，色紫暗有块，小腹刺痛，口舌干燥，不欲饮水；舌质紫暗有瘀点，苔薄白，脉行不畅。视其病证，傣医诊断为产后瘀血发热。治疗选用黄红益母汤，药用咪火哇（山大黄）15g，罗罕（红花）5g，芽敏龙（益母草）15g，哈罗埋亮（根）30g，哈宾蒿（白花臭牡丹根）30g，叫沙短（鹧鸪花根）30g，故罕（当归藤）15g，每日1剂，共5剂，水煎服。后随访告知已愈。

【思考题】

1. 何为格鲁了呢卖（产后发热）？
2. 格鲁了呢卖（产后发热）三大主要症状是什么？
3. 如何预防格鲁了呢卖（产后发热）？

第四节　格鲁了兵哇（产后感冒）

【概述】

产后感冒，傣医称格鲁了兵哇，临床主要表现为妇女在产后出现发热恶寒，头痛鼻塞，有汗或无汗，咽痛、咳嗽，流涕，乏力、全身酸痛，脉行表浅等。傣医将其分为热季产后感冒、冷季产后感冒、雨季产后感冒三型。治疗方面傣医分别采取除风清火，利咽止咳；温散风寒，化痰止咳，除风通气；除风利水，解毒止痛治之。

【病因病机】

本病的发生是产后耗气伤血，水塔受损，不能抵御外邪，加之调摄不慎，生活失宜，复感外界帕雅拢皇（热风毒邪）、帕雅拢嘎（冷风寒邪），邪客上盘，上行风盛，四塔失调而致本病。

【诊查要点】

格鲁了兵哇（产后感冒）是产妇在产褥期内寒热温凉失调，帕雅拢嘎（冷风寒邪）、帕雅拢皇（热风毒邪）乘虚而入，上行风盛而出现头身疼痛、打喷嚏、鼻塞流涕、咽痒或痛、咳嗽、身热或不发热为特征的病证。本病须排除产科异常情况，临床可根据症状特点及相关检查进行诊断。

（一）病史

产妇素体虚弱，或产时、产后不慎感受风寒，或素性抑郁，或产后情志不畅史。

（二）临床表现

产妇在产褥期内出现发热、恶寒、鼻塞声重、打喷嚏、流涕、咽痒或痛、咳嗽有痰、头身疼痛。

（三）相关检查

1. 生命体征 正常，或体温升高为 $38 \sim 40℃$。
2. 血常规检查 正常或白细胞总数、中性粒细胞分类或淋巴细胞分类增高。
3. 体格检查
（1）咽部充血或扁桃体肿大。
（2）子宫复旧情况正常，无压痛，恶露正常。
（3）乳房无硬、胀、红、肿、热、痛等表现。

（四）鉴别诊断

过敏性鼻炎 起病急骤，常表现为鼻黏膜充血和分泌物增多，伴有突发的连续打喷嚏、鼻痒、鼻塞、大量清涕，无发热，咳嗽较少。多由过敏因素如螨虫、灰尘、动物毛皮等刺激引起。如脱离过敏原，数分钟至 $1 \sim 2$ 小时症状即消失。

【病证分类辨治】

（一）热季产后感冒

1. 夯帕雅（主症） 产后发热或不发热，头身痛，微恶寒，汗出，咽喉肿痛，咳吐黄痰或痰带血丝，唇干口燥，鼻流脓涕，尿黄；舌红苔黄厚腻，或干燥，三部脉（前额脉、手腕脉、足背脉）快而表浅。

2. 辨解帕雅（病因病机） 本病的发生是因为妇女产后失血过多，水塔受伤，风塔失调，不能抵御外邪，风气运行失常，加之多为感受热季外界的帕雅拢皇（热风毒邪），热风之邪侵袭上盘所致。因所感之邪为风热毒邪，故见发热、咽喉肿痛、唇干口燥、鼻流脓涕、尿黄；热伤水血，体失滋润而见舌干少水等。

3. 平然（治则） 除风清火，利咽止咳。

4. 多雅（治法）
（1）内治法
①雅解沙把（百解胶囊），口服，每次 $4 \sim 8$ 粒，每日 3 次，连服 3 天。
②雅哇腊鲁皇（罕满龙感冒方）：哈罕满龙（黄花稔根）30g，哈娜龙（艾纳香根）

15g，哈娜妞（臭灵丹根）15g，哈哈（白茅根）15g，水煎服，每日 1 剂。

③雅拢响唉想（除风止咳汤）：吻牧（苦藤）10g，更习列（黑心树心）30g，更拢良（腊肠树心）30g，水煎服，每日 1 剂。

④取南晚囡（小黄伞）、沙海（香茅草）、沙海藤（山鸡椒）、摆埋丁别（灯台叶）各 15g，水煎服，每日 1 剂。

⑤如咽喉痛剧，咳吐大量脓痰，取南晚囡（小黄伞）15g，哈娜罕（羊耳菊根）15g，雅解先打（傣百解）15g，水煎服，每日 1 剂。

（2）外治法

①咱雅嘎（冷拖擦药物疗法）：取傣药鲜皇旧（墨旱莲）捣烂，加劳（酒）适量，拌匀，将药物装入布袋内，扎紧袋口，从上到下、从前到后、从左到右，顺着人体的经筋循行路线拖擦周身或局部。

②过雅（拔罐疗法）：选择适宜的火罐，边用傣药棉涂搽于患处，边用梅花针叩刺皮肤，以不出血、微热稍疼为度，同时在梅花针刺后的部位拔罐，留罐时间为 10 分钟左右。

③呵痧（刮痧疗法）：用更方（苏木）刮片、松木刮片、沉香刮片，或边线光滑的汤匙、铜钱或硬币，在患者身体的施治部位上顺序刮动。

④烘雅（熏蒸疗法）：取荒仑（水薄荷）、沙海（香茅草）、扎阿亮（紫苏叶）、芽沙板（除风草）、摆管底（蔓荆叶）、摆拢良（腊肠树叶）、叫哈荒（生藤）各适量，共碾细粉，装袋，每袋 50g，置入熏蒸锅内，熏蒸周身。每日 1 次，3 日为 1 个疗程，连治 1～2 个疗程。

（二）冷季产后感冒

1. 夯帕雅（主症） 恶寒怕冷，发热轻或不发热，无汗，头痛，周身不适，鼻塞声重，鼻流清涕，肢体酸痛，咳嗽，痰清色白，喉痒，小便清长；舌淡苔白，四肢摸之不温，三部脉表浅而慢。

2. 辨解帕雅（病因病机） 本病的发生是因为妇女产时或产后耗气伤血，四塔受伤，风塔失调，不能抵御外邪，风气运行失常，加之多为感受冷季外界帕雅拢嘎（冷风寒邪），邪客上盘，上行风盛所致；火塔受损，不能温煦机体，故见怕冷恶寒；寒邪痹阻气血，气血不通则头身疼痛；火塔不足，不能制水，湿聚成痰，上犯上盘，蕴结于肺而咳嗽，痰色清白，鼻流清涕。

3. 平然（治则） 温散风寒，化痰止咳，除风通气。

4. 多雅（治法）

（1）内治法

①雅解沙把（百解胶囊），口服，每次 4～8 粒，每日 3 次，连服 3 天。

②兵哇唉嘎（麻威冷咳汤）：哈麻威（佛手根）15g，匹囡（胡椒）1g，辛（生姜）5g，哈莫哈郎（大驳骨丹根）15g，哈莫哈蒿（鸭嘴花根）15g，水煎服，每日 1 剂。

③雅先讲（秀母亮嗓汤）：辛（生姜）10g，芽依秀母（香附）15g，匹囡（胡椒）

3g，哈麻威（佛手根）15g，扎阿亮（紫苏叶）15g，蜂蜜适量，水煎服，每日 1 剂。

④叫哈荒（生藤）15g，娜罕（羊耳菊）15g，哈法扁（假烟叶根）15g，冰片树根 9g，水煎服，每日 1 剂。

⑤扎阿亮（紫苏叶）10g，内帕嘎休（苦菜子）10g，煎汤服。

⑥帕波（葱）20g，鲜姜片 3 片，煎汤服。

（2）外治法

①烘雅（熏蒸疗法）。

方一：取罕盖（通血香）、叫哈荒（生藤）、扎阿亮（紫苏叶）、辛（生姜）、桂枝、沙海（香茅草）、摆管底（蔓荆叶）、摆拢良（腊肠树叶）、芽沙板（除风草）各适量，共碾细粉，装袋，每袋 50g，将之置入熏蒸锅内，待产气，进行全身或局部熏蒸。

方二：取罕盖（通血香）、叫哈荒（生藤）、沙海（香茅草）、摆管底（蔓荆叶）、摆习列（黑心树叶）、摆拢良（腊肠树叶）、芽沙板（除风草）、辛（生姜）各适量，碾细粉，装袋，每袋 50g，将之置入熏蒸器的锅内，待产生热气后进行全身或局部熏蒸。

②阿雅（洗药疗法）。

方一：摆管底（蔓荆叶）、叫哈荒（生藤）、摆拢良（腊肠树叶）、摆宾蒿（白花臭牡丹叶）、摆习列（黑心树叶）、摆娜龙（艾纳香叶）、芽沙板（除风草）、沙干（辣藤）、罕盖（通血香）、该嘿（吊吊香）、含毫帕（石菖蒲）、贺别（葛根）各适量，煎煮取药水，让患者浸泡局部或全身。

方二：取摆管底（蔓荆叶）、叫哈荒（生藤）、扎阿亮（紫苏叶）、辛（生姜）、摆拢良（腊肠树叶）、摆宾蒿（白花臭牡丹叶）、摆娜龙（艾纳香叶）、芽沙板（除风草）、罕盖（通血香）各适量，煎煮取药水，让患者浸泡局部或全身。

③咱雅皇（热拖擦药物疗法）。

方一：取摆管底（蔓荆叶）、芽敏（艾叶）、叫哈荒（生藤）、摆拢良（腊肠树叶）、摆宾蒿（白花臭牡丹叶）、摆习列（黑心树叶）、摆娜龙（艾纳香叶）、芽沙板（除风草）、罕盖（通血香）各等量，碾细粉，装袋，每袋 50g，扎紧袋口，蒸热或蘸热药水、药油或雅劳（药酒）从上到下、从前到后、从左到右，顺着人体的经筋循行路线拖擦周身或局部。

方二：取芽敏（艾叶）、摆管底（蔓荆叶）、叫哈荒（生藤）、扎阿亮（紫苏叶）、辛（生姜）、摆拢良（腊肠树叶）、摆宾蒿（白花臭牡丹叶）、摆娜龙（艾纳香叶）、芽沙板（除风草）各适量，碾细粉，装袋，每袋 50g，扎紧袋口，蒸热，蘸热药水、或雅劳（药酒），从上到下、从前到后、从左到右，顺着人体的经筋循行路线拖擦周身或局部。

④过雅（拔罐疗法）：傣医根据患者病情选择适宜的火罐，边用傣药棉涂搽于患处，边用梅花针叩刺皮肤，以不出血、微热稍疼为度，同时在梅花针刺后的部位拔罐，留罐时间为 10 分钟左右。

⑤捶击疗法：以木棒、拳头、药棒、棉棒、药包等敲击患者相应的穴位及经络治疗疾病。

⑥咱乎（滚热蛋除痧疗法）：取煮制好的温热蛋 1 个，趁热在患者头部、额部、颈

部、胸部、背部、四肢、手足心依次反复滚动热熨。此蛋凉后放入药液中继续加热，迅速换另一只热蛋在上述部位滚动。

⑦呵痧（刮痧疗法）：用更方（苏木）刮片、松木刮片、沉香刮片，或边线光滑的汤匙、铜钱或硬币，在患者身体的施治部位上顺序刮动。

（三）雨季产后感冒

1. 夯帕雅（主症） 头痛身热，出汗多，鼻流清涕，咳嗽痰多，胸腹满闷，周身酸痛，四肢无力，不欲食，食则欲呕，腹痛腹泻，便稀；舌淡苔白腻或黄，脉慢而无力。

2. 辨解帕雅（病因病机） 本病的发生是因为妇女产后失血过多，损伤四塔之功能，风塔不足，不能抵御外邪，多为感受雨季外界的帕雅拢皇更喃（风、水、热毒之邪），使得爹卓塔（火）偏盛，故见头痛、身热、出汗、口干。鼻为三盘之上，首先受之，鼻又与肺相通共呼吸，而见鼻塞流清涕、咳嗽痰多。气血受阻而见胸腹满闷、周身酸痛、四肢无力。水邪损伤土塔（脾胃）之功能则致不欲食，食则欲呕，腹痛腹泻或便稀，舌淡苔白腻或黄白相兼，水热之邪阻碍气血之运行而见脉慢而无力。

3. 平然（治则） 除风利水，解毒止痛。

4. 多雅（治法）

（1）内治法

①雅解沙把（百解胶囊），口服，每次4～8粒，每日3次，连服3日。

②扎阿亮（紫苏叶）10g，藿香15g，哈麻娘布（茴香砂仁根）30g，辛（生姜）15g，薏苡仁30g，罕好喃（水菖蒲）15g，先勒（十大功劳）30g，抱勒（金花果）10g，水煎服，每日1剂。

③毫命（姜黄）10g，补累（紫色姜）10g，摆娜龙（艾纳香叶）10g，景郎（黑种草子）5g，哈沙海（香茅草根）15g，叫哈荒（生藤）10g，辛（生姜）10g，水煎服，每日1剂。

（2）外治法

①烘雅（熏蒸疗法）：取罕盖（通血香）、叫哈荒（生藤）、沙海（香茅草）、摆管底（蔓荆叶）、摆习列（黑心树叶）、摆拢良（腊肠树叶）、芽沙板（除风草）、辛（生姜）各适量，共碾细粉，做成推拿药包，每袋100g，将之置入熏蒸器的锅内，待煮沸产生热气后让患者位于特制的熏蒸器（熏蒸木桶、锅、蒸箱）内，接受器内药物蒸气熏蒸全身或局部。

②阿雅（洗药疗法）：取摆管底（蔓荆叶）、叫哈荒（生藤）、摆拢良（腊肠树叶）、摆宾蒿（白花臭牡丹叶）、摆习列（黑心树叶）、摆娜龙（艾纳香叶）、芽沙板（除风草）、沙干（辣藤）、罕盖（通血香）、该嘿（吊吊香）、含毫帕（石菖蒲）、贺别（葛根）各适量，水煎外洗。

③咱雅皇（热拖擦药物疗法）：取罕盖（通血香）、沙海（香茅草）、摆管底（蔓荆叶）、摆拢良（腊肠树叶）、芽沙板（除风草）、辛（生姜）各适量，将药物碾成细粉装入布袋内，扎紧袋口，蒸热或蘸热药水、药油或雅劳（药酒），从上到下、从前到后、

从左到右，顺着人体的经筋循行路线拖擦周身或局部。

④过雅（拔罐疗法）：傣医根据患者病情选择适宜的火罐，边用傣药棉涂搽于患处，边用梅花针叩刺皮肤，以不出血、微热稍疼为度，同时在梅花针刺后的部位拔罐，留罐时间为 10 分钟左右。

⑤捶击疗法：以木棒、拳头、药棒、棉棒、药包等敲击患者相应的穴位及经络治疗疾病。

⑥呵瘀（刮痧疗法）：用更方（苏木）刮片、松木刮片、沉香刮片，或边缘光滑的汤匙、铜钱或硬币，在患者身体的施治部位上顺序刮动。

⑦咱乎（滚热蛋除瘀疗法）：取煮制好的温热蛋 1 个，趁热在患者头部、额部、颈部、胸部、背部、四肢、手足心依次反复滚动热熨。此蛋凉后放入药液中继续加热，迅速换另一只热蛋在上述部位滚动。

【预防调护】

产妇要做好防护措施预防感冒，注意保暖，根据天气的变化及时增减衣服，多吃蛋白质含量高和维生素含量高的食物来增强自身的免疫力。如果有家人感冒要注意做好防护措施，避免交叉感染，每天定时通风 1 ～ 2 个小时。患病后宜多饮温水，避风寒，忌食生冷、质硬、香燥性热、味腥臭之品。

【现代研究进展】

感冒是最常见的呼吸道疾病，尽管是一种自限性疾病，但仍威胁着患者的身体健康甚至生命安全。产妇由于身体功能的衰退，感冒的患病率更高。感冒是最常见的呼吸道疾病之一，分为普通感冒和流行性感冒。普通感冒以鼻塞、流涕、打喷嚏等一系列症状为主要临床表现，起病较急，在冬春季节尤为多见。流行性感冒最显著的特点为暴发，迅速扩散，具有一定的季节性。本病虽为自限性疾病，但易合并其他感染性疾病，导致病情加重，并可产生严重的并发症。本病属于中医学"感冒""时行感冒""温病"范畴。

【傣医医案选读】

胡某，女，26 岁，患者自然分娩，产后第六天不慎受凉，初觉感寒，随后自觉身热，并时有少量汗出，咽干咽痒，咽部似有痰滞，打喷嚏，鼻塞，头前额痛，肩背酸楚；恶露量中等，色暗红，无臭气，无腹痛；大便干，两日一行；舌淡红，苔薄白，脉行浅慢。查体：体温 37.3℃，咽部轻度充血，双侧扁桃体无肿大，下腹部无压痛。傣医诊断为冷季产后感冒，以先解后治的原则，给雅解片，口服，每次 4 ～ 8 片，每日 3 次，连服 3 天；再取哈麻威（佛手根）15g，匹囡（胡椒）1g，辛（生姜）5g，哈莫哈郎（大驳骨丹根）15g，哈莫哈蒿（鸭嘴花根）15g，扎阿亮（紫苏叶）10g，内帕嘎休（苦菜子）10g，水煎服，连服 3 剂而愈。

【思考题】

1. 简述何为格鲁了兵哇（产后感冒）。
2. 简述热季产后感冒的辨解帕雅（病因病机）。
3. 简述热季产后感冒的平然（治则）、多雅（治法）。

第五节　格鲁了接短囡（产后腹痛）

【概述】

产后腹痛，傣医称为"格鲁了接短囡"，是指分娩后，由于子宫强烈地阵发性收缩，而引起小腹剧烈疼痛为主要临床表现的疾病。本病多发生于新产后，并且以经产妇多见，痛在下腹部，多为阵发性，不伴有寒热等症。产妇分娩后 1～2 日，因子宫复旧，可出现小腹轻微作痛，持续 3～5 天，哺乳时尤甚，常可逐渐自行消失。若腹痛阵阵，甚至可使产妇疼痛难以忍受，或腹痛绵绵，疼痛不已，影响产妇康复，则为病态，应予治疗。

傣医将之分为瘀血型产后腹痛、水血不足型产后腹痛、火不足型产后腹痛、风气不足型产后腹痛来论治。

西医学的产后子宫收缩痛表现为本病特征者，可参照本节辨治。

【病因病机】

由于产时或产后出血过多，四塔受损，或复感帕雅拢嘎（冷风寒邪），蕴结下盘，寒凝气滞，气血失和，阻滞不通而腹痛。本病的病机有水血不足、瘀血、寒凝、风气不足之分。

【诊查要点】

根据发病时间、临床表现特点及检查进行诊断。

（一）病史

本病好发于经产妇，可有难产、胎膜早破，产时、产后失血过多，产后感寒，或情志不畅等病史。

（二）临床表现

产妇分娩 1 周以上小腹疼痛仍不消失；或虽然不足 1 周，但小腹阵发性疼痛明显或加剧，哺乳时尤甚，难以忍受，常伴有恶露异常，但无寒热等症。

（三）相关检查

1. 产科检查　腹部检查时注意子宫复旧情况。腹痛发作时，下腹部可触及子宫呈球状硬块，按之痛甚；产褥感染时，有腹肌紧张及反跳痛。

2. 妇科检查　注意恶露的量、色、质、气味有无异常，有无伤口感染，宫颈口有无组织嵌顿。

3. 实验室检查　血液检查可呈轻度贫血或炎性改变，必要时还可行分泌物培养，排除产褥感染的可能。

4. 盆腔 B 超检查　了解子宫复旧及宫腔有无胎盘、胎膜残留情况。

（四）鉴别诊断

1. 产褥感染　小腹疼痛拒按，伴有高热寒战，恶露时多时少，色紫暗如败酱，气臭秽。血常规检查可见白细胞升高，分泌物培养、妇科检查、盆腔 B 超可资鉴别。

2. 伤食腹痛　有饮食不节史，疼痛部位多在胃脘部，常伴胃脘满闷，食欲不振，嗳腐吞酸，大便溏滞不爽。恶露可无改变。

3. 产后下痢　起病急，有不洁进食史。疼痛部位多在脐周，腹部绞痛，伴有发热，下痢脓血，里急后重。大便常规多见多量白细胞、红细胞。

【病证分类辨治】

（一）瘀血型产后腹痛

1. 夯帕雅（主症）　产后小腹刺痛，固定不移，拒按，恶露量少，涩滞不畅，色紫暗有块，或胸胁胀痛，舌质暗或边有瘀点，苔白，脉深细而不畅。

2. 辨解帕雅（病因病机）　产妇情志不舒，气血不和，血行不畅，加之产后余血未尽，瘀血内停，气血不通，不通则痛而致产后小腹疼痛拒按、恶露量少，色紫暗有块；情志不舒，塔拢（风、气）不行，停于上盘则胸胁胀痛不适。

3. 平然（治则）　通气活血，化瘀止痛。

4. 多雅（治法）

（1）内治法

①雅叫哈顿（五宝胶囊），口服，每次 6 粒，每日 3 次，姜汤送服。

②罕盖化瘀止痛汤：罕盖（通血香）30g，哈罗埋亮龙（朱槿根）30g，故罕（当归藤）30g，芽依秀母（香附）15g，更方（苏木）15g，沙腊比罕（台乌）15g，罗罕（红花）5g，水煎服，每日 1 剂。

③野姜 10g，景郎（黑种草子）3g，每日 1 剂捣烂，开水送服。

④酸橘根 30g，水煎服。

（2）外治法

①闭诺（推拿按摩疗法）：取皇旧（墨旱莲）、摆宾亮（红花臭牡丹叶）、摆宾蒿

（白花臭牡丹叶）、摆更方（苏木叶）、芽敏（艾叶）各等量，共碾细粉，做成推拿药包，每袋200g，蘸雅劳（药酒）、药液蒸热后，揉按热敷下腹部，30分钟左右。也可取本方药粉加水和劳（酒）适量，炒热外敷腹部。

②果雅（包药疗法）：取文尚海（百样解）15g，尖亮（降香黄檀）15g，罕盖（通血香）30g，捣烂，包敷于腹部进行治疗。

③烘雅（熏蒸疗法）：取傣药荒仑（薄荷）、沙海（香茅草）、货别罕（树萝卜）、摆管底（蔓荆叶）、摆习列（黑心树叶）、摆娜龙（艾纳香叶）、摆宾蒿（白花臭牡丹叶）、摆宾亮（红花臭牡丹叶）、摆拢良（腊肠树叶）、芽沙板（除风草）各等量，共碾细粉，置入布袋内，每袋50g，将之置入熏蒸器的锅内，待煮沸产生热气后让患者位于特制的熏蒸器（熏蒸木桶、锅、蒸箱）内，接受器内药物蒸气进行全身或局部熏蒸。

④阿雅（洗药疗法）：取芽敏（艾叶）、叫哈荒（生藤）、罕盖（通血香）、摆拢良（腊肠树叶）、摆宾蒿（白花臭牡丹叶）、摆娜龙（艾纳香叶）、辛（生姜）、皇旧（墨旱莲）及摆、哈扁（刺五加叶、茎）各等量，煎煮取药水，让患者浸泡局部或全身。

（二）水血不足型产后腹痛

1. 夯帕雅（主症） 产后少腹隐隐作痛，喜按，恶露量少、色淡，伴有形瘦体弱，周身酸软乏力，面色苍白，心悸，眠差，大便干燥；舌淡，苔薄白，脉行深而无力。

2. 辨解帕雅（病因病机） 由于产后出血过多，水血大伤，胞宫失养而见少腹隐隐作痛，塔喃（水血）不足，不能滋养周身，导致五蕴，尤其是鲁巴夯（色蕴）、维雅纳夯塔（识蕴）失调，故形瘦体弱，周身酸软乏力，面色苍白，心悸，眠差；舌淡，苔薄白，脉深而无力；水血亏耗，无血可下，故恶露量少色淡；下盘肠燥不润则大便燥结难解。

3. 平然（治则） 调补四塔，补血止痛。

4. 多雅（治法）

（1）内治法

①雅叫哈顿（五宝胶囊），口服，每次6粒，每日3次，用歪亮（红糖）或蜂蜜水送服。

②补血养宫止痛汤：嘿涛勒（鸡血藤）30g，芽楠嫩（荷包山桂花）30g，芽敏龙（益母草）15g，哈罗埋亮（大红花根）15g，扁少火（粗叶木）15g，故罕（当归藤）15g，水煎服，每日1剂。

（2）外治法

①暖雅（睡药疗法）：取补水调经方，组成为摆亮龙（大血藤叶）、摆涛勒（鸡血藤叶）、摆嘎筛（龙血竭叶）、楠该罕（石斛叶）、皇旧（墨旱莲）、芽敏（艾叶）、罕盖（通血香）、芽沙板（除风草）、摆宾蒿（白花臭牡丹叶）、扎阿亮（紫苏叶）各等量，加劳（酒）炒热或蒸热，取出平摊于睡药床上，加劳（酒）充分拌匀（取出一半备用），用纱布覆盖于夯热药上，待温度适中时令患者睡于药上，用纱布盖于患者身上，再将余药覆盖于患部或全身（除头颅外）。

②烘雅（熏蒸疗法）。

方一：取傣药补水调经熏蒸散，摆亮龙（大血藤叶）、摆涛勒（鸡血藤叶）、摆嘎筛（龙血竭叶）、楠该罕（石斛叶）、摆尖欢（沉香叶）、摆毫命（姜黄叶）、皇旧（墨旱莲）、芽敏（艾叶）、罕盖（通血香）、芽沙板（除风草）、摆宾蒿（白花臭牡丹叶）、扎阿亮（紫苏叶）各等量，共碾细粉，做成推拿药包，每袋100g，将之置入熏蒸器的锅内，待煮沸产生热气后让患者位于特制的熏蒸器（熏蒸木桶、锅、蒸箱）内，接受器内药物蒸气熏蒸全身或局部。

方二：取摆罗埋亮龙（朱槿叶）、芽敏（艾叶）、皇旧（墨旱莲）、摆宾亮（红花臭牡丹叶）、摆宾蒿（白花臭牡丹叶）、摆更方（苏木叶）、荒仑（薄荷）、沙海（香茅草）、摆娜龙（艾纳香叶）、摆拢良（腊肠树叶）各适量，共碾细粉，置入布袋内，每袋100g，将之置入熏蒸器的锅内，待煮沸产生热气后让患者位于特制的熏蒸器（熏蒸木桶、锅、蒸箱）内，接受器内药物蒸气进行全身或局部熏蒸。

③阿雅（洗药疗法）。

方一：补水调经方，组成为摆亮龙（大血藤叶）、摆涛勒（鸡血藤叶）、摆嘎筛（龙血竭叶）、楠该罕（石斛叶）、皇旧（墨旱莲）、芽敏（艾叶）、罕盖（通血香）、芽沙板（除风草）、摆宾蒿（白花臭牡丹叶）、扎阿亮（紫苏叶）各等量，煎煮取药水，让患者浸泡局部或全身。

方二：取摆罗埋亮龙（朱槿叶）、摆宾亮（红花臭牡丹叶）、解龙勐腊（勐腊大解药）、罕盖（通血香）、货别罕（树萝卜）、皇旧（墨旱莲）、芽敏（艾叶）、摆娜龙（艾纳香叶）、摆宾蒿（白花臭牡丹叶）、摆拢良（腊肠树叶）、摆管底（蔓荆叶）各等量。

④果雅（包药疗法）：取摆亮龙（大血藤叶）、摆涛勒（鸡血藤叶）、摆嘎筛（龙血竭叶）、楠该罕（石斛叶）、皇旧（墨旱莲）、芽敏（艾叶）、罕盖（通血香）、芽沙板（除风草）、摆宾蒿（白花臭牡丹叶）、扎阿亮（紫苏叶）各适量，共碾细粉，取适量，加水和劳（酒）炒热，包敷于腹部。

⑤闭诺（推拿按摩疗法）。

方一：补水调经方，组成为摆亮龙（大血藤叶）、摆涛勒（鸡血藤叶）、摆嘎筛（龙血竭叶）、楠该罕（石斛叶）、皇旧（墨旱莲）、芽敏（艾叶）、罕盖（通血香）、芽沙板（除风草）、摆宾蒿（白花臭牡丹叶）、扎阿亮（紫苏叶）各等量，共碾细粉，制成按摩包，每袋200g，蘸水和劳（酒）蒸热，热敷揉按腹部、腰背部或周身。

方二：取摆罗埋亮龙（朱槿叶）、皇旧（墨旱莲）、摆宾亮（红花臭牡丹叶）、摆宾蒿（白花臭牡丹叶）、摆更方（苏木叶）、芽敏（艾叶）各等量，共碾细粉，做成推拿药包，每袋200g，蘸雅劳（药酒）、药液蒸热后，揉按热敷下腹部30分钟左右。也可取本方药粉加水和劳（酒）适量，炒热外敷腹部。

（三）火不足型产后腹痛

1. 夯帕雅（主症） 产后少腹冷痛，得温痛减，伴有形寒怕冷，四肢冰冷，面色苍白，饮食不佳，眠差；舌淡，苔白厚腻，脉深而慢。

2. 辨解帕雅（病因病机） 产后火塔不足，抵御外邪能力低下，加之产后调护不当，寒热温凉失调，帕雅拢嘎（冷风寒邪）乘虚而入，血为寒凝，蕴结下盘，寒凝气滞，气血不通，不通则痛，发为本病；寒凝血滞则面色青白，四肢不温，得温血行稍畅，故疼痛得缓。

3. 平然（治则） 温补四塔，活血止痛。

4. 多雅（治法）

（1）内治法

①雅叫哈顿（五宝胶囊），口服，每次6粒，每日3次，姜汤送服。

②双姜暖宫止痛汤：毫命（姜黄）15g，辛（生姜）15g，罕盖（通血香）15g，匹囡（胡椒）5g，芽敏龙（益母草）15g，哈罗埋亮（大红花根）15g，扁少火（粗叶木）15g，水煎服，每日1剂，酒为引。

③辛（生姜）30g，罕盖（通血香）15g，芽敏龙（益母草）15g，芽依秀母（香附）15g，匹囡（胡椒）5g，歪亮（红糖）30g，水煎服，每日1剂。

（2）外治法

①果雅（包药疗法）：取宋拜（蛇藤）、芽赶转（重楼）、摆埋丁别（灯台叶）、毫命（姜黄）、晚害闹（莪术）、莫来（瓜蒌）、借蒿（芒硝）各适量，捣烂，加热包敷于患处。

②闭诺（推拿按摩疗法）：取摆叫哈荒（生藤叶）、辛（生姜）、贺波亮（小红蒜）、罕盖（通血香）、扎阿亮（紫苏叶）、摆罗埋亮龙（朱槿叶）、皇旧（墨旱莲）、摆宾亮（红花臭牡丹叶）、摆宾蒿（白花臭牡丹叶）、摆更方（苏木叶）、芽敏（艾叶）各等量，共碾细粉，做成推拿药包，每袋200g，蘸雅劳（药酒）、药液蒸热后，揉按热敷下腹部30分钟左右。也可取本方药粉加水和劳（酒）适量，炒热外敷腹部。

③烘雅（熏蒸疗法）：取摆叫哈荒（生藤叶）、沙海（香茅草）、芽敏（艾叶）、罕盖（通血香）、扎阿亮（紫苏叶）、摆罗埋亮龙（朱槿叶）、皇旧（墨旱莲）、摆宾亮（红花臭牡丹叶）、摆宾蒿（白花臭牡丹叶）、摆更方（苏木叶）各等量，共碾细粉，做成推拿药包，每袋100g，将之置入熏蒸器的锅内，待煮沸产生热气后让患者位于特制的熏蒸器（熏蒸木桶、锅、蒸箱）内，接受器内药物蒸气进行全身或局部熏蒸。

④阿雅（洗药疗法）：取摆叫哈荒（生藤叶）、辛（生姜）、毫命（姜黄）、皇旧（墨旱莲）、罕盖（通血香）、扎阿亮（紫苏叶）、摆罗埋亮龙（朱槿叶）、摆宾亮（红花臭牡丹叶）、摆宾蒿（白花臭牡丹叶）、芽敏（艾叶）、摆拢良（腊肠树叶）、摆娜龙（艾纳香叶）、芽沙板（除风草）各等量，煎煮取药水，让患者浸泡局部或全身进行治疗。

（四）风气不足型产后腹痛

1. 夯帕雅（主症） 产后腹部胀痛，时作时止，痛时喜按，得温则舒，神疲乏力，气短懒言，面色不华，舌质淡，苔薄白，脉细。

2. 辨解帕雅（病因病机） 产后风塔不足，抵御外邪能力低下，加之产后调护不当，寒热温凉失调，帕雅拢嘎（冷风寒邪）乘虚而入，血为寒凝，蕴结下盘，寒凝气滞，气血不通，不通则痛故见腹部胀痛，时作时止，痛时喜按；风塔不足见神疲乏力，气短懒言，面色不华，舌质淡，苔薄白，脉细。

3. 平然（治则） 调补风塔，行气止痛。

4. 多雅（治法）

（1）内治法

①雅叫哈顿（五宝胶囊），口服，每次 6 粒，每日 3 次，姜汤送服。

②雅匹勒多温（蒿喃补益汤）：涛喃（三开瓢）10g，贺宋些（白粉藤根）10g，水煎服，每日 1 剂。

③辛（生姜）30g，罕盖（通血香）15g，芽敏龙（益母草）15g，芽依秀母（香附）15g，匹囡（胡椒）5g，歪亮（红糖）30g，水煎服，每日 1 剂。

（2）外治法

①闭诺（推拿按摩疗法）：根据病情选择雅劳（药酒）或药液（药油、温热水），边涂搽边按摩，然后结合傣药外敷治疗。

②暖雅（睡药疗法）：荒仑（薄荷）、沙海（香茅草）、货别罕（树萝卜）、摆管底（蔓荆叶）、摆习列（黑心树叶）、摆娜龙（艾纳香叶）、摆宾蒿（白花臭牡丹叶）、摆宾亮（红花臭牡丹叶）、摆拢良（腊肠树叶）、芽沙板（除风草）各适量，切碎，置于锅内加水、劳（酒）炒热或蒸热，取出平摊于睡药床上，加劳（酒）充分拌匀（取出一半备用），用纱布覆盖于热药上，待温度适中时令患者睡于药上，用纱布盖于患者身上，再将余药覆盖于患部或全身（除头颅外）。

③烘雅（熏蒸疗法）：荒仑（薄荷）、沙海（香茅草）、货别罕（树萝卜）、摆管底（蔓荆叶）、摆习列（黑心树叶）、摆娜龙（艾纳香叶）、摆宾蒿（白花臭牡丹叶）、摆宾亮（红花臭牡丹叶）、摆拢良（腊肠树叶）、芽沙板（除风草）各适量，共碾细粉，做成推拿药包，每袋 100g，将之置入熏蒸器的锅内，待煮沸产生热气后让患者位于特制的熏蒸器（熏蒸木桶、锅、蒸箱）内，接受器内药物蒸气熏蒸全身或局部。

④果雅（包药疗法）：取毫命（姜黄）、晚害闹（莪术）、莫来（瓜蒌）各适量，捣烂，加热，外包于患处。

⑤咱雅皇（热拖擦药物疗法）：取荒仑（薄荷）、摆管底（蔓荆叶）、摆习列（黑心树叶）、摆娜龙（艾纳香叶）、摆宾蒿（白花臭牡丹叶）、摆宾亮（红花臭牡丹叶）、摆拢良（腊肠树叶）、芽沙板（除风草）各适量，将药物碾成细粉装入布袋内，扎紧袋口，蒸热或蘸热药水、药油或雅劳（药酒），从上到下、从前到后、从左到右，顺着人体的经筋循行路线拖擦周身或局部。

⑥呵痧（刮痧疗法）：用更方（苏木）刮片、松木刮片、沉香刮片，或边线光滑的汤匙、铜钱或硬币，在患者身体的施治部位上顺序刮动。

【 预防调护 】

本病产后应仔细检查胎盘、胎膜是否完整，若有残留，及时处理。生活上应加强产后护理，勿食生冷辛辣之品，慎起居，适寒温，冬春注意防寒保暖，盛夏不要贪凉；子宫后倾后屈严重者，可胸膝卧位，以利恶露排出，减轻疼痛；子宫腔内有积血，应按摩子宫，促进子宫恢复，减轻疼痛。此外，瘀血型应注重调情志，避风寒，血不足型应注意休息，加强营养，忌生冷之品。寒盛型应注意休息，避风寒，忌生冷之品。

【现代研究进展】

产后子宫收缩痛是指在产褥早期因宫缩引起下腹部阵发性剧烈疼痛，多于产后1～2日出现，持续2～3日自然消失。产妇分娩后，由于子宫的缩复作用，子宫收缩呈阵发性痉挛状态，可使子宫肌壁局部血管缺血、组织缺氧、神经纤维受压而出现剧烈阵痛，疼痛时于下腹部可摸到或看到隆起而发硬的子宫。疼痛多发生于经产妇，特别是双胎或分娩过快的产妇。临床上，产后1～3天常使用催产素以加强子宫收缩，减少产后出血，从而使产妇宫缩痛更为明显。

目前，关于治疗产后宫缩痛的方法，西药主要有阿片类镇痛药、非甾体抗炎药及解痉类药物。阿片类药物常用作镇痛药物，有研究比较了非甾体抗炎药与可待因治疗宫缩痛的效果，结果发现非甾体抗炎药的镇痛效果优于可待因。非甾体抗炎药对因子宫收缩导致局部缺血，导致的缓激肽、前列腺素、白三烯等局部炎性致痛介质的释放增多而引起的产后宫缩痛有效。解痉药能直接作用于生殖道平滑肌，解除子宫平滑肌痉挛，有效缓解产妇产后宫缩痛且不影响产后子宫复旧，不良反应少，但其需要肌内注射或静脉滴注。中医治疗包括中药内服及中医外治治疗。根据剂型不同，中药内服有口服中药汤剂或膏剂；而根据治疗方法不同，中医外治治疗有针刺、艾灸、脐疗、穴位贴敷、按摩、穴位埋线、耳穴压豆等。

此外，若有胎盘、胎膜残留，应在常规消毒下行清宫术，清除宫腔残留物，术后抗感染治疗。

【傣医医案选读】

陈某，女，31岁，诉产后7天，少腹作痛，痛处固定，按之痛增，恶露较少，色紫暗有块，舌质暗，苔薄白，脉深细。傣医诊断为瘀血型产后腹痛，治以通气活血，化瘀止痛，予雅叫哈顿（五宝胶囊），口服，每次6粒，每日3次，姜汤送服；并取辛（生姜）30g，罕盖（通血香）15g，芽敏龙（益母草）15g，芽依秀母（香附）15g，匹囡（胡椒）5g，歪亮（红糖）30g，水煎服，每日1剂，共3剂，病情减轻。

【思考题】

1.简述何为格鲁了接短囡（产后腹痛）。
2.简述格鲁了接短囡（产后腹痛）的辨解帕雅（病因病机）。
3.简述气滞血瘀型产后腹痛的多雅（治法），包括内治法、外治法。

第六节 格鲁了贺接（产后头痛）

【概述】

产后头痛，傣医称为格鲁了贺接，临床见产后妇女出现头痛，或空痛，或胀痛，或刺痛，或冷痛，遇情绪波动或热刺激可诱发或加剧，反复发作，时轻时重，同时伴有小腹疼痛、恶露不畅等症状。傣医分外感型产后头痛、水血不足型产后头痛、气滞血瘀型产后头痛、寒盛型产后头痛四个证型论治。

【病因病机】

本病的发生为产后失血过多，四塔功能低下，水血不足，血不养脑，或风塔受损，不能抵御外邪，冷邪客脑，或瘀血上冲，阻滞上盘，不通而痛。

【诊查要点】

（一）病史

有产后出血过多，产后受寒或情志不遂的病史。

（二）临床表现、症状与疾病的相关性

1. 临床表现 产后出现以头部疼痛为主要症状，头痛较甚者，可伴有恶心呕吐、畏光、烦躁等症状。

2. 症状与疾病的相关性

（1）发病情况

①间断性头痛：见于偏头痛、紧张性头痛、头痛性癫痫、三叉神经痛、高血压病等。

②进展性头痛：见于颅内肿瘤、结核性脑膜炎等。

③慢性头痛：见于高血压、神经症、鼻窦炎、屈光不正、脑外伤后遗症等。

（2）头痛的部位

①以额部痛为主，多见于鼻窦炎、颅内高压。

②以枕部痛为主，多见于颈椎病、紧张性头痛。

③一侧头痛，多见于偏头痛、眼部疾病、神经痛等。

④弥漫性头痛，多见于高血压病、高颅压。

（3）头痛与时间的关系

①早晨头痛明显者，见于鼻窦炎、高颅压等。

②下午头痛明显者，多见于偏头痛。

③晚上头痛明显者，见于肌紧张性头痛。

④阅读后头痛者，见于屈光不正。

（三）体征

1. 体温　排除感冒、肺炎、伤寒等发热性疾病所致头痛。
2. 血压　血压增高是引起头痛的常见症状。

（四）相关检查

必要时进行精神和心理检查，同时结合头颅 CT 或 MRI 检查、脑电图检查及腰椎穿刺脑脊液检查等，有助于对头痛原因的鉴别。

（五）鉴别诊断

1. 真头痛　为头痛的一种特殊类型，病情危重，常呈突发性剧烈头痛，持续不解且阵发加重，多伴有喷射状呕吐，甚者可见肢厥、抽搐等症，本病凶险，应与一般头痛相区别。

2. 中风　以突发半身不遂、肌肤不仁、口舌㖞斜、言语不利，甚则突然昏仆、不省人事为主要表现，可伴有头痛等症，但头痛无半身不遂等症。

【病证分类辨治】

（一）外感型产后头痛

1. 夯帕雅（主症）　产后头痛，恶寒发热，头晕目眩，周身酸痛，神疲乏力，气短懒言，舌淡红，苔薄白，脉行表浅而无力。

2. 辨解帕雅（病因病机）　本病是因为产前四塔功能低下，产时风（气）、血、火耗伤太过，机体感受外在的帕雅拢嘎、帕雅拢皇（冷、热风毒邪），内外相合，风热寒湿之邪阻滞气血，气血运行不畅，故产后头痛，恶寒发热，头晕目眩，周身酸痛神疲乏力，气短懒言，舌淡红，苔薄白，脉行表浅而无力。

3. 平然（治则）　解毒除风，行气止痛。

4. 多雅（治法）

（1）内治法

①雅叫哈顿（五宝胶囊），口服，每次 4～8 粒，每日 3 次。

②叫哈荒（生藤）15g，娜罕（羊耳菊）15g，哈法扁（假烟叶根）15g，摆娜龙（艾纳香叶）10g，每日 1 剂，开水煎取 600mL，分早、中、晚三次饭后温服。

（2）外治法

①烘雅（熏蒸疗法）：罕盖（通血香）、叫哈荒（生藤）、沙海（香茅草）、摆管底（蔓荆叶）、摆习列（黑心树叶）、摆拢良（腊肠树叶）、芽沙板（除风草）、辛（生姜）各适量，共碾细粉，做成推拿药包，每袋 100g，将之置入熏蒸器的锅内，待煮沸产生热气后让患者位于特制的熏蒸器（熏蒸木桶、锅、蒸箱）内，接受器内药物蒸气熏蒸全

身或局部。

②阿雅（洗药疗法）：摆管底（蔓荆叶）、叫哈荒（生藤）、摆拢良（腊肠树叶）、摆宾蒿（白花臭牡丹叶）、摆习列（黑心树叶）、摆娜龙（艾纳香叶）、芽沙板（除风草）、沙干（辣藤）、罕盖（通血香）、该嘿（吊吊香）、含毫帕（石菖蒲）、贺别（葛根）各适量，煎煮取药水，让患者浸泡局部或全身。

③咱雅皇（热拖擦药物疗法）：取摆管底（蔓荆叶）、摆拢良（腊肠树叶）、摆宾蒿（白花臭牡丹叶）、摆习列（黑心树叶）、摆娜龙（艾纳香叶）、芽沙板（除风草）各适量，将药物碾成细粉装入布袋内，扎紧袋口，蒸热或蘸热药水、药油或雅劳（药酒），从上到下、从前到后、从左到右，顺着人体的经筋循行路线拖擦周身或局部。

④咱乎（滚热蛋除痧疗法）：取煮制好的温热蛋 1 个，趁热在患者头部、额部、颈部、胸部、背部、四肢、手足心依次反复滚动热熨。此蛋凉后放入药液中继续加热，迅速换另一只热蛋在上述部位滚动。

（二）水血不足型产后头痛

1. 夯帕雅（主症）　头脑空痛，头晕目眩，面色萎黄，心悸乏力。舌质淡，苔薄白，脉行无力。

2. 辨解帕雅（病因病机）　本病是因为产前四塔功能低下，产时风（气）、血、火耗伤太过，或产后营养不足，风（气）失于推动，血失于滋养，火失于温煦，水血不足，血行不畅，血不养脑而致头痛、头晕目眩、面色萎黄；舌淡、苔薄白、脉行无力乃塔喃（水血）不足、身体失于滋养的表现。

3. 平然（治则）　调补四塔，补气养血，益脑止痛。

4. 多雅（治法）

（1）内治法

①雅勒拢软旧短（补血通经方）：哈罗埋亮龙（朱槿根）30g，故罕（当归藤）15g，罕盖（通血香）30g，更方（苏木）15g，罗罕（红花）5g，水煎服，每日 1 剂。

②雅楠嫩补勒（楠嫩补血汤）加味：芽楠嫩（荷包山桂花）30g，嘿亮浪（铁藤）15g，么滚（人字树）15g，哈宾蒿（白花臭牡丹根）30g，故罕（当归藤）15g，扁少火（粗叶木）30g，水煎服，每日 1 剂。

③取文尚海（百样解）15g，哈麻抱（椰子根）30g，水煎服，每日 1 剂。

④取哈丹毫温（大叶斑鸠菊根）适量，煎汤代茶饮。

（2）外治法

①烘雅（熏蒸疗法）：取荒仑（薄荷）、沙海（香茅草）、货别罕（树萝卜）、摆管底（蔓荆叶）、摆习列（黑心树叶）、摆娜龙（艾纳香叶）、摆宾蒿（白花臭牡丹叶）、摆宾亮（红花臭牡丹叶）、摆拢良（腊肠树叶）、芽沙板（除风草）各适量，共碾细粉，做成推拿药包，每袋 100g，将之置入熏蒸器的锅内，待煮沸产生热气后让患者位于特制的熏蒸器（熏蒸木桶、锅、蒸箱）内，接受器内药物蒸气熏蒸全身或局部。

②果雅（包药疗法）：取鲜皇旧（墨旱莲）、毫命（姜黄）各适量，捣烂，加雅叫哈

顿（五宝药散）炒热外敷后颈或前额。

③咱雅（拖擦药物疗法）：取傣药雅哈摆（绞股蓝）、贺别（葛根）、荒仑（薄荷）、罕盖（通血香）、摆管底（蔓荆叶）、摆拢良（腊肠树叶）、楠麻夯板（橄榄树皮）、楠孩嫩（水杨柳树皮）、嘿涛罕（大黄藤）、摆宾蒿（白花臭牡丹叶）各等量，共碾细粉，装袋，每袋200g，蒸热蘸水或药酒拖擦前额、后颈。

④闭诺（推拿按摩疗法）：根据病情选择雅劳（药酒）或药液（药油、温热水），边涂搽边按摩，然后结合傣药外敷治疗。

（三）气滞血瘀型产后头痛

1. 夯帕雅（主症） 头痛如劈，或刺痛难忍，恶露不下或行之不畅，小腹胀痛拒按。舌质暗紫，苔薄，脉行不畅。

2. 辨解帕雅（病因病机） 本病是因为产后失血过多，水（血）塔受伤，风（气）不足，推动无力，瘀血内停，血行不畅而致头痛；或因产后情志不舒，忧思恼怒，气行不顺，血道阻滞，气血瘀阻而引起头痛。

3. 平然（治则） 通气活血，化瘀止痛。

4. 多雅（治法）

（1）内治法

①取嘿摆（芦子藤）粉3g，雅叫哈顿（五宝药散）5g，用温开水冲服。

②雅贺罕盖（山黄通血汤）：咪火哇（山大黄）15g，文尚海（百样解）15g，沙腊比罕（台乌）15g，毫命（姜黄）15g，罗罕（红花）5g，罕盖（通血香）30g，水煎服，每日1剂。

③取比比蒿（白花丹）6g，怀免王（白钩藤）20g，嘿罕盖（云南五味子藤）10g，煎汤服，每日1剂。

④取哈新哈布（马莲鞍）15g，哈埋丁别（灯台树根）15g，北埋温糯（音译）15g，辛（生姜）10g，共煎服，每日1剂。

（2）外治法

①暖雅（睡药疗法）：取沙海（香茅草）、沙海藤（山鸡椒）、莫哈爹（小叶驳骨叶）、摆拢良（腊肠树叶）、摆保龙（光叶巴豆叶）、摆管底（蔓荆叶）、皇旧（墨旱莲）、哈皇曼（南板蓝根）各适量，加劳（酒）炒热或蒸热，取出平摊于睡药床上，加劳（酒）充分拌匀（取出一半备用），用纱布覆盖于夯热药上，待温度适中时令患者睡于药上，用纱布盖于患者身上，再将余药覆盖于患部或全身（除头颅外）。

②烘雅（熏蒸疗法）。

方一：取罕盖（通血香）、叫哈荒（生藤）、沙海（香茅草）、摆管底（蔓荆叶）、摆习列（黑心树叶）、摆拢良（腊肠树叶）、芽沙板（除风草）、辛（生姜）各适量，共碾细粉，做成推拿药包，每袋100g，将之置入熏蒸器的锅内，待煮沸产生热气后让患者位于特制的熏蒸器（熏蒸木桶、锅、蒸箱）内，接受器内药物蒸气熏蒸全身或局部。

方二：取皇旧（墨旱莲）、妹滇（鱼子兰）、毫命（姜黄）、晚害闹（莪术）、摆更方

（苏木叶）、罕盖（通血香）、荒仑（薄荷）、沙海（香茅草）、摆娜龙（艾纳香叶）、摆宾亮（红花臭牡丹叶）、摆拢良（腊肠树叶）、芽沙板（除风草）等，上诸药共碾细粉，取100g放入布袋内，扎紧袋口，将之置入熏蒸器的锅内，待煮沸产生热气后让患者位于特制的熏蒸器（熏蒸木桶、锅、蒸箱）内，接受器内药物蒸气进行全身或局部熏蒸。

③阿雅（洗药疗法）：取摆管底（蔓荆叶）、叫哈荒（生藤）、摆拢良（腊肠树叶）、摆宾蒿（白花臭牡丹叶）、摆习列（黑心树叶）、摆娜龙（艾纳香叶）、芽沙板（除风草）、沙干（辣藤）、罕盖（通血香）、该嘿（吊吊香）、含毫帕（石菖蒲）、贺别（葛根）各适量，水煎外洗。

④果雅（包药疗法）：取鲜皇旧（墨旱莲）、毫命（姜黄）、晚害闹（莪术）、摆更方（苏木叶）、罕盖（通血香）、摆埋嘎筛（龙血树叶）、景郎（黑种草子）各适量，捣烂，炒热，外敷后颈或前额。

⑤咱雅皇（热拖擦药物疗法）：取摆管底（蔓荆叶）、摆拢良（腊肠树叶）、摆宾蒿（白花臭牡丹叶）、摆习列（黑心树叶）、摆娜龙（艾纳香叶）、芽沙板（除风草），各适量，将药物碾成细粉装入布袋内，扎紧袋口，蘸热雅劳（药酒），从上到下、从前到后、从左到右，顺着人体的经筋循行路线拖擦周身或局部。

⑥闭诺（推拿按摩疗法）：根据病情选择雅劳（药酒）或药液（药油、温热水），边涂搽边按摩，然后结合傣药外敷治疗。

⑦沙过哦勒（拔罐放血疗法）：可取大椎穴、肺俞穴、肝俞穴梅花桩或采血针刺后拔罐，留罐10分钟后取罐，可根据病情选取不同的穴位。

（四）寒盛型产后头痛

1. 夯帕雅（主症） 产后头额冷痛，得热痛减，恶露量少，色暗紫，苔薄白，脉行紧而不畅。

2. 辨解帕雅（病因病机） 本病是因为产时损耗，风（气）不足，起居失调，加之感受冷风寒邪，寒邪上攻头痛，或平素喜食味酸、肥甘厚腻性冷之品，寒湿内积，复感外在的帕雅拢嘎（冷风寒邪），内外相合，导致体内四塔功能失调，火塔受伤，水寒血冷而气血运行不畅，火不制水，寒水上犯头目而致头痛；身体遇热后风冷水寒得以温散，故头痛减轻；寒客体内，塔菲（火）的功能受到抑制，水血寒冷流动缓慢而血行瘀滞，故恶露量少，色暗紫，脉行不畅。

3. 平然（治则） 通气除寒，通络止痛。

4. 多雅（治法）

（1）内治法

①取罕好喃（水菖蒲）15g，哈沙海（香茅草根）20g，罕盖（通血香）15g，共磨于水中内服，每日1剂。

②兵哇唉嘎（麻威冷咳汤）：哈麻威（佛手根）15g，匹囡（胡椒）1g，辛（生姜）5g，哈莫哈郎（大驳骨丹根）15g，哈莫哈蒿（鸭嘴花根）15g，水煎服，每日1剂。

（2）外治法

①暖雅（睡药疗法）：取沙海（香茅草）、沙海藤（山鸡椒）、莫哈爹（小叶驳骨叶）、摆拢良（腊肠树叶）、摆保龙（光叶巴豆叶）、摆管底（蔓荆叶）、皇旧（墨旱莲）、哈皇曼（南板蓝根）各适量，加劳（酒）炒热或蒸热，取出平摊于睡药床上，加劳（酒）充分拌匀（取出一半备用），用纱布覆盖于夯热药上，待温度适中时令患者睡于药上，用纱布盖于患者身上，再将余药覆盖于患部或全身（除头颅外）。

②烘雅（熏蒸疗法）。

方一：取罕盖（通血香）、叫哈荒（生藤）、沙海（香茅草）、摆管底（蔓荆叶）、摆习列（黑心树叶）、摆拢良（腊肠树叶）、芽沙板（除风草）、辛（生姜）各适量，共碾细粉，做成推拿药包，每袋100g，将之置入熏蒸器的锅内，待煮沸产生热气后让患者位于特制的熏蒸器（熏蒸木桶、锅、蒸箱）内，接受器内药物蒸气熏蒸全身或局部。

方二：取叫哈荒（生藤）、扎阿亮（紫苏叶）、皇旧（墨旱莲）、毫命（姜黄）、晚害闹（莪术）、摆更方（苏木叶）、罕盖（通血香）、荒仑（薄荷）、沙海（香茅草）、摆娜龙（艾纳香叶）、摆管底（蔓荆叶）、摆埋嘎筛（龙血树叶）、景郎（黑种草子）、摆宾蒿（白花臭牡丹叶）、摆宾亮（红花臭牡丹叶）、摆拢良（腊肠树叶）、芽沙板（除风草）等各适量，诸药共碾细粉，取50g装袋，扎紧袋口，将之置入熏蒸器的锅内，待煮沸产生热气后进行全身或局部熏蒸。

③咱雅（拖擦药物疗法）：取傣药除风止痛包，蒸热或蘸热药水，从上到下、从前到后、从左到右，顺着人体的经筋循行路线拖擦周身或局部治疗。

④阿雅（洗药疗法）：取傣药沙海（香茅草）、辛（生姜）、叫哈荒（生藤）、扎阿亮（紫苏叶）、皇旧（墨旱莲）、毫命（姜黄）、摆更方（苏木叶）、罕盖（通血香）、荒仑（薄荷）、罕盖（通血香）、摆拢良（腊肠树叶）、摆宾蒿（白花臭牡丹叶）、摆娜龙（艾纳香叶）、芽沙板（除风草）各适量。煎煮取药水，浸泡局部或全身。

⑤果雅（包药疗法）。

方一：取摆补累（紫色姜叶）、辛（生姜）、沙海（香茅草）、摆帕贡（树头菜叶）、哈帕利（旋花茄）各等量，混合舂细，炒热包头。

方二：取鲜皇旧（墨旱莲）、扎阿亮（紫苏叶）、毫命（姜黄）、晚害闹（莪术）、摆更方（苏木叶）、罕盖（通血香）、景郎（黑种草子）各适量，捣烂，炒热，外敷后颈或前额。

⑥呵痧（刮痧疗法）：用更方（苏木）刮片、松木刮片、沉香刮片，或边线光滑的汤匙、铜钱或硬币，在患者身体的施治部位上顺序刮动。

【预防调护】

本病可由多种因素诱发，罹患后易于反复发作，故宜尽早明确诊断，积极治疗，预防水血不足型产后头痛须避风寒，增加饮食营养，忌食生冷寒凉之品；瘀血型产后头痛须注意起居调摄，调和五蕴，愉悦心情，保持气血流畅；寒盛型产后头痛须提高接产技术，避免产程延长，防止分娩中失血过多；产后注意保暖，避风寒，以免受邪。

【现代研究进展】

头痛是临床常见的症状，通常指局限于头颅上半部，包括眉弓、耳轮上缘和枕外隆凸连线以上部位的疼痛。头痛大致可分为原发性和继发性两类，前者不能归因于某一确切病因，也可称为特发性头痛，常见的如偏头痛、紧张性头痛；后者由某些疾病诱发，病因可涉及各种颅内病变如脑血管疾病、颅内感染、颅脑外伤，全身性疾病如发热、内环境紊乱，以及滥用精神活性药物等。头痛的发病机制复杂，主要是由于颅内外痛敏结构内的痛觉感受器受到刺激，经痛觉传导通路传导到达大脑皮质而引起。在头痛的诊断过程中，详细的病史能为头痛的诊断提供第一手资料，区分是原发性头痛还是继发性头痛尤为重要。任何原发性头痛的诊断应建立在排除继发性头痛的基础之上。全面详尽的体格检查，尤其是神经系统和头颅、五官的检查，有助于发现头痛的病变所在。适时恰当地选用神经影像学或腰穿脑脊液等辅助检查，能为器质性病变提供客观依据。头痛的防治原则包括病因治疗、对症治疗和预防性治疗。病因明确的病例应尽早去除病因，如颅内感染应抗感染治疗，颅内高压者宜脱水降颅压，颅内肿瘤须手术切除等。对于病因不能立即纠正的继发性头痛及各种原发性头痛急性发作，可给予止痛等对症治疗以终止或减轻头痛症状，同时应对头痛伴随症状如眩晕、呕吐等予以适当的对症治疗。对慢性头痛呈反复发作者应给予适当的预防性治疗，以防头痛频繁发作。

【傣医医案选读】

叶某，女，25 岁，患者孕 37 周时行剖宫产，产后 1 周就渐感头痛，每遇风如同风钻入头脑中，痛时如裂，故整日以毛巾包扎头部；阴道时有血性分泌物，小腹时感坠胀痛；舌淡暗，苔薄白，脉行弦长。傣医诊为气滞血瘀型头痛，以通气活血，化瘀止痛治之。取嘿摆（芦子藤）粉 3g，雅叫哈顿（五宝药散）5g，用温开水冲服。再取咪火哇（山大黄）15g，文尚海（百样解）15g，沙腊比罕（台乌）15g，毫命（姜黄）15g，罗罕（红花）5g，罕盖（通血香）30g，煎汤服 6 剂而获效。

【思考题】

1.简述何为格鲁了贺接（产后头痛）。
2.简述外感型产后头痛的辨解帕雅（病因病机）。
3.简述水血不足型产后头痛的平然（治则）、多雅（治法）。

第七节　格鲁了接多（产后身痛）

【概述】

产后身痛，傣医称为"格鲁了接多"，是由于妇女在产后，出现肢体、关节酸痛、麻木、重着等为主要临床表现的疾病，于产褥期内发作，影响正常工作及生活。傣医分为外感型产后身痛、水血不足型产后身痛、瘀血阻滞型产后身痛三型来论治，治疗以调平四塔为原则，分别采用除风活血、行气止痛，补血益气、通气止痛，活血化瘀、通脉止痛等治法。

【病因病机】

本病的发生是由于产时或产后出血过多，四塔受损，或复感帕雅拢嘎（冷风寒邪），寒凝气滞，气血失和，阻滞不通而身痛，发为本病。

【诊查要点】

格鲁了接多（产后身痛）是水血受损，运行不通，或寒凝气滞，气血失和，阻滞不通，以妇女在产后肢体、关节酸痛、麻木、重着为特征，属于妇科临床常见病、多发病范畴。根据发病时间、临床表现特征及相关检查来进行诊断。

（一）病史

产时、产后失血过多，或产褥期汗出过多，或当风感寒，或居处环境潮湿阴冷，或有痹证史。

（二）临床表现

产褥期间出现肢体关节酸楚、疼痛、麻木、重着，甚至活动不利，关节肿胀；或痛处游走不定，或关节刺痛，或腰腿疼痛。可伴面色不华，神疲乏力，或恶露量少色暗，小腹疼痛拒按，恶风怕凉等。

（三）相关检查

1.体格检查 关节活动度减低，或关节肿胀，病久不愈者可见肌肉萎缩、关节变形。

2.辅助检查 血常规、血钙、红细胞沉降率、抗链球菌溶血素 O 试验、类风湿因子等检查。

（四）鉴别诊断

1.痹证 产后身痛由外感风寒所致者与痹证的发病机制相近，临床表现也相类似。但产后身痛只发生在产褥期，与产褥生理有关，痹证则任何时候均可发病。若产后身痛日久不愈，迁延至产褥期后，则不属产后身痛，当属痹证论治。

2.痿证 产后身痛与痿证的症状均在肢体关节。产后身痛以肢体、关节疼痛、重着、屈伸不利为特点，有时亦兼麻木不仁或肿胀，但无瘫痪的表现；痿证则以肢体痿弱不用，肌肉瘦削为特点，肢体关节一般不痛。

【病证分类辨治】

（一）外感型产后身痛

1. 夯帕雅（主症） 产后遍身疼痛，项背不舒，关节不利，或痛处游走不定，或冷痛剧烈，恶风畏寒，或关节肿胀、重着，或肢体麻木；舌淡，苔薄白，脉浅而紧。

2. 辨解帕雅（病因病机） 产后风塔不足，抵御外邪能力低下，帕雅拢嘎、帕雅拢皇（冷、热风毒邪）乘虚而入，风火或寒湿内盛，阻滞气血运行，气血运行不畅，不通则痛，发为本病；风火偏盛者，则其痛处游走无定；寒邪偏盛者，则冷痛剧烈，恶风畏寒；湿邪偏盛者，则关节肿胀、重着；邪阻经脉，血行不畅，肢体失养，则肢体麻木。舌淡白或淡红，苔薄白或薄黄，脉浅而紧。

3. 平然（治则） 除风活血，行气止痛。

4. 多雅（治法）

（1）内治法

①雅罕接（除风止痛胶囊），口服，4～8粒每次，每日3次。

②叫哈荒（生藤）15g，娜罕（羊耳菊）15g，哈法扁（假烟叶根）15g，摆娜龙（艾纳香叶）10g，每日1剂，开水煎取600mL，分早、中、晚三次饭后温服。

（2）外治法

①烘雅（熏蒸疗法）：取罕盖（通血香）、叫哈荒（生藤）、沙海（香茅草）、摆管底（蔓荆叶）、摆习列（黑心树叶）、摆拢良（腊肠树叶）、芽沙板（除风草）、辛（生姜）各适量，共碾细粉，做成推拿药包，每袋100g，将之置入熏蒸器的锅内，待煮沸产生热气后让患者位于特制的熏蒸器（熏蒸木桶、锅、蒸箱）内，接受器内药物蒸气熏蒸全身或局部。

②暖雅（睡药疗法）：沙海（香茅草）、沙海藤（山鸡椒）、莫哈爹（小叶驳骨叶）、摆拢良（腊肠树叶）、摆保龙（光叶巴豆叶）、摆管底（蔓荆叶）、皇旧（墨旱莲）、哈皇曼（南板蓝根）各适量，加劳（酒）炒热或蒸热，取出平摊于睡药床上，加劳（酒）充分拌匀（取出一半备用），用纱布覆盖于夯热药上，待温度适中时令患者睡于药上，用纱布盖于患者身上，再将余药覆盖于患部或全身（除头颅外）。

③过雅（拔罐疗法）：傣医根据患者病情选择适宜的火罐，边用傣药棉涂搽于患处，边用梅花针叩刺皮肤，以不出血、微热稍疼为度，同时在梅花针刺后的部位拔罐，留罐时间为10分钟左右。

④呵痧（刮痧疗法）：用更方（苏木）刮片、松木刮片、沉香刮片，或边线光滑的汤匙、铜钱或硬币，在患者身体的施治部位上顺序刮动。

⑤阿雅（洗药疗法）：取皇丈（火焰花）、里罗蒿（白文殊兰）、芽依秀母（香附）、娜呆先（干艾纳香叶）、摆贵的罕（粉芭蕉干叶）、鲁里顿（灯笼草）煎汤外洗。

（二）水血不足型产后身痛

1.夯帕雅（主症） 产后遍身酸痛，肢体麻木，关节酸楚，面色萎黄，头晕心悸；舌淡，苔薄白，脉细无力。

2.辨解帕雅（病因病机） 由于产时、产后出血过多，水血大伤，塔喃（水血）不足，不能滋养周身，导致五蕴，尤其是鲁巴夯（色蕴）、维雅纳夯塔（识蕴）失调，故遍身酸痛、肢体麻木、关节酸楚、面色萎黄、头晕心悸；舌淡，苔薄白，脉细无力亦为水血不足之象。

3.平然（治则） 补血益气，通气止痛。

4.多雅（治法）

（1）内治法

①雅叫帕中补（亚洲宝丸），口服，每次 3～6g，每日 3 次。也可碾细粉，加劳（酒）调匀，炒热外敷痛处。

②雅召苏雅咩答腊西（康康散）：阿魏 5g，麻叶野胡椒 25g，麻摆喃（没食子）50g，罕好喃（水菖蒲）50g，当归 50g，辛（生姜）50g，共碾细粉，口服，每次 3～6g，每日 3 次。

肢体关节酸痛重着，屈伸不利：上方加比比蒿（白花丹）根或全株 6g，光钩藤 15g，哈妹滇（鱼子兰根）15g，更方（苏木）15g，罗罕（红花）10g，水煎服。

（2）外治法

①烘雅（熏蒸疗法）：傣药荒仑（薄荷）、沙海（香茅草）、货别罕（树萝卜）、摆管底（蔓荆叶）、摆习列（黑心树叶）、摆娜龙（艾纳香叶）、摆宾蒿（白花臭牡丹叶）、摆宾亮（红花臭牡丹叶）、摆拢良（腊肠树叶）、芽沙板（除风草）各适量，共碾细粉，做成推拿药包，每袋 100g，将之置入熏蒸器的锅内，待煮沸产生热气后让患者位于特制的熏蒸器（熏蒸木桶、锅、蒸箱）内，接受器内药物蒸气熏蒸全身或局部。

②闭诺（推拿按摩疗法）：根据病情选择雅劳（药酒）或药液（药油、温热水），边涂搽边按摩，然后结合傣药外敷治疗。

③捶击疗法：以木棒、拳头、药棒、棉棒、药包等敲击患者相应的穴位及经络治疗疾病。

④呵痧（刮痧疗法）：用更方（苏木）刮片、松木刮片、沉香刮片，或边线光滑的汤匙、铜钱、硬币，在患者身体的施治部位上顺序刮动。

（三）瘀血阻滞型产后身痛

1.夯帕雅（主症） 产后遍身疼痛，或关节刺痛，屈伸不利，按之痛甚；舌紫暗，苔薄白，脉紧。

2.辨解帕雅（病因病机） 本症多因产后情志不舒，久郁气滞，气滞则气血运行不畅，瘀血稽留肌肤、筋脉、骨节之间，经脉瘀阻，不通则遍身疼痛，或关节刺痛，按之痛甚；伴舌紫暗，苔薄白，脉紧，亦为瘀血阻滞之象。

3. 平然（治则） 活血化瘀，通脉止痛。

4. 多雅（治法）

（1）内治法

①化瘀消肿汤：哈帕崩板（平卧土三七根）15g，更方（苏木）15g，哈麻王喝（刺天茄根）30g，水煎服，每日 1 剂。

②端亮（刺桐树）、水刺桐树、麻沙（毛瓣无患子树）、摆揪（野香橼花叶）、芽罕怀（山麻豆）、波波罕（山乌龟）、毫命（姜黄）、野姜、贺哈（红豆蔻根）、辛（生姜）各等量，水煎服，每日 1 剂。

（2）外治法

①果雅（包药疗法）：加芽英龙（大车前）、更方（苏木）、晚害闹（莪术）、竹扎令（宽筋藤）、嘿柯罗（青牛胆）、咪火哇（山大黄）、补累（紫色姜）各等量捣烂，加劳（酒）炒热外包。

②烘雅（熏蒸疗法）：取罕盖（通血香）、叫哈荒（生藤）、沙海（香茅草）、摆管底（蔓荆叶）、摆习列（黑心树叶）、摆拢良（腊肠树叶）、芽沙板（除风草）、辛（生姜）各适量，共碾细粉，做成推拿药包，每袋 100g，将之置入熏蒸器的锅内，待煮沸产生热气后让患者位于特制的熏蒸器（熏蒸木桶、锅、蒸箱）内，接受器内药物蒸气熏蒸全身或局部。

③暖雅（睡药疗法）：沙海（香茅草）、沙海藤（山鸡椒）、莫哈爹（小叶驳骨叶）、摆拢良（腊肠树叶）、摆保龙（光叶巴豆叶）、摆管底（蔓荆叶）、皇旧（墨旱莲）、哈皇曼（南板蓝根）各适量，加劳（酒）炒热或蒸热，取出平摊于睡药床上，加劳（酒）充分拌匀（取出一半备用），用纱布覆盖于夯热药上，待温度适中时令患者睡于药上，用纱布盖于患者身上，再将余药覆盖于患部或全身（除头颅外）。

④阿雅（洗药疗法）：取摆管底（蔓荆叶）、叫哈荒（生藤）、摆拢良（腊肠树叶）、摆宾蒿（白花臭牡丹叶）、摆习列（黑心树叶）、摆娜龙（艾纳香叶）、芽沙板（除风草）、沙干（辣藤）、罕盖（通血香）、该嘿（吊吊香）、含毫帕（石菖蒲）、贺别（葛根）各适量。煎煮取药水，让患者浸泡局部或全身进行治疗。

【预防调护】

产妇居处环境避免潮湿阴冷，生活中要注意防寒保暖，根据天气的变化及时增减衣服，多吃蛋白质含量高和维生素含量高的食物来增强自身的免疫力。忌食生冷、质硬、香燥性热、味腥臭之品。避免过度劳累或情绪焦虑，若及时治疗，预后佳。如果失治、误治，日久不愈，正气愈虚，经脉气血瘀阻愈甚，转虚实夹杂之证，可致关节肿胀不消，屈伸不利，僵硬变形，甚则肌肉萎缩，筋脉拘急，而成痿痹残疾。

【现代研究进展】

产后身痛，中医学又称产后遍身痛、产后关节痛、产后风、产后风湿。该病是指妇女在产褥期内，逐渐出现的一种以肢体或关节酸楚、疼痛、麻木、重着为主要临床表现的症候群。近年来因年轻女性产后护理不当、休息不足、夏季空调的使用、过早进食生冷、产后输液等原因，导致本病发病率升高。少数病例可经调养自愈，但多数患者治疗不及时甚或不规范，迁延日久，生活质量受影响，甚至留下后遗症。

西医学对产后身痛的认识不足，对其无确定的病名，认为其可能与产后生理特征改变有关，如产后松弛素过度分泌导致韧带、关节松弛，同时伴有钙质流失。西医学产褥期因风湿、类风湿引起的关节痛、产后坐骨神经痛、多发性肌炎、产后血栓性静脉炎等出现类似症状者，可与本病互参。西医在治疗上有研究显示，一些抗氧化、抗炎类因子可减轻此项疾病，但西医对产后身痛没有明确的治疗方案，大多以镇痛类药物为主，国外研究较少，对于产后身痛的认识较少，究其原因可能与东西方人的体质差异有关。

【傣医医案选读】

李某，女，27岁。产后7日，症见遍身疼痛，关节刺痛，屈伸不利，按之痛甚；恶露量少色暗，小腹疼痛拒按；舌紫暗，苔薄白，脉弦涩。傣医诊断为瘀血阻滞型产后身痛，以养血活络，行瘀止痛为治。取哈帕崩板（平卧土三七根）15g，更方（苏木）15g，哈麻王喝（刺天茄根）30g，水煎服。并取芽英龙（大车前）、更方（苏木）、晚害闹（莪术）、竹扎令（宽筋藤）、嘿柯罗（青牛胆）、咪火哇（山大黄）、补累（紫色姜）各等量，捣烂，加劳（酒）炒热外包，1周获效。

【思考题】

1. 何为格鲁了接多（产后身痛）？
2. 简述格鲁了接多（产后身痛）的诊查要点。
3. 外感型产后身痛辨治特点是什么？

第八节　格鲁了暖冒拉（产后失眠）

【概述】

产后失眠，傣医称为"格鲁了暖冒拉"，临床表现为产后妇女不能获得正常睡眠，而无神志异常者，轻者入眠困难，或寐而不酣，时睡时醒，醒后不能再寐，甚至整夜不能入眠。傣医认为产后水血不足，或风气过盛，或火塔过盛是引起格鲁了暖冒拉（产后失眠）的因素，故又分水血不足型产后失眠、风气过盛型产后失眠、火过盛型产后失眠三型论治，以补血益气，养心安神；除风清火，平心安神；清火解毒，清心安神为治疗原则。

【病因病机】

本病是因产后四塔功能低下，产时及产后失血过多且产后营养不足，水血不足，水弱火旺，内扰神明，五蕴失调而致失眠多梦、心烦不寐；或调护不当，致体内四塔功能失调，塔拢（风、气）偏亢并停于上盘，扰乱神明，维达纳夯塔（受蕴）失调；或塔喃（水血）耗伤，火塔偏盛，上扰心神，心神不定，心烦不安而失眠。因此体内四塔、五蕴功能失调，偏盛或不足均可导致失眠。

【诊查要点】

（一）病史

产前即有失眠病史，或产时出血过多，产后饮食不慎、焦虑抑郁等相关病史。

（二）临床表现

轻者入寐困难或寐而易醒，醒后不寐，连续 3 周以上，重者彻夜难眠，常伴有头痛、头昏、心悸、健忘、神疲乏力、心神不宁、多梦等症。

（三）相关检查

多导睡眠图 测定其平均睡眠潜伏时间延长（长于 30 分钟）；测定实际睡眠时间减少（每夜不足 6.5 小时）；测定觉醒时间增多（每夜超过 30 分钟）。

（四）鉴别诊断

1. 一过性失眠 在日常生活中常见，可因一时性情志不舒、生活环境改变，或因饮用浓茶、咖啡和服用药物等引起。一般有明显诱因且病程不长。一过性失眠不属病态，也不需进行任何治疗，可通过身体自然调节而复常。

2. 生理性少寐 多见于老年人，虽少寐早醒，而无明显痛苦，属生理现象。

【病证分类辨治】

（一）水血不足型产后失眠

1. 夯帕雅（主症） 产后失眠多梦，心烦不寐，心悸，面色萎黄，头晕目花，神差，周身酸软乏力，气短胸闷，恶露或多或少，色淡质稀；淡白舌，薄白苔，脉弱而无力。

2. 辨解帕雅（病因病机） 本病是因为产后四塔功能低下，产时及产后失血过多且产后营养不足，水血不足，水弱火旺，内扰神明，五蕴失调而致失眠多梦、心烦不寐。

3. 平然（治则） 补血益气，养心安神。

4. 多雅（治法）

（1）内治法

①雅拉利（补血安神汤）：嘿涛勒（鸡血藤）15g，芽把路（麦冬）15g，内罕盖（五味子）10g，哈芽拉勐囡（决明根）30g，波波罕（山乌龟）5g，水煎服。对于心烦不寐，伴头晕眼花、心悸等产后失眠较重者，可在方中加入邓嘿罕（定心藤）30g、文尚

海（百样解）15g，煎汤服，每日1剂。

②取哈芽拉勐囡（决明根）30g，波波罕（山乌龟）5g，罕好喃（水菖蒲）30g，煎汤服，每日1剂。

③取埋中航（双籽棕茎）15g，煎汤内服。另取尖亮（降香黄檀）、尖蒿（白檀香）适量，磨水内服。

④取哈麻抱（椰子根）30g，煎汤服。

（2）外治法

①烘雅（熏蒸疗法）：取傣药荒仑（薄荷）、沙海（香茅草）、货别罕（树萝卜）、摆管底（蔓荆叶）、摆习列（黑心树叶）、摆娜龙（艾纳香叶）、摆宾蒿（白花臭牡丹叶）、摆宾亮（红花臭牡丹叶）、摆拢良（腊肠树叶）、芽沙板（除风草）各适量，共碾细粉，做成推拿药包，每袋100g，将之置入熏蒸器的锅内，待煮沸产生热气后让患者位于特制的熏蒸器（熏蒸木桶、锅、蒸箱）内，接受器内药物蒸气熏蒸全身或局部。

②闭诺（推拿按摩疗法）：根据病情选择雅劳（药酒）或药液（药油、温热水）边涂搽边按摩，然后结合傣药外敷治疗疾病。

③捶击疗法：以木棒、拳头、药棒、棉棒、药包等敲击患者相应的穴位及经络治疗疾病。

④呵痧（刮痧疗法）：用更方（苏木）刮片、松木刮片、沉香刮片，或边线光滑的汤匙、铜钱或硬币，在患者身体的施治部位上顺序刮动。

（二）风气过盛型产后失眠

1.夯帕雅（主症） 产后失眠多梦，胸胁闷胀不舒，口苦目赤；恶露紫暗，量少不畅；或乳汁不下，乳房胀满而痛。舌苔薄黄，脉紧。

2.辨解帕雅（病因病机） 本病是因为产后调护不当，致体内四塔功能失调，塔拢（风、气）偏亢并停于上盘，扰乱神明，维达纳夯塔（受蕴）失调，致失眠多梦、心胸闷胀；风火过盛，致使风（气）、水（血）塔失调，气郁血滞，气血运行不畅，故恶露不畅、乳汁下行。

3.平然（治则） 除风清火，平心安神。

4.多雅（治法）

（1）内治法

①雅解沙把（百解胶囊），口服，每次4～8粒，每日3次。

②雅拉胶囊，口服，每次4～8粒，每日3次。

③哈罕满龙（黄花稔根）、哈罕满（小拔毒散根）、哈芽拉勐囡（决明根）、邓嘿罕（定心藤）、钩藤各15g，波波罕（山乌龟）10g，水煎服，每日1剂。

（2）外治法

①暖雅（睡药疗法）：取更拢良（腊肠树心）、罕盖（通血香）、摆更方（苏木叶）、莫哈郎（大驳骨丹）、莫哈蒿（鸭嘴花）、芽英龙（大车前）、沙板（接骨草）、毫命（姜黄）、补累（紫色姜）各700g，加劳（酒）炒热或蒸热，取出平摊于睡药床上，加劳

（酒）充分拌匀（取出一半备用），用纱布覆盖于夯热药上，待温度适中时令患者睡于药上，用纱布盖于患者身上，再将余药覆盖于患部或全身（除头颅外）。

②烘雅（熏蒸疗法）：取睡药共碾细粉，做成推拿药包，每袋 100g，将之置入熏蒸器的锅内，待煮沸产生热气后让患者位于特制的熏蒸器（熏蒸木桶、锅、蒸箱）内，接受器内药物蒸气熏蒸全身或局部。

③闭诺（推拿按摩疗法）：根据病情选择雅劳（药酒）或药液（药油、温热水）边涂搽边按摩，然后结合傣药外敷治疗疾病。

（三）火过盛型产后失眠

1. 夯帕雅（主症）　产后失眠不寐，头目胀痛，心悸，心烦易怒，口干苦，喜冷饮，小便短赤，大便干结，舌质红，苔黄厚或干燥，脉行快有力。

2. 辨解帕雅（病因病机）　本病是因为产后调护不当，塔喃（水血）耗伤，塔菲（火）偏盛，塔喃（水）不足，不能制火，火盛生风，风火上犯上盘，扰乱心神，心神不安，故见失眠不寐、头目胀痛、心悸、心烦易怒；火盛煎熬水液致口干口苦、喜冷饮、小便短赤、大便干结；舌质红，苔黄厚或干燥，脉行快有力均为火偏盛之征象。

3. 平然（治则）　清火解毒，清心安神。

4. 多雅（治法）

（1）内治法

①清火定心安神汤：邓嘿罕（定心藤）15g，文尚海（百样解）15g，吻牧（苦藤）15g，大黄 15g，咪火哇（山大黄）15g，磨水服，每日 1 剂。

②哈管底（蔓荆根）15g，哈撇反（小叶臭黄皮根）10g，楠晚（三丫苦）15g，雅解先打（傣百解）15g，每日 1 剂，开水煎取 600mL，分早、中、晚三次饭后温服。

③先勒龙（大树黄连）30g，大黄 5g，咪火哇（山大黄）10g，邓嘿罕（定心藤）15g，哈帕利（旋花茄根）30g，波波罕（山乌龟）5g，哈芽拉勐囡（决明根）30g，每日 1 剂，开水煎取 600mL，分早、中、晚三次饭后温服。

（2）外治法

①闭诺（推拿按摩疗法）：结合傣中医推拿手法按揉头部。

②捶击疗法：以木棒、拳头、药棒、棉棒、药包等敲击患者相应的穴位及经络清火安神助眠。

【预防调护】

预防水血不足型产后失眠须提高接产技术，防止分娩时失血过多，产后要注意增加饮食营养，保持心情舒畅，并避免劳累过度及劳心耗血诱发本病。风气过盛型产后失眠须积极进行心理情志调整，克服不良情绪，做到喜怒有节，保持精神舒畅。另外，晚餐宜清淡，不宜过饱，睡前避免从事紧张和兴奋的活动，养成定时就寝的习惯。

【现代研究进展】

失眠被定义为与嗜睡、疲劳、躯体症状（如头部或身体疼痛）、情绪障碍、认知或职业功能受损、对睡眠的担忧或对睡眠不满意相关的睡眠连续性障碍。睡眠连续性是指睡眠表现一些变量，包括睡眠潜伏期、觉醒次数、入睡后觉醒、总睡眠时间和睡眠效率，如果这些变量中的一个或多个是病理性的，则它们的发生可以称为睡眠连续性障碍。据统计失眠发生在全世界多达 1/3 的成人中。失眠症的治疗包括非药物治疗和药物治疗：非药物治疗如睡眠卫生教育和心理行为治疗，其他非药物治疗包括饮食疗法、芳香疗法、按摩、顺势疗法等，但缺乏循证医学支持。由于多数睡眠药物长期服用会有药物依赖及停药反弹，原则上使用最低有效剂量、间断给药（每周 3～5 次）、短期用药（常规用药不超过 3～4 周）、减药缓慢和逐渐停药（每天减掉原药的 25%）。目前，临床治疗失眠症的药物主要包括苯二氮䓬受体激动剂、褪黑素受体激动剂和具有催眠效果的抗抑郁药物。中医药治疗失眠症具有良好的疗效。

【傣医医案选读】

李某，女，31 岁，患者足月自然分娩一男婴，产后 1 个月时因琐事与家人争执后，出现入眠困难且寐后多梦易醒，甚则有终宵不能合目。来诊时以安眠药辅助睡眠，时感胸闷，心悸怔忡，心烦易怒，恶露已尽，舌红，苔薄白少津，脉行细而无力。傣医诊为水血不足型产后失眠，取嘿涛勒（鸡血藤）15g，芽把路（麦冬）15g，内罕盖（五味子）10g，哈芽拉勐囡（决明根）30g，波波罕（山乌龟）5g，邓嘿罕（定心藤）30g，文尚海（百样解）15g，水煎服。连服 5 剂后睡眠改善，不需安眠药助眠即可入睡，每夜睡眠时间能保证 6～7 小时，病愈。

【思考题】

1. 简述何为格鲁了暖冒拉（产后失眠）。
2. 简述格鲁了暖冒拉（产后失眠）的辨解帕雅（病因病机）。
3. 简述格鲁了暖冒拉塔喃软（水血不足型产后失眠）的平然（治则）、多雅（治法）。

第九节　格鲁了勒软（产后贫血）

【概述】

产后贫血，傣医称为"格鲁了勒软"，是妇科临床常见的产后病之一，其主要症状为产后心悸气短、头晕耳鸣、面色苍白或蜡黄、唇、甲、齿龈苍白，精神不佳，肢体困倦乏力，失眠健忘，或见唇干舌燥，五心烦热，烦躁不安。严重者可有心脏扩大和心力衰竭，面、足浮肿等。或实验室检查发现产妇外周血红蛋白＜ 110g/L 及血细胞比容

< 0.33，其中血红蛋白 ≤ 60g/L 为重度贫血。傣医将之分为气血不足型产后贫血和土不足型产后贫血两型来论治，治疗以补水养血，清心除烦；补土健胃，补气生血为主。

【病因病机】

本病的发生，多因产前素体虚弱，四塔功能不足，或者产时、产后失血过多，或产后调养失宜，劳心过度，更加耗损四塔之功能，风（气）失于推动，血失于滋润补养，火失于温煦而致。

【诊查要点】

（一）病史

发生于产后，平素体质虚弱，长期偏食，妊娠早期呕吐、胃肠功能紊乱导致的营养不良病史，或有产时、产后失血史，或产后调养失宜。

（二）临床表现

轻者可无症状，或仅有面色、唇、甲无华，重者可见产后心悸气短、头晕耳鸣、面色苍白或蜡黄，唇、甲、齿龈苍白，精神不佳、肢体困倦乏力、失眠健忘等，或见唇干舌燥、五心烦热、烦躁不安。更甚者可有心脏扩大和心力衰竭，面、足浮肿等。

（三）相关检查

1. 一般情况　贫血貌，形体消瘦，精神不振。

2. 血液检查　血常规检查，血红蛋白 < 110g/L；凝血酶原时间、纤维蛋白原定量、纤维蛋白降解产物等有关凝血功能的实验室检查，有助于诊断。

3. 骨髓穿刺检查　用于指导临床寻找贫血原因，如缺铁性贫血可见红系造血呈轻度或中度增生活跃，以中、晚幼红细胞增生为主，骨髓铁染色可见细胞内外铁均减少，尤以细胞外铁减少明显；巨幼细胞贫血可见红细胞系统呈巨幼细胞增生，不同成熟期的巨幼细胞系列占骨髓细胞总数的 30% ～ 50%，核染色质疏松，可见核分裂；再生障碍性贫血可见多部位增生减低或严重减低，有核细胞甚少，幼粒细胞、幼红细胞、巨核细胞均减少，淋巴细胞相对增高。

4. 心脏检查　可见心率增快，肺动脉瓣或心尖部听到吹风样收缩期杂音；严重者心脏彩超检查可有心脏扩大，心电图检查可见 ST 段降低及 T 波平坦、倒置等。

（四）鉴别诊断

1. 产后赢弱冷劳　两者均发于产后且素体虚弱之人。产则血气劳伤，脏腑虚弱，而风冷客之，冷搏于血气，血气不能温于肌肤，使人虚乏疲顿，症如产后贫血，实则为产后身体虚弱。两者鉴别的关键在于血红蛋白量，产后贫血者血红蛋白 < 110g/L，产后赢弱者血红蛋白在正常范围。

2. 产后血晕　两者均发于产后，均可有产后失血史，但产后血晕见于产妇新产之际突然头晕眼花，不能起坐，或心胸满闷，恶心呕吐，痰涌气急，心烦不安，甚则神昏口噤，不省人事。产后血晕发生于产后数小时之内，属于产后危急重症，救助不及时可危及生命。产后查血常规等实验室检查、体格检查、B 超、询问病史等可明确诊断。

【病证分类辨治】

（一）气血不足型产后贫血

1. 夯帕雅（主症）　产后头晕耳鸣，肢体困倦乏力，面色苍白或蜡黄，唇、甲、齿龈苍白，唇干舌燥，干咳无痰或带血丝，五心烦热，两颧发红，烦躁不安，大便干燥，小便短赤，舌质红少苔，脉行快而细弱。

2. 辨解帕雅（病因病机）　本病的发生多因平素体弱，水塔不足，或产时、产后出血，更加损伤水塔，水血不足，不能滋养机体，见头晕耳鸣、面色苍白或蜡黄，唇、甲、齿龈苍白、唇干舌燥等；风气不足则肢体困倦乏力；水血同源，水不足则干而内火旺，故见五心烦热、两颧发红、烦躁不安、大便干燥、小便短赤；舌质红少苔、脉行快而细弱为水不足则内热征象。

3. 平然（治则）　补水养血，清心除烦。

4. 多雅（治法）

（1）内治法

①雅叫哈顿（五宝药散），5 ～ 10g，用歪亮（红糖）为引，煮黑母鸡蛋食。

②雅叫哈顿（五宝药散），5 ～ 10g，加入黑母鸡蛋中调匀蒸熟食，或炖排骨汤食。

③芽楠嫩（荷包山桂花）30g，故罕（当归藤）15g，嘿涛勒（鸡血藤）30g，水煎服（此为傣医验方）。

④麻蜜旺（树菠萝嫩果）30 ～ 50g，锅拢浪（望江南）25 ～ 50g，煮鸡食。

⑤若见唇干舌燥，五心烦热，烦躁不安，可取芽楠嫩（荷包山桂花）30g，故罕（当归藤）15g，嘿涛勒（鸡血藤）30g，邓嘿罕（定心藤）30g，文尚海（百样解）30g，竹茹 10g，沙英（甘草）5g，水煎服。

⑥娜罕（羊耳菊）15g，文尚海（百样解）20g，蒿怀朗（黑水牛角）5g，磨于米汤内服。

（2）外治法

①暖雅（睡药疗法）：补水调经方，取摆亮龙（大血藤叶）、嘿涛勒（鸡血藤叶）、摆嘎筛（龙血竭叶）、楠该罕（石斛叶）、皇旧（墨旱莲）、芽敏（艾叶）、罕盖（通血香）、芽沙板（除风草）、摆宾蒿（白花臭牡丹叶）、扎阿亮（紫苏叶）各等量，加劳（酒）炒热或蒸热，取出平摊于睡药床上，加劳（酒）充分拌匀（取出一半备用），用纱布覆盖于夯热药上，待温度适中时令患者睡于药上，用纱布盖于患者身上，再将余药覆盖于患部或全身（除头颅外）。

②烘雅（熏蒸疗法）：傣药补水调经熏蒸散，取摆亮龙（大血藤叶）、嘿涛勒（鸡血

藤叶）、摆嘎筛（龙血竭叶）、楠该罕（石斛叶）、摆尖欢（沉香叶）、摆毫命（姜黄叶）、皇旧（墨旱莲）、芽敏（艾叶）、罕盖（通血香）、芽沙板（除风草）、摆宾蒿（白花臭牡丹叶）、扎阿亮（紫苏叶）各等量，共碾细粉，做成推拿药包，每袋100g，将之置入熏蒸器的锅内，待煮沸产生热气后让患者位于特制的熏蒸器（熏蒸木桶、锅、蒸箱）内，接受器内药物蒸气熏蒸全身或局部。

（二）土不足型产后贫血

1. 夯帕雅（主症） 产后心悸气短，头晕耳鸣，面色苍白或蜡黄，唇、甲、齿龈苍白，周身酸软乏力，失眠健忘，严重者可有心脏扩大和心力衰竭，面、足浮肿，舌质淡，苔薄白，脉行慢，弱而无力。

2. 辨解帕雅（病因病机） 本病的发生主要为饮食不节，饥饱失常，暴饮暴食，过食生冷，误食禁忌，损伤土塔（脾胃）之功能，使脾胃消化水谷、化生气血无力，或产时、产后出血，气血大伤，或忧思恼怒，损伤五蕴，影响土塔（脾胃）之功能，使塔拢（风、气）、塔喃（水、血）化生无源而出现心悸气短、头晕耳鸣、面色苍白或蜡黄、唇、甲、齿龈苍白，周身酸软乏力、失眠健忘等；风塔、土塔不足则面、足浮肿，舌质淡、苔薄白、脉行慢、弱而无力。

3. 平然（治则） 补土健胃，补气生血。

4. 多雅（治法）

（1）内治法

①雅叫哈顿（五宝药散），5～10g，用歪亮（红糖）为引，煮鸡蛋食。

②雅朋勒（健胃止痛胶囊），口服，每次4～8粒，每日3次。

③皇旧（墨旱莲）30g，帕崩板（平卧土三七）15g，哈宾在（圣诞树根）15g，罕盖（通血香）30g，文尚海（百样解）10g，扁少火（粗叶木）15g，嘿涛勒（鸡血藤）15g，水煎服。

④雅想（增力胶囊），口服，每次2～4粒，每日3次。

（2）外治法

阿雅（洗药疗法）：取雅哈摆（绞股蓝）、贺别（葛根）、荒仑（薄荷）、罕盖（通血香）、摆管底（蔓荆叶）、摆拢良（腊肠树叶）、楠麻夯板（橄榄树皮）、楠孩嫩（水杨柳树皮）、嘿涛罕（大黄藤）、地榆、摆宾蒿（白花臭牡丹叶）、摆习列（黑心树叶）、摆娜龙（艾纳香叶）、芽沙板（除风草）、摆芽拉勐龙（对叶豆叶）及摆、哈扁（刺五加叶、茎）各适量，水煎煮取药水，让患者浸泡局部或全身。

【预防调护】

本病多以早期防治为主，孕前及孕早期便应积极调护，及时补充孕期所需营养元素，多摄入含铁元素、叶酸等微量元素及维生素的食物，避免挑食，按妊娠进展及时产检，及时发现并处理妊娠并发症，治疗并控制基础疾病，避免产程过长、难产等，及时处理前置胎盘、子宫收缩不良、胎盘植入等情况，产后注意休息，应摄入营养丰富之品。

【现代研究进展】

贫血是孕妇最常见的临床症状之一。在妊娠这一生理过程中，孕妇全身各个系统都要发生适应性变化，在妊娠期间血浆增加比红细胞增加的相对多，加上孕期对铁需求增加，如不及时补充，易出现妊娠期贫血。微量元素铁的含量在妊娠期妇女贫血的发生和发展中起到了关键的作用，孕妇体内叶酸、维生素 B_{12} 也是常见的营养素缺乏，但近些年维生素 A 水平的研究逐渐成为热点，发现在妊娠期妇女贫血的原因中维生素 A 也扮演了重要角色。一般的临床治疗中，常规铁剂的应用对贫血有很大的改善，但面对特殊人群如妊娠期的妇女，在怀孕期间贫血的早期诊断对孕产妇和婴儿的健康是极其重要的。孕妇贫血不仅对孕妇本人造成影响，也对胎儿、新生儿，甚至对儿童的成长极为不利；并且贫血也对孕妇的心脏功能造成影响，当孕妇贫血时红细胞的携氧能力降低，致心肌细胞缺氧，心肌代偿性增生、肥大，进而致心脏功能降低，甚至心衰、死亡。因此，妊娠期间合并贫血的孕妇，应及时纠正贫血，尽早了解她们的心脏储备功能，对预防心衰，降低孕产妇死亡率、围产儿死亡率有着重要意义。

【傣医医案选读】

刀某，女，32 岁，2018 年 5 月 30 日初诊。产后 5 月余，常感头晕耳鸣，肢体困倦乏力，故来诊。现症见面色蜡黄，唇干舌燥，五心烦热，两颧发红，烦躁不安，大便干燥，小便短赤，舌质红少苔，脉行快而细弱；患者曾有分娩时大出血史，血常规检查为血红蛋白 80g/L。傣医诊断为气血不足型产后贫血，以补水养血为治法，取雅叫哈顿（五宝药散）10g，加入黑母鸡蛋中调均蒸熟食；再取芽楠嫩（荷包山桂花）30g，故罕（当归藤）15g，嘿涛勒（鸡血藤）30g，邓嘿罕（定心藤）30g，文尚海（百样解）30g，竹茹 10g，沙英（甘草）5g，煎汤服。治疗 1 个月后各种症状明显好转。

【思考题】

1. 简述何为格鲁了勒软（产后贫血）。
2. 简述格鲁了勒软（产后贫血）的辨解帕雅（病因病机）。
3. 论述格鲁了勒软（产后贫血）的辨解帕雅多雅（病证分类辨治）。

第十节　格鲁了贺办答来（产后眩晕）

【概述】

产后眩晕，傣医称为"格鲁了贺办答来"，其主要症状为产后头昏目眩，轻者闭目即止，重者如坐车船，旋转不定，不能站立，或伴有恶心、呕吐、汗出，甚则昏倒等。

傣医分为水血不足型产后眩晕、风火偏盛型产后眩晕、气滞血瘀型产后眩晕三个证型来论治，其病位在上盘，应上病治上，并结合产后的特点，以补水养血，安神止晕；泻火解毒，除风止晕；疏风通气，活血止晕为主。

【病因病机】

本病的发生是因产时、产后失血过多，或产后调养失宜、饮食不节，导致体内四塔功能失调，水血耗损过甚，塔喃（水、血）不足，不能滋养头部，或风气过盛，风火上冲头部。

【诊查要点】

（一）病史

发于产后，多有产时、产后失血史，或产后调养失宜、饮食不节，或患有脑动脉硬化或椎基底动脉供血不足病史。

（二）临床表现

临床表现以产后头昏目眩，轻者闭目即止，重者如坐车船，旋转不定，不能站立，或伴有恶心、呕吐、汗出，甚则昏倒等为主。

（三）相关检查

1. 血压 血压高于正常或低于正常。

2. 血液检查 血红蛋白低于正常，或血糖低于正常。

3. 经颅多普勒超声（TCD）检查 观察血流是否异常（后循环血流减少），它在椎基底动脉供血不足患者检查的阳性率可高达73%～93%。

4. 颈部彩超检查 可显示颈内动脉颅外段粥样硬化斑块及溃疡、血栓、管腔狭窄或闭塞等脑动脉硬化征象。

5. 影像学检查 头颅CT或MRI检查，可发现多发腔隙性梗死、皮质下动脉硬化性脑病等脑动脉硬化征象。

6. 听力检查 部分患者有听力下降和耳鸣。

（四）鉴别诊断

1. 产后子痫 两者均发生于产后，产后眩晕以产后头昏目眩，站立欲倒，甚至昏倒为特征；而产后子痫以抽搐、昏迷为主症，产后子痫有典型的抽搐，可与产后眩晕相鉴别。

2. 产后血晕 两者均发生于产后，均可有头晕昏仆，不省人事。但产后血晕发生于产后数小时之内，属于产后急危重症，救助不及时可危及生命。产后查血常规等实验室检查、体格检查、B超、询问病史等可明确诊断。

【病证分类辨治】

(一) 水血不足型产后眩晕

1. 夯帕雅 (主症) 产后头昏目眩，站立欲倒，心悸，面色苍白，神差，睡眠不佳，周身酸软乏力，气短胸闷，舌淡白苔薄白，脉弱而无力。或见心悸，面色潮红，心烦不安，头目昏眩，五心烦热，盗汗，口干舌燥，大便干燥，小便短赤，舌红少苔，脉行快而细弱。

2. 辨解帕雅 (病因病机) 本病的发生主要因平素体弱，水塔不足，或产时、产后出血更加损伤水塔，水血不足，不能滋养头部而出现产后头昏目眩、站立欲倒；水不足则干而内火旺，故也可见五心烦热、盗汗、口干舌燥、大便干燥、小便短赤等水不足之内热象；产时风气耗伤，故心悸、面色苍白、神差、睡眠不佳、周身酸软乏力、气短胸闷；舌红少苔、脉行快而细弱为水血不足的表现。

3. 平然 (治则) 补水养血，安神止晕。

4. 多雅 (治法)

(1) 内治法

①雅叫哈顿 (五宝药散) 5～10g，煮黑母鸡蛋加歪亮 (红糖) 吞服。

②嘿涛勒 (鸡血藤) 15g，芽把路 (麦冬) 15g，内罕盖 (五味子) 10g，哈芽拉勐囡 (决明根) 30g，波波罕 (山乌龟) 5g，邓嘿罕 (定心藤) 15g，文尚海 (百样解) 15g，水煎服。

③内帕嘎休 (苦菜子) 15g，内帕板 (芫荽子) 15g，景毫白 (萝卜子) 15g，炒黄，再加蒿怀板 (白水牛角) 30g，烧黄，共捣细加入适量喃满阿 (芝麻油) 搓成小丸，每日吞服。

④若产后头昏目眩，周身酸痛麻木，取摆档多 (七叶莲叶) 10g，摆埋丁别 (灯台树叶) 10g，埋宋戈 (土连翘) 10g，文尚海 (百样解) 5g，水煎服。

(2) 外治法

①果雅 (包药疗法)：取假烟叶适量，捣烂，加劳 (酒) 炒热，外包痛处，每天换药1次，10天为1个疗程，一般用2～3个疗程。或取雅叫哈顿 (五宝药散) 炒热，配合雅劳 (药酒)，外敷颈部或前额。

②闭诺 (推拿按摩疗法)：取罕好喃 (水菖蒲)、贺哈 (红豆蔻根)、哈娜罕 (羊耳菊根)、蒙沙呃 (厚果鸡血藤) 各等量，制成药包，配合雅劳 (药酒)，边涂搽边按摩，然后结合药包外敷治疗。

(二) 风火偏盛型产后眩晕

1. 夯帕雅 (主症) 产后头昏目眩或头目胀痛，面红耳赤，烦躁不安，眠差，口干苦，思冷饮，小便短赤，大便干结，舌红，苔黄厚腻，脉行快而有力。

2. 辨解帕雅 (病因病机) 本病的发生是因为产后喜食香燥辛辣、肥甘厚腻、性热之品，或产后失血，水不足则塔拢（风、气）、塔菲（火）偏盛，水血不足，不能制火风，风火相合，上犯上盘而致产后头昏目眩，或头目胀痛、面红耳赤、烦躁不安；风火内盛则小便短赤、大便干结、舌红苔黄厚腻、脉行快而有力。

3. 平然（治则） 泻火解毒，除风止晕。

4. 多雅（治法）

（1）内治法

①叫哈蒿（弯管花）30g，适量水煎服。

②摆拢良（腊肠树叶）10g，水煎服。

③故郎（黑蕨）15～30g，水煎服。

④吻牧（苦藤）15g，哈帕利（旋花茄根）30g，摆拢良（腊肠树叶）30g，怀免王（白钩藤）15g，嘿柯罗（青牛胆）10g，麻三端图（云南萝芙木）15g，水煎服。

（2）外治法

①果雅（包药疗法）：取楠麻过（嘎哩啰果皮）、嘿柯罗（青牛胆）、比比亮（红花丹）各适量，磨水服，同时可取药汁揉擦患处。每天换药1次，10天为1疗程，一般2～3个疗程。或取摆管底（蔓荆叶）、景郎（黑种草子）、麻贵沙保（番木瓜）鲜品适量，捣烂，加喃满母（猪油）炒热，包敷前额及颈部。

②闭诺（推拿按摩疗法）：根据病情选择雅劳（药酒）或药液（药油、温热水），边涂搽边按摩，然后结合傣药外敷治疗。

（三）气滞血瘀型产后眩晕

1. 夯帕雅（主症） 产后头昏目眩伴头目胀痛，肩背酸痛，胸胁闷胀不舒，大便黏滞，舌质紫暗有瘀点，苔薄白，脉紧而不畅。

2. 辨解帕雅（病因病机） 本症多因产后情志不舒，久郁气滞，气滞则气血运行不畅，或感受外在的帕雅拢嘎（冷风寒邪），寒湿阻经，气血不通，风气水血不能上荣，故见产后头昏目眩伴头目胀痛，肩背酸痛，胸胁闷胀不舒，大便黏滞，舌质紫暗有瘀点，苔薄白，脉紧而不畅。

3. 平然（治则） 疏风通气，活血止晕。

4. 多雅（治法）

（1）内治法

①雅罕接（除风止痛胶囊），口服，每次4～8粒，每日3次。

②取怀免王（白钩藤）15g，哈管底（蔓荆根）15g，罕盖（通血香）15g，娜罕（羊耳菊）10g，叫哈荒（生藤）10g，沙海（香茅草）10g，更习列（黑心树心）15g，更拢良（腊肠树心）15g，芽沙板（除风草）15g，光三哈（三台红花）5g，水煎服。

（2）外治法

①烘雅（熏蒸疗法）：取罕盖（通血香）、叫哈荒（生藤）、沙海（香茅草）、摆管底（蔓荆叶）、摆习列（黑心树叶）、摆拢良（腊肠树叶）、芽沙板（除风草）、辛（生姜）各适量，共碾细粉，做成推拿药包，每袋100g，将之置入熏蒸器的锅内，待煮沸产生

热气后让患者位于特制的熏蒸器（熏蒸木桶、锅、蒸箱）内，接受器内药物蒸气熏蒸全身或局部。

②暖雅（睡药疗法）：取沙海（香茅草）、沙海藤（山鸡椒）、莫哈爹（小叶驳骨叶）、摆拢良（腊肠树叶）、摆保龙（光叶巴豆叶）、摆管底（蔓荆叶）、皇旧（墨旱莲）、哈皇曼（南板蓝根）各适量，加劳（酒）炒热或蒸热，取出平摊于睡药床上，加劳（酒）充分拌匀（取出一半备用），用纱布覆盖于夯热药上，待温度适中时令患者睡于药上，用纱布盖于患者身上，再将余药覆盖于患部或全身（除头颅外）。

③果雅（包药疗法）：取楠麻过（嘎哩啰果皮）、嘿柯罗（青牛胆）、比比亮（红花丹）各适量，磨水服，可取药汁揉擦患处，再用药渣包敷患处。每天换药 1 次，10 天为 1 个疗程，一般治疗 2 ～ 3 个疗程。

④闭诺（推拿按摩疗法）：根据病情选择雅劳（药酒）或药液（药油、温热水），边涂搽边按摩，然后结合傣药外敷治疗。

【预防调护】

本病多以早期防治为主，孕前及孕早期便应积极调护，及时补充孕期所需营养元素，避免挑食，按妊娠进展及时产检，及时发现并处理妊娠并发症，治疗并控制基础疾病，避免产后出血过多等情况，产后不宜多食香燥辛辣、肥甘厚腻、性热之品，多食营养补益之品，可常食清淡、性凉、滋润补水之食物，注意休息。

【现代研究进展】

眩指眼花或者眼前发黑，晕是指头晕甚或感觉自身及外界物景旋转。两者常并见，故合成眩晕。其轻者闭目可止，重者如坐车船，旋转不定，或有恶心呕吐、汗出，甚则昏倒等症状。西医学将其分为假性眩晕和真性眩晕，假性眩晕多由全身系统疾病引起，如高血压病、低血压病、椎基底动脉供血不足、内分泌疾病及神经症等，患者自觉眩晕，但无旋转感。真性眩晕则由本体觉、眼及前庭系统疾病引起，如梅尼埃病、迷路炎，常有明显旋转感。随着生活节奏的加快，眩晕的发病率越来越高，已成为严重影响人们生活质量的因素之一，是临床常见病、多发病。究其病因错综复杂，现代医家在临床辨证论治中不断总结经验，在古人的经验基础上，现代医家更深入、更全面地对眩晕进行探究，多认为眩晕为虚实夹杂、本虚标实之证。实多指病理产物实邪为患，虚多指脏腑病变虚损，并结合各自临床经验对眩晕的辨治亦颇具特色。

【傣医医案选读】

玉某，女，35 岁，产后半年，头昏目眩 1 月余，伴颜面潮红、耳赤，烦躁不安，眠差，心悸怔忡，舌红，苔黄厚腻，脉行快而有力，血压偏高。傣医诊断为风火偏盛型产后眩晕，治疗以清火除风为主，取吻牧（苦藤）15g，哈帕利（旋花茄根）30g，摆拢良（腊肠树叶）30g，怀兔王（白钩藤）15g，嘿柯罗（青牛胆）10g，麻三端图（云南萝芙木）15g，水煎服。服药 10 天后症状缓解，血压恢复正常。

【思考题】

1.简述何为格鲁了贺办答来（产后眩晕）。
2.简述格鲁了贺办答来（产后眩晕）的辨解帕雅（病因病机）。
3.简述格鲁了贺办答来（产后眩晕）的分型及治法。

第十一节　格鲁了河来（产后汗证）

【概述】

产后汗证，傣医称"格鲁了河来"，其主要症状为产后汗出，包括产后自汗、产后盗汗两种，以自汗较为多见。产后自汗、盗汗是因产后气血暴虚所致的产后汗液排泄异常之病证，其主要症状表现为产后汗出不止，动则益甚者，或入睡后汗出，醒来自止，或伴有恶风身冷，气短懒言，倦怠乏力或面色潮红，头晕耳鸣，口燥咽干，渴不思饮；或五心烦热，腰膝酸软等症。

傣医将其分为风气不足型产后汗证、水血不足型产后汗证两个证型论治。其病在上盘，应上病上治，并结合产后的生理特点，以调补风塔，益气固汗；调补水血，养血敛汗为具体治法。

【病因病机】

本病的发生是因患者平素四塔不足，加之产时、产后失血过多，或产后调养失宜、饮食不节，导致体内四塔功能失调，水血耗损过甚，塔喃（水、血）、塔拢（风、气）不足而发本病。

【诊查要点】

（一）病史

有产时失血、产后过度劳累，或发汗过度的相关病史。

（二）临床表现

临床表现以产后汗出过多为主。产后自汗者，白昼汗多，动则益甚；产后盗汗者，寐中汗出，醒后汗止。

（三）相关检查

产时失血过多须完善血常规检查，产后盗汗疑有肺结核者，应进行肺部 X 线检查。

（四）鉴别诊断

本病应与产后发热相鉴别。产后发热以发热为主症，伴或不伴汗出。而产后自汗、盗汗以汗出异常为主症，不伴发热。

【病证分类辨治】

（一）风气不足型产后汗证

1. 夯帕雅（主症） 产后白昼时时汗出，动则益甚，易于感冒，气短懒言，倦怠乏力。面色少华，舌质淡，苔薄白，脉细而无力。

2. 辨解帕雅（病因病机） 本病的发生多因患者平素四塔不足，加之产时、产后失血，耗伤风气，水塔不固，加之调养不当，风气不足，无力控制汗液，则汗水自溢；风气不足，抵御功能低下，则易于感冒、气短懒言、倦怠乏力、面色少华、舌质淡苔薄白、脉细而无力。

3. 平然（治则） 调补风塔，益气固汗。

4. 多雅（治法）

（1）内治法

①雅叫哈顿（五宝胶囊），口服，每次4～8粒，每日3次。

②取几龙累（滇天冬）15g，哈娜罕（羊耳菊根）3g，煎汤，歪亮（红糖）为引，内服。

③取芽楠嫩（荷包山桂花）30g，几龙累（滇天冬）15g，嘿亮龙（大血藤）20g，嘿涛勒（鸡血藤）20g，内罕盖（五味子）10g，嘿涛弯（藤甘草）15g，水煎取600mL，分早、中、晚3次饭后温服。

（2）外治法

①阿雅（洗药疗法）：取摆管底（蔓荆叶）、叫哈荒（生藤）、摆拢良（腊肠树叶）、摆宾蒿（白花臭牡丹叶）、摆习列（黑心树叶）、摆娜龙（艾纳香叶）、芽沙板（除风草）、沙干（辣藤）、罕盖（通血香）、该嘿（吊吊香）、含毫帕（石菖蒲）、贺别（葛根）各适量，煎煮取药水，让患者浸泡局部或全身。

②过雅（拔罐疗法）：在背部拔排罐。

（二）水血不足型产后汗证

1. 夯帕雅（主症） 产后寐中汗出，醒后即止，兼午后潮热，两颧色红，头晕心悸，口渴，舌质淡红，苔薄黄，脉细弱而快。

2. 辨解帕雅（病因病机） 本病多因先天禀受水塔不足，加之产后出血，耗损水血，火塔偏盛，水不制火，火盛迫汗液外泄而见寐中汗出，醒后即止，午后潮热，两颧色红，头晕心悸，口渴，舌质淡红，苔薄黄，脉细弱而快。

3. 平然（治则） 调补水血，养血敛汗。

4. 多雅（治法）

（1）内治法

①雅叫哈顿胶囊（五宝胶囊），口服，每次 4 ～ 8 粒，每日 3 次。

②楠该罕（石斛）20g，芽楠嫩（荷包山桂花）30g，芽把路（麦冬）20g，哈宾蒿（白花臭牡丹根）30g，内罕盖（五味子）10g，更拢良（腊肠树心）20g，更蜜（菠萝蜜树心）20g，水煎取 600mL，分早、中、晚 3 次饭后温服。

（2）外治法

①阿雅（洗药疗法）：取罕好喃（水菖蒲）、宋拢（矩叶酸果藤）、更拢良（腊肠树心）、故季马（大莲座蕨）、管底（蔓荆）、摆雅管（草烟叶）、摆埋勇（椿树叶）、娜罕（羊耳菊）、邓嘿罕（定心藤）、芽英热（车前草）、撇反（小叶臭黄皮）、彪蚌法（大将军）、乱令（嘉兰）、摆姑（九翅豆蔻叶）、摆嘎（草蔻叶）、芽敏（艾叶）、补累（紫色姜）各等量，加哥（盐）适量，煎水外洗。

②咱雅嘎（冷拖擦药物疗法）：取摆雅管（草烟叶）、摆埋勇（椿树叶）、娜罕（羊耳菊）、邓嘿罕（定心藤）、摆姑（九翅豆蔻叶）、摆嘎（草蔻叶）、芽敏（艾叶）、补累（紫色姜）各等量，将药物碾成细粉装入布袋内，扎紧袋口，蘸喃皇旧（墨旱莲汁）从上到下、从前到后、从左到右，顺着人体的经筋循行路线拖擦周身或局部。

③过雅（拔罐疗法）：在背部拔排罐。

【预防调护】

注重产后调理，产妇饮食应富于营养、易于消化吸收；调畅情志，注意防寒保暖，但炎热季节要注意中暑，保持房间通风良好。

【现代研究进展】

产后汗证为一种汗出异常症状，多发于妇人新产之后，多因虚所致。人体汗腺受自主神经系统中的交感神经支配，当交感神经兴奋时，汗液分泌就会增多。产后汗证多表现为自汗、盗汗，可能与自主神经功能障碍有关。从中医角度讲，汗出异常是人体的津液输布异常。自汗以醒时经常汗出，活动尤甚为特征，多见于阳虚、气虚和血虚证。新产后阳气亏虚，不能固护肌表，玄府不密，津液外泄，动则耗伤阳气，已虚的阳气进一步耗伤，故活动后汗出更甚。自汗治疗应针对病因，或补气，或养血，并酌加敛汗之品，标本兼治。盗汗以睡则汗出，醒则汗止为特征，多见于阴虚证。妇人产后亡血伤阴，阴血不足，阴津益亏，阴气既虚，不能配阳，于是阳气内强，迫津外出而为盗汗，治疗以益气养阴为基本原则。心主血脉，汗为心之液，汗血同源，治汗要治血，治血要治心。此外，肾藏精而主五液，治汗不忘治肾。心肾并治，则阴血复来，阳气宁谧，水火相济，血足神宁，其汗亦自止。

【傣医医案选读】

李某，34 岁，产后 1 周，白昼时时汗出，动则益甚，易于感冒，体倦乏力，面色少华，苔薄白，脉细而无力。舌淡，苔白，脉沉细。傣医诊断为风气不足型产后汗证，治疗以养阴益气，生津止汗。给予芽楠嫩（荷包山桂花）30g，几龙累（滇天冬）15g，嘿亮龙（大血藤）20g，嘿涛勒（鸡血藤）20g，内罕盖（五味子）10g，嘿涛弯（藤甘草）15g，水煎取 600mL，分早、中、晚 3 次饭后温服，连服 3 剂而获效。

【思考题】

1. 简述何为格鲁了河来（产后汗证）。
2. 简述格鲁了河来（产后汗证）的辨解帕雅（病因病机）。
3. 简述格鲁了河来（产后汗证）的诊查要点及鉴别诊断。

第十二节　格鲁了冒米喃农（产后缺乳）

【概述】

产后缺乳，傣医称为"格鲁了冒米喃农"，指产后哺乳期内，产妇乳汁甚少或全无，不够喂养婴儿。傣医分为气血不足型产后缺乳、气血瘀滞型产后缺乳、寒湿过盛型产后缺乳，其病位在上盘，应以补益气血或通气活血为主，辅以通乳下乳，再根据"上病治上"，用补益气血、通气活血、补火除寒等法以通乳下乳。

【病因病机】

本病为产妇产前体质虚弱，四塔功能低下，塔拎（土）之风气不足，加之生产中耗伤气血，无力化生气血；或产后情志不舒，气机不畅，乳脉不通，气血瘀滞而缺乳；或产后外感寒邪，或体内火塔不足，寒湿内生所致。

【诊查要点】

"格鲁了冒米喃农"，是勒拢软（气血不足）、勒拢巴（气血瘀滞）、塔菲软（寒湿过盛）而致的产后乳汁较少或缺乳，不能满足婴儿需要的妇科常见病。结合产后，即发病时间、临床表现特征及相关检查来进行诊断。

（一）病史

素体虚弱，或有产时、产后出血过多病史，或产后劳倦过度，或产后情志不畅病史。

（二）临床表现

产妇在分娩后乳汁较少、缺乳，不能满足婴儿的需要，或原本乳汁正常，情志刺激后缺乳。

（三）相关检查

检查双乳时，农（乳房）柔软无胀痛感，加压农（乳房）也不见乳汁排出，或排出甚少，乳汁多清稀；或农（乳房）胀满触之硬痛明显，乳汁多浓稠。

（四）鉴别诊断

应与乳痈相鉴别，后者初起有乳房局部红肿热痛，产妇体温增高，恶寒发热，一般单侧发病，与本病可鉴别。

【病证分类辨治】

（一）气血不足型产后缺乳

1. 夯帕雅（主症） 产后虚弱乳汁不下，或患拢匹勒（月子病），乳汁清稀量少，乳房柔软无胀痛感，面色苍白，皮肤干燥，爪甲无泽，饮食不佳，大便溏稀；舌质淡红，苔少或无苔，脉行深，细弱而无力。

2. 辨解帕雅（病因病机） 主要为产妇产前四塔功能低下，塔拎（土）不足，加之产后耗伤气血，气血大伤。乳汁为气血所化生，气血以脾土的水谷精微为源，土塔之中风气不足，无力生化气血而乳汁不下或缺乳，或患拢匹勒（月子病），乳汁清稀量少，乳房柔软无胀痛感；气血大伤，不能荣养全身则面色苍白，皮肤干燥，爪甲无泽；土塔不足，不能运化血水则饮食不佳，大便溏稀；舌质淡红，苔少或无苔，脉行深，细弱而无力为气血不足之象。

3. 平然（治则） 补益气血，通乳下乳。

4. 多雅（治法）

（1）内治法

①二满通乳汤：哈罕满龙（黄花稔根）30g，哈罕满（小拔毒散根）30g，哈宾蒿（白花臭牡丹根）15g，水煎服。

②雅米喃农（补血通乳方）：盖杆（黑母鸡）1只，哈锅拢浪（望江南根）50g，麻蜜旺（树菠萝嫩果）3个，共煎煮，喝汤食肉。

③雅楠嫩补勒（楠嫩补血汤）：芽楠嫩（荷包山桂花）30g，嘿亮浪（铁藤）15g，水煎服。

④叫哈蒿（弯管花）10g，扇叶铁线蕨10g，水煎服。

⑤叫哈蒿（弯管花）15g，水煎服。

⑥哈麻抱（椰子根）30g，水煎服。

（2）外治法

①闭诺（推拿按摩疗法）：取摆宾蒿（白花臭牡丹叶）、芽罗勒（蒲公英）、皇旧（墨旱莲）、通草各等量，共碾细粉，取 200g，装袋，加热，揉按乳房。

②烘雅（熏蒸疗法）：取傣药通乳散熏蒸，由芽罗勒（蒲公英）、皇旧（墨旱莲）、通草、荒仑（薄荷）、沙海（香茅草）、货别罕（树萝卜）、摆管底（蔓荆叶）、摆习列（黑心树叶）、摆娜龙（艾纳香叶）、摆宾蒿（白花臭牡丹叶）、摆宾亮（红花臭牡丹叶）、摆拢良（腊肠树叶）各适量。上药共碾细粉，取 100g 装袋，将之置入熏蒸器的锅内，待煮沸产生热气后让患者位于特制的熏蒸器（熏蒸木桶、锅、蒸箱）内，接受器内药物蒸气进行全身或局部熏蒸。

③果雅（包药疗法）：取摆宾蒿（白花臭牡丹叶）、芽罗勒（蒲公英）、皇旧（墨旱莲）、通草各等量，共碾细粉，加热，包敷乳房。

（二）气血瘀滞型产后缺乳

1. 夯帕雅（主症） 产后乳汁不下，乳房胀满而痛，伴身热，神情抑郁，胸胁不舒，脘腹胀满，食欲减退；舌质淡红，苔薄黄，脉行不畅。

2. 辨解帕雅（病因病机） 主要由于产后情志不舒，使风（气）、水（血）塔失调，气郁血滞，气血运行不畅，阻碍乳汁下行，乳房胀满而痛；或产后情志不舒，郁而化热则伴身热，神情抑郁，胸胁不舒，脘腹胀满；气郁土壅运化失常则食欲减退；舌质淡红，苔薄黄，脉行不畅，皆为气血瘀滞之象。

3. 平然（治则） 通气活血，通乳下乳。

4. 多雅（治法）

（1）内治法

①罕盖公英乳通汤：罕盖（通血香）30g，嘿档（木通）10g，芽罗勒（蒲公英）15g，哈宾蒿（白花臭牡丹根）30g，叫沙短（鹧鸪花根）30g，故罕（当归藤）15g，水煎服。

②哈宾蒿（白花臭牡丹根）30g，叫沙短（鹧鸪花根）30g，水煎服。

③麻蜜旺（树菠萝嫩果）30 ～ 50g，母鸡 1 只炖服，每日服 3 次。

④哈宾亮（红花臭牡丹根）15 ～ 30g，水煎服。

（2）外治法

①闭诺（推拿按摩疗法）：取罕盖（通血香）、芽依秀母（香附）、毫命（姜黄）、摆宾蒿（白花臭牡丹叶）、芽罗勒（蒲公英）、皇旧（墨旱莲）、通草各等量，共碾细粉，取 200g，装袋，加热，揉按乳房。也可徒手顺乳头方向反复推拿。

②果雅（包药疗法）：取宋拜（蛇藤）、摆宾蒿（白花臭牡丹叶）、芽罗勒（蒲公英）、芽赶转（重楼）、摆埋丁别（灯台叶）、毫命（姜黄）、晚害闹（莪术）、莫来（瓜蒌）、借蒿（芒硝）各适量，炒热，包敷乳房。

（三）寒湿过盛型产后缺乳

1. 夯帕雅（主症） 产后乳汁不下，乳房胀满而痛，面目发青，小腹冷痛，四肢不温，胸闷恶心，大便稀薄，小便清长；舌质青紫，苔白厚腻，脉深而慢。

2. 辨解帕雅（病因病机） 产后耗伤水血，火塔不足，或产时感受风冷寒湿之邪，内外相合，导致火塔大伤，水塔失养，水寒血滞，气血不通，阻碍乳汁下行，面目发青，小腹冷痛，四肢不温；火塔、土塔不足，寒湿之邪蕴积中下二盘，则胸闷恶心，大便稀薄，白带量多；舌质青紫，苔白厚腻，脉深而慢为内有寒湿之象。

3. 平然（治则） 补火除寒，通乳下乳。

4. 多雅（治法）

（1）内治法

①罕盖公英乳通汤：罕盖（通血香）30g，嘿档（木通）10g，芽罗勒（蒲公英）15g，哈宾蒿（白花臭牡丹根）30g，叫沙短（鹧鸪花根）30g，故罕（当归藤）15g，水煎服。

②哈罗罕（红花根）30g，内雅管（草烟籽）5g，水煎服，每日 3 次，每日 1 剂。

③哈比比亮（红花月根）15g，匹囡（胡椒）7 粒，水煎服，每日 3 次，每日 1 剂。

④若火塔不足，伴见形寒肢冷，腰膝酸软，形体瘦弱者，可取雅叫哈顿（五宝药散）与鸡蛋调匀后蒸食，或红糖煮鸡蛋汤中加雅叫哈顿（五宝药散）内服。

（2）外治法

①闭诺（推拿按摩疗法）：取皇旧（墨旱莲）、芽敏（艾叶）、罕盖（通血香）、叫哈荒（生藤）各等量，碾细粉，做成按摩包，蒸热，揉按热敷下腹部，每日 1 次，3 次为 1 个疗程，连用 1～3 个疗程。

②暖雅（睡药疗法）：取除寒暖宫散加劳（酒）炒热或蒸热，取出平摊于睡药床上，加劳（酒）充分拌匀（取出一半备用），用纱布覆盖于夯热药上，待温度适中时令患者睡于药上，用纱布盖于患者身上，再将余药覆盖于患部或全身（除头颅外）。

③烘雅（熏蒸疗法）：取傣药除寒暖宫散，置于熏蒸器的锅内，熏蒸全身或局部。

④阿雅（洗药疗法）：活血除寒通经方，取皇旧（墨旱莲）、芽敏（艾叶）、罕盖（通血香）、叫哈荒（生藤）、摆沙海（香茅草叶）各等量，煎煮取药水，让患者浸泡局部或全身。

【预防调护】

本病应重视产后调理，产妇饮食要富于营养易消化，不偏食；调畅情志，注意保暖，按需哺乳。嘱产妇注意乳房护理，哺乳前可用温毛巾擦拭乳头、乳房。产后半小时内开始哺乳，以刺激泌乳。若产妇精神紧张，劳逸失常，营养状况或哺乳方法不当，婴儿未能按时吸乳等，均可影响乳汁分泌。

【现代研究进展】

产后缺乳，是指女性产后哺乳期内乳汁甚少或全无，不能满足哺乳需要，是产后的常见现象之一。母乳中含有多种婴儿生长发育所需营养，能全面满足婴儿需求，增强婴儿免疫力和抵抗力。但由于分娩方式、生活方式的改变以及精神因素等影响，我国产后缺乳的发生率占产妇的 20% ～ 30% 且呈上升态势，目前西医多予口服维生素以及物理治疗等方法促进泌乳，鼓励多让婴儿吮吸乳头，可促进泌乳。中医应用辨证论治，分为气血虚弱型及肝郁气滞型进行论治，配合手法按摩催乳，疗效肯定。

【傣医医案选读】

李某，女，28 岁，产妇足月顺产 20 天，乳汁分泌甚少，婴儿每次只能吮吸 2 ～ 3 口。患者形体肥胖，农（乳房）发育良好，柔软无胀痛感，无结块，面色苍白，皮肤干燥，爪甲无泽，饮食不佳，大便溏稀，纳可；舌质淡，白苔，脉行细。傣医诊断为气血不足型产后缺乳。治以补益气血，通乳下乳为原则，予二满通乳汤：哈罕满龙（黄花稔根）30g，哈罕满（小拔毒散根）30g，哈宾蒿（白花臭牡丹根）15g，5 剂水煎服，1 日 3 次。另予推拿按摩疗法：取摆宾蒿（白花臭牡丹叶）、芽罗勒（蒲公英）、皇旧（墨旱莲）、通草各等量，共碾细粉，取 200g，装袋，加热，揉按乳房，每日 1 次，经治疗后乳汁较前明显增多。

【思考题】

1. 简述何为格鲁了冒米喃农（产后缺乳）。
2. 简述气血不足型产后缺乳的辨解帕雅（病因病机）。
3. 简述气血不足型产后缺乳的平然（治则）、多雅（治法）。

第十三节　格鲁了鲁短（产后腹泻）

【概述】

产后腹泻，傣医称为"格鲁了鲁短"，临床表现为妇女产后出现久泻不止，或时止时泻，或暴注下迫，呈水样便，腹部有下坠感，其病位在中下盘。本病分为寒性产后腹泻、热性产后腹泻及气血不足型产后腹泻三型论治，治疗应根据急缓分治的原则，一般先固涩止泻，以防风塔、火塔衰败之险，后治其本，投补火益气之方，兼服其他药物调治之。

西医学的产后急性肠炎、炎症性肠病、吸收不良综合征等，功能性疾病如肠易激综合征等以泄泻为主症的疾病，表现为本病特征者，可参照本节辨治。

【病因病机】

本病是因为产时耗气伤火，无力温化水食，寒水下行下盘而出现格鲁了鲁短（产后腹泻）。

【诊查要点】

格鲁了鲁短是产时耗气伤火，无力温化水食，寒水下行下盘而导致的拢匹勒（月子病）之一，可根据临床表现特点进行诊断。

（一）病史

本病可有素体脾胃虚弱、难产，或产时、产后失血过多，产后感寒受暑等外感史，或饮食不节（洁），或情志不畅等病史。

（二）临床表现

临床以产后妇女出现久泻不止，或时止时泻，或暴注下迫，呈水样便，常伴有腹胀腹痛、肠鸣纳呆，多由寒热、饮食、情志等因素诱发。急性腹泻起病急，病程短，有感寒受凉、暴饮暴食或误食不洁之物的病史，多伴有恶寒、发热等症状。久泄起病缓，病程长，时发时止，常因受凉、饮食生冷或情志不畅而诱发。

（三）相关检查

大便常规显示水样便或粪便夹有黏液而无病理成分。此外便培养、X 线钡剂灌肠、肠道内镜、腹部 B 超及 CT 有助于临床明确诊断、排除肠道器质性病变。

（四）鉴别诊断

1. 痢疾　产后腹泻与痢疾的共同特点是大便稀溏，大便次数增加，可伴有腹痛发作，完谷不化。但产后腹泻发作时大便中无脓血，不伴里急后重。而痢疾是以腹痛、便下赤白脓血、里急后重为特征。

2. 霍乱　霍乱是一种上吐下泻并作的病证，发病特点是来势急骤，变化迅速，病情凶险，有饮食不洁史或患者接触史，呈地区流行。起病时常突然腹痛，继则吐泻交作，所吐之物均为未消化之食物，气味酸腐热臭，所泻之物多为黄色粪水，或吐下如米泔水，可伴恶寒、发热，无里急后重。部分患者在剧烈吐泻之后，迅速出现皮肤松弛，目眶凹陷，下肢痉挛转筋，可伴心烦口渴，精神萎靡，少尿或尿闭，腹中绞痛，面色苍白，汗出肢冷等津竭阳衰之危候，预后很差。而产后腹泻是以大便稀溏、次数增多为特征，一般预后良好。

【病证分类辨治】

（一）寒性产后腹泻

1. 夯帕雅（主症）　产后胃脘冷痛，恶心呕吐，肠鸣腹痛，来势甚急，暴注下泻，夹有未化之食物，或夹有泡沫，臭气不甚，或伴有周身不适，发冷发热，头痛昏蒙，舌苔白厚腻，脉行慢。

2. 辨解帕雅（病因病机） 本病是因产后饮食不节，或暴饮暴食，过食酸冷之物，加之感受外在的帕雅拢嘎（冷风寒邪），损伤塔拎（土）、塔菲（火）之温养、温行功能，使之无力消化饮食物而致。

3. 平然（治则） 除寒补火，补土止泻。

4. 多雅（治法）

（1）内治法

①温胃止痛胶囊，口服，每次 4～8 粒，每日 3 次。

②雅罕鲁短嘎（寒泻汤）：哈麻娘布（茴香砂仁根）15g，沙腊比罕（台乌）10g，藿香 10g，辛（生姜）5g，抱勒（金花果）5g，先勒（十大功劳）15g，水煎服。

③哈麻娘布（茴香砂仁根）、沙腊比罕（台乌）、老虎楝、哈帕湾（甜菜根）、哈法扁（假烟叶根）、哈麻点（滇刺枣根）、哈吐崩（四棱豆根）、辛（生姜），各取适量磨于米汤内服。

（2）外治法

①闭诺（推拿按摩疗法）：根据病情选择雅劳（药酒）或药液（药油、温热水）边涂搽边按摩，然后结合傣药外敷治疗疾病。

②果雅（包药疗法）：取哈麻娘布（茴香砂仁根）15g，沙腊比罕（台乌）10g，藿香 10g，辛（生姜）10g，抱勒（金花果）5g，先勒（十大功劳）15g，制成药包敷于患处。

（二）格鲁了鲁短塔菲想（热性产后腹泻）

1. 夯帕雅（主症） 产后泄泻、腹痛，痛则即泻，便下色黄褐，酸腐恶臭，或见少许黏液，肛门灼热，心烦口渴，小便短赤，苔黄厚腻，脉行快。

2. 辨解帕雅（病因病机） 产后饮食不节，喜食油腻、厚重、性热之品，体内塔菲（火）偏盛，加之误食不洁之物，或夏、秋之季感受水湿之邪，内外相和，水火互结，损伤塔拎（土）之功能，脾胃运化失调而致。

3. 平然（治则） 清火解毒，止痛止泻。

4. 多雅（治法）

（1）内治法

①雅解沙把（百解胶囊），口服，每次 1～2 粒，每日 3 次。

②雅罕鲁短皇（热泻汤）：先勒（十大功劳）10g，白头翁 10g，芽英热（车前草）10g，抱勒（金花果）5g，水煎服。

③先勒（十大功劳）10g，故季马（大莲座蕨）10g，芽英热（车前草）10g，抱勒（金花果）5g，水煎服。

（2）外治法

①闭诺（推拿按摩疗法）：根据病情选择雅劳（药酒）或药液（药油、温热水）边涂搽边按摩，然后结合傣药外敷治疗疾病。

②果雅（包药疗法）：取热泻方，先勒（十大功劳）30g，白头翁 15g，芽英龙（大

车前）15g，抱勒（金花果）5g，制成热药包，包于腹部。

（三）气血不足型产后腹泻

1. 夯帕雅（主症） 产后出现久泻不止，或时止时泻，或暴注下迫，呈水样便，腹部有下坠感，面色苍白或蜡黄，精神不佳，体弱乏力，不思饮食，舌淡苔白，脉行慢。

2. 辨解帕雅（病因病机） 本病是因平素四塔功能不足，加之产时伤耗气血，土塔受损，调养不当，气血不足，不能滋养机体脏腑，土塔受损，无力运化水食，调养不当，病情迁延故见久泻不止，或时止时泻，或暴注下迫，呈水样便，腹部有下坠感，面色苍白或蜡黄，精神不佳，体弱乏力，不思饮食，舌淡苔白，脉行慢。

3. 平然（治则） 补血益气，涩肠止泻。

4. 多雅（治法）

（1）内治法

①取哟麻桂香拉（番石榴叶嫩尖）15g煎汤，再用麻摆喃（没食子）15g磨于药汤中内服。

②取雅朋勒散（黄药散），口服，每次3～6g，每日3次，开水冲服。

③麻娘（缩砂仁）15g，麻尖（肉豆蔻）15g，故季马（大莲座蕨）20g，抱勒（金花果）10g，嘿亮郎（鸡血藤）20g，加芽楠嫩（荷包山桂花）30g，娜罕（羊耳菊）20g，水煎服。

④取雅叫哈顿（五宝药散）5～10g调入鸡蛋内每日蒸服，每日1～2次。

（2）外治法

①呵痧（刮痧疗法）：用更方（苏木）刮片、松木刮片、沉香刮片，或边线光滑的汤匙、铜钱或硬币，在患者身体的施治部位上顺序刮动。

②果雅（包药疗法）：取宋拜（蛇藤）、芽赶转（重楼）、摆埋丁别（灯台叶）、毫命（姜黄）、晚害闹（莪术）、莫来（瓜蒌）、借蒿（芒硝）各适量，捣烂，包敷于患处进行治疗。

③闭诺（推拿按摩疗法）：根据病情选择雅劳（药酒）或药液（药油、温热水）边涂搽边按摩，然后结合傣药外敷治疗疾病。

【预防调护】

本病生活上应加强产后护理，避寒冷，慎起居，调情志。忌生冷油腻、肥甘厚味，禁食酸冷质硬之品，宜食易消化之食物，注意保暖，调节情志，勿悲恐忧伤。暴泻者要减少饮食，可给予米粥以养护胃气。若虚寒腹泻，可予姜汤饮之，以振奋脾阳，调和胃气。如有泄泻严重者，甚至一日十余次者，应及时就医，防止发生厥脱重症。暴泻停止后也要注意清淡饮食，调养脾胃至少1周时间。久泻者尤应注意平素避风寒，勿食生冷食物。脾胃素虚患者可食用药食同源的食疗方以健脾补气，如将山药、薏苡仁、莲子、扁豆、芡实、大枣等熬粥，日常服用以调理脾胃，亦可艾灸或隔姜灸足三里、神阙等穴位，以温中健脾。

【现代研究进展】

腹泻是指大便次数增多（＞3次/日），或粪便量增加（＞200g/d），或粪质稀薄（含水量＞85%），临床上根据病程可分为急性和慢性腹泻两大类。

根据病理生理机制，腹泻可分为以下4种。

1. 渗透性腹泻　渗透性腹泻是由于肠腔内存在大量的高渗食物或药物，导致肠腔内渗透压升高，体液水分大量进入肠腔所致。

2. 分泌性腹泻　是由于肠黏膜受到刺激而致水、电解质分泌过多或吸收抑制，导致分泌、吸收失衡而引起的腹泻。

3. 渗出性腹泻　肠黏膜发生炎症、溃疡等病变，黏膜完整性受到破坏，大量体液渗出肠腔，导致腹泻，亦称炎症性腹泻。

4. 动力异常性腹泻　肠道蠕动过快，肠内容物快速通过肠腔，与肠黏膜接触时间过短，影响消化与吸收，水、电解质吸收减少，发生腹泻。

由于胃肠、肝胆、胰腺及全身诸多脏器疾病都可导致腹泻，腹泻的诊断旨在明确病因，可从年龄、起病方式、病程、腹泻次数及粪便特点、腹泻与腹痛的关系及伴随症状和体征、缓解与加重因素等方面收集临床资料，并结合实验室检查（粪便检查、血液检查、小肠吸收功能试验等）、影像及内镜检查等资料确定诊断。

治疗主要是针对病因治疗及对症治疗。①病因治疗：感染性腹泻须针对病原体进行治疗；抗生素相关性腹泻须停用抗生素或调整原来使用的抗生素，可加用益生菌；过敏或药物相关性腹泻应避免接触过敏原和停用有关药物；高渗性腹泻应停止服用高渗的药物或饮食；炎症性肠病可选用氨基水杨酸制剂、糖皮质激素及免疫抑制剂等治疗。②对症治疗：纠正腹泻所引起的水、电解质紊乱和酸碱平衡失调；对严重营养不良者，应给予肠内或肠外营养支持治疗；在针对病因治疗的同时，可根据患者腹泻的病理生理特点，酌情选用止泻药，但针对感染性腹泻患者，在感染未得到有效控制时，不宜选用止泻药。

【傣医医案选读】

谢某，女，27岁，足月顺产后两月余，受凉后出现暴注下迫3天，呈水样便，腹部有下坠感，伴面色苍白，精神不佳，体弱乏力，周身酸痛，手足冰冷，不思饮食，舌淡苔白，脉行慢。傣医诊断为寒性产后腹泻，以除寒补火、补土止泻为治法，取温胃止痛胶囊，口服，每次4～8粒，每日3次；另予雅罕鲁短嘎（寒泻汤）：哈麻娘布（茴香砂仁根）15g，沙腊比罕（台乌）10g，藿香10g，辛（生姜）5g，抱勒（金花果）5g，先勒（十大功劳）15g，5剂，水煎服，收效良好。

【思考题】

1. 简述何为格鲁了鲁短（产后腹泻）。

2. 简述格鲁了鲁短塔菲软（寒性产后腹泻）与格鲁了鲁短塔菲想（热性产后腹泻）在辨解帕雅（病因病机）及夯帕雅（主症）方面的区别。

3. 简述格鲁了鲁短勒拢软（气血不足型产后腹泻）的多雅（治法），包括内治法、外治法。

第十四节　格鲁了尤冒哦（产后尿潴留）

【概述】

产妇在产后 6～8 小时或产褥期间，膀胱充盈而不能自行排尿或排尿困难者，或能自解小便，但残余尿超过 100mL 者，即为产后尿潴留，傣医称为"格鲁了尤冒哦"。本病多发生在第二产程滞产者，产程过长，胎先露持续长时间压迫膀胱，使黏膜充血水肿，严重者累及膀胱底部三角区，使膀胱排尿反射功能失调；或因第一、第二产程尿潴留过多，未及时处理，进一步使膀胱紧张度及感受性降低，甚至神经麻痹，从而使膀胱排尿反射功能消失；或由于外阴伤口和尿道周围组织损伤，使尿道括约肌发生痉挛，影响排尿；有的产妇则是不习惯在床上排尿，憋尿时间过长，或产后疲乏，情绪不佳，不愿活动等；产时使用的麻醉药物，也可加重产后排尿困难。对于格鲁了尤冒哦（产后尿潴留），傣医分为风气不足型产后尿潴留、气血瘀滞型产后尿潴留、风火偏盛型产后尿潴留三个证型，分别以补气利尿，止痛消胀；活血行瘀，通气利尿；泻火解毒，通气利尿治之。

【病因病机】

由于产妇先天四塔功能不足，后天补养不当，加之产中耗伤风（气），塔拢软（风、气不足），塔拢（风、气）推动、激发机体各种功能活动的作用衰减、低下。阿托嘎马瓦答（下行风）失调，无力推动喃木尤（尿液）外排而致产后尿潴留；或因产时调护不当，四塔失调，塔喃（水）功能紊乱，塔喃（水血）不足，阻滞风气的运转，阿托嘎马瓦答（下行风）失调，塔喃（水）运行不畅，喃木尤（尿液）排出不利，积于体内而成本病。

【诊查要点】

正常产妇应于产后 4～6 小时自动排尿，若产后 6～8 小时出现排尿困难，可考虑本病证。临床上可根据病史及伴随症状来进行诊断。

（一）病史

常有产程延长及手术产病史。

（二）临床表现

产妇产后 6 ~ 8 小时或产褥期间，出现排尿困难，小便点滴而下，甚则闭塞不通、小腹急胀疼痛为特征。

（三）相关检查

1. 体格检查　下腹部膨隆，膀胱充盈而有触痛。
2. 尿常规检查　多无异常。
3. B 超检查　超声下了解膀胱内残余尿或尿量。

（四）鉴别诊断

产后尿潴留与膀胱炎、尿路感染、泌尿系统肿瘤等疾病有相似的症状，可行妇科检查、尿常规、泌尿系 B 超等进行鉴别诊断。

【病证分类辨治】

（一）风气不足型产后尿潴留

1. 夯帕雅（主症）　产妇产后自感下腹胀，触痛明显，小便不下，形成膨隆之囊性肿块，伴有周身乏力，面色㿠白，气短神差，饮食不佳；舌质淡，苔薄白，脉行深慢而无力。

2. 辨解帕雅（病因病机）　由于产妇先天四塔功能不足，后天补养不当，加之产中耗伤风（气），塔拢软（风、气不足），塔拢（风、气）推动、激发机体各种功能活动的作用衰减、低下，阿托嘎马瓦答（下行风）失调，无力推动喃木尤（尿液）外排而致产后排尿无力、小便不下；哥坦沙牙瓦答（腹外风）不足，则面色㿠白，周身乏力，气短神差。

3. 平然（治则）　补气利尿，止痛消胀。
4. 多雅（治法）
（1）内治法
①雅叫哈顿（五宝胶囊），口服，每次 6 粒，每日 3 次。
②补气利尿汤：芽楠嫩（荷包山桂花）30g，哈累牛（野芦谷根）30g，嘿盖贯（倒心盾翅藤）30g，匹囡（胡椒）3g，辛（生姜）5g，水煎服。
③芽英热（车前草）30g，哈累牛（野芦谷根）30g，水煎服。
④比比亮（红花丹）15g，比比蒿（白花丹）6g，捣细粉备用，可连续服之。
⑤芽夯燕（马鞭草）15g，煎汤加歪亮（红糖）适量为引内服。
（2）外治法
①闭诺（推拿按摩疗法）：取鲜皇旧（墨旱莲）、鲜芽敏（艾叶）、辛（生姜）、鲜摆档囡（小木通叶）各等量，捣烂，装袋，蒸热，揉按下腹部。

②阿雅（洗药疗法）：芽楠嫩（荷包山桂花）30g，哈累牛（野芦谷根）30g，嘿盖贯（倒心盾翅藤）30g，匹囡（胡椒）3g，辛（生姜）5g，煎煮取药水，让患者浸泡局部或全身。

③果雅（包药疗法）：取上方加宋香嘎（酢浆草）、摆莫来（瓜蒌叶）各等量，捣烂，加劳（酒）、醋适量，炒热，外敷下腹部。

（二）气血瘀滞型产后尿潴留

1. 夯帕雅（主症）　产妇产后小腹胀痛，并逐渐加重，小便艰涩不通或淋沥涩痛，乍热乍寒，舌质暗，苔薄白，脉行深而不畅。

2. 辨解帕雅（病因病机）　因产时调护不当，四塔失调，塔喃（水）功能紊乱，塔喃（水血）不能阻滞风气的运转，阿托嘎马瓦答（下行风）失调，塔喃（水）运行不畅，喃木尤（尿液）排出不利，积于体内而致小便不下；塔喃（水血）瘀滞，则见舌质暗，苔薄白，脉行深而不畅；瘀血内停郁而化热，则时感身热；瘀血阻滞，风气结于下盘不通，故小腹胀痛，小便艰涩不通或淋沥涩痛。

3. 平然（治则）　活血行瘀，通气利尿。

4. 多雅（治法）

（1）内治法

①雅叫哈顿（五宝胶囊），口服，每次6粒，每日3次。

②活血通气利尿汤：罕盖（通血香）30g，哈罗埋亮龙（朱槿根）30g，芽依秀母（香附）13g，嘿宋些（白粉藤）15g，答歪郎（黑甘蔗芽）30g，水煎服。

③锅芽拉勐囡（决明茎）30g，水煎服。

④内麻桑（大树藤黄果）10g，磨于米汤内服。

（2）外治法

①闭诺（推拿按摩疗法）：取鲜罕盖（通血香）30g，鲜芽敏（艾叶）、辛（生姜）、鲜摆档囡（小木通叶）各等量，捣烂，装袋，蒸热，揉按下腹部。

②阿雅（洗药疗法）：罕盖（通血香）30g，哈罗埋亮（大红花根）30g，芽依秀母（香附）13g，嘿宋些（白粉藤）15g，答歪郎（黑甘蔗芽）30g，煎煮取药水，让患者浸泡局部或全身进行治疗。

（三）风火偏盛型产后尿潴留

1. 夯帕雅（主症）　产妇产后小腹疼痛，小便艰涩不通或热涩刺痛，尿色深红，夹有血块，兼见发热，心烦不安，口干舌燥，小腹坠胀疼痛，舌苔黄厚腻，脉行快。

2. 辨解帕雅（病因病机）　本病的发生主要因产时调护不当，加之平素喜食香燥性热之品，体内塔菲（火）过盛，或感受外在的帕雅拢皇（热风毒邪），内外热毒邪气相合，更加损伤水塔，水塔不足，不能制火，火灼下盘，内侵肾和膀胱，水（血）塔受伤故见小腹疼痛，小便艰涩不通或热涩刺痛，尿色深红，夹有血块。热毒邪气内盛见发热，心烦不安，口干舌燥，小腹坠胀疼痛，舌苔黄厚腻，脉行快。

3. 平然（治则） 泻火解毒，通气利尿。

4. 多雅（治法）

（1）内治法

①雅解沙把（百解胶囊），口服，每次 4～8 粒，每日 3 次。

②糯妙利尿止血汤：芽糯妙（肾茶）30g，嘿盖贯（倒心盾翅藤）30g，淡竹叶 15g，哈哈（白茅根）30g，嘿涛罕（大黄藤）30g，冒行吗（小狗响铃），每日 1 剂，水煎取 600mL，分早中晚 3 次，饭后温服。

③雅拢牛勒（血尿清方）：哈哈（白茅根）30g，嘿涛罕（大黄藤）30g，芽糯妙（肾茶）30g，哈莫哈郎（大驳骨丹根）30g，更拢良（腊肠树心）20g，哈扎满（使君子根）20g，每日 1 剂，水煎取 600mL，分早、中、晚 3 次饭后温服。

（2）外治法

①果雅（包药疗法）：借蒿（芒硝）50g，鲜芽罗勒（蒲公英）50g，鲜摆皇曼（马蓝叶）50g，鲜宋香嘎（酢浆草）50g，鲜皇旧（墨旱莲）50g，共捣烂，加醋、水各适量，炒热，置于纱布袋内，热敷于腰部。每日换药 1 次，3 日为 1 个疗程，一般治疗 2～3 个疗程。

②过雅（拔罐疗法）：傣药罕盖（通血香）100g，芽罗勒（蒲公英）50g，摆皇曼（马蓝叶）50g，宋香嘎（酢浆草）50g，皇旧（墨旱莲）50g，嘿档图（小木通）50g，加水煮沸，在将竹罐置于药水中共煎煮至有热气产生，取出待温度适宜时将罐扣于腰部（肾俞穴、膀胱俞穴）。每日治疗 1 次，3 日为 1 个疗程，一般治疗 2～3 个疗程。

【预防调护】

1. 产后注意休息，避风寒，饮食宜清淡且富于营养，应忌食生冷寒凉、辛辣香燥之品；产后短时间内多饮汤水，从而引起尿意。

2. 消除产妇紧张心理，产后 4 小时内应让产妇排尿。若排尿困难，除鼓励产妇起床排尿，解除怕排尿引起疼痛的顾虑外，可选用以下方法：①用热水熏洗外阴，用温开水冲洗尿道外口周围诱导排尿，热敷下腹部，按摩膀胱，刺激膀胱肌收缩。②针刺关元、气海、三阴交、阴陵泉等穴位。③肌内注射甲硫酸新斯的明，兴奋膀胱逼尿肌促其排尿，但注射此药前要排除其用药禁忌。若使用上述方法均无效时应予留置尿管。

【现代研究进展】

产后尿潴留是指于产后 6～8 小时出现膀胱内有尿且产妇有尿意，有部分或全部的尿液不能从膀胱排出的暂时性排尿功能障碍，产后尿潴留除增加产妇的痛苦与不安之外，充盈的膀胱使得子宫收缩不良，产后宫缩乏力而导致产后出现和留置导尿管相关的泌尿系感染的概率也大大增加。临床工作中要加强产前健康宣教，让产妇了解有关分娩的知识，解除产妇紧张、焦虑、恐惧的心理；有针对性地进行健康教育，消除产妇担心切口疼痛、切口感染及用力排尿会导致切口裂开的顾虑。同时，合理科学的产程管理同样重要，密切地观察产程，避免产程过长，避免胎先露压迫膀胱过久；产程中严密观察孕妇膀胱充盈情况，每 2～4 小时督促孕妇排尿一次，以避免膀胱过度充盈，对膀胱过度充盈不能自行排尿者，给予一次性导尿术；减少不必要的阴道检查，减少产道的损伤，能有效降低产后尿潴留的概率。另外，做好产后宣教同等重要，加大产后的健康教育力度，鼓励产妇产后立即进食高蛋白、温热、清淡、易消化的食品，进食蔬菜和水果，适当补充维生素和铁剂，促使膀胱充盈和尽快恢复体力，产后 2 小时内督促产妇自解小便为最佳时机，从而降低产后尿潴留的发生率。目前研究认为穴位贴敷、针刺、艾灸、红外线灯照射、低频脉冲电疗仪治疗、盆底肌锻炼等均能取得很好的治疗作用。

【傣医医案选读】

龙某，女，27 岁，产妇分娩过程中因右枕后位第二产程延长，故行产钳术助产。产后 48 小时仍不能自行排尿，小腹胀满，欲尿而尿不出，并伴有发热，体温 38℃，汗出较多，恶露不多；舌淡红，苔薄白腻，脉行细软。查体：膀胱充盈。傣医诊断为风气不足型产后尿潴留，以急缓同治的原则，取雅叫哈顿（五宝药散）胶囊口服，每次 6粒，每日 3 次；并取芽英热（车前草）30g，哈累牛（野芦谷根）30g，水煎服。同时用热湿毛巾敷小腹部，并在床旁以流水声诱导患者排尿。用药后 2 小时，患者即自行排尿。之后继续治疗 2 天，尿出正常而病愈。

【思考题】

1. 简述何为格鲁了尤冒哦（产后尿潴留）。
2. 简述格鲁了尤冒哦（产后尿潴留）的辨解帕雅（病因病机）。
3. 简述格鲁了尤冒哦（产后尿潴留）的诊查要点。

第十五节　格鲁了兵拢牛（产后急性肾盂肾炎）

【概述】

产后急性肾盂肾炎，傣医称为"格鲁了兵拢牛"，是产褥期常见的泌尿系感染疾病。其临床表现为起病急，突然出现寒战、高热（体温常达 39℃ 以上，也可见低热），伴腰痛，尿频、尿急、尿痛、排尿困难。对于"格鲁了兵拢牛"，傣医分水血不足型产后急性肾盂肾炎与火毒偏盛型产后急性肾盂肾炎两型论治，分别采用补水养血，清火利尿和清火解毒，利尿止痛的方法治疗。

【病因病机】

本病的发生，多因为产时产后失血过多，四塔功能低下，水血不足，不能制约过盛之火，或感受外在的帕雅拢皇（热风毒邪），内外热毒邪气相合，更加损伤水塔，水塔不足，不能制火而致，火灼下盘，下犯肾与膀胱而致。

【诊查要点】

格鲁了兵拢牛（产后急性肾盂肾炎）是产妇在产褥期，因水血不足或感受热风毒邪，火灼下盘而致的产后病，可根据临床伴随症状及相关检查来进行诊断。

（一）病史

产前可有尿频、尿急、排尿淋沥涩痛病史；产后有阴部不洁、饮水不足等诱因。

（二）临床表现

1. 急性起病，病程较短。
2. 全身感染症状：如寒战、发热、头痛、恶心、呕吐、食欲下降等。
3. 泌尿系统症状：可有膀胱刺激征，常有腰痛或伴有下腹痛、尿频、尿急、尿痛、排尿困难等。

（三）相关检查

1. 体格检查
（1）体温高于 39℃，或呈低热状态。
（2）肋腰点（腰大肌外缘与第 12 肋骨交叉处）、输尿管点压痛，肾区压痛和叩痛。
2. 血常规及血沉检查　白细胞计数升高和血沉增快。
3. 尿常规检查　尿沉渣示白细胞增多，可有白细胞管型，尿细菌检查阳性。
4. 中段尿培养及菌落计数　如细菌定量培养菌落计数 $\geq 10^5/mL$ 则可确诊；如菌落计数为 $10^4 \sim 10^5/mL$，则结果可疑；如菌落计数 $< 10^4/ml$，则为污染。
5. 影像学检查　双肾膀胱输尿管彩超，必要时行腹部平片、静脉尿路造影等检查，可排除尿路结石、泌尿系统畸形等引起的肾盂肾炎。

（四）鉴别诊断

1. 尿道综合征　常见于女性，患者有尿频、尿急、尿痛及排尿不适等尿路刺激症状，但多次检查均无真性细菌尿。部分可能由于逼尿肌与膀胱括约肌功能不协调、妇科或肛周疾病、神经焦虑等引起，也可能是衣原体等非细菌感染造成。
2. 肾结核　本病膀胱刺激症状更为明显，一般抗生素治疗无效，尿沉渣可找到抗酸杆菌，尿培养结核分枝杆菌阳性，而普通细菌培养为阴性。尿结核分枝杆菌 DNA 的 PCR 检测、尿结核菌素 IgG 测定等快速诊断方法已逐渐用于临床，但尚需改进和完善。

静脉肾盂造影（IVP）可发现肾实质虫蚀样缺损等表现。部分患者伴有肾外结核，抗结核治疗有效，可资鉴别。但要注意肾结核常可能与尿路感染并存，泌尿系感染经抗生素治疗后，仍残留有泌尿系感染症状或尿沉渣异常者，应高度注意肾结核的可能性。

3. 慢性肾小球肾炎　慢性肾盂肾炎当出现肾功能减退、高血压时，应与慢性肾小球肾炎相鉴别。后者多为双侧肾脏受累且肾小球功能受损较肾小管功能受损突出，并常有较明确的蛋白尿、血尿和水肿病史；而前者常有尿路刺激征，细菌学检查阳性，影像学检查可表现为双肾不对称性缩小。

【病证分类辨治】

（一）水血不足型产后急性肾盂肾炎

1. 夯帕雅（主症）　产褥期内，突然出现寒战、高热，体温常达 39℃以上，也可见低热，伴腰痛、尿频、尿急、排尿淋沥不爽，灼热刺痛，尿少色黄，腰膝酸软，午后潮热，五心烦热，心烦不寐；舌质红，苔少或薄黄，脉行快而细。

2. 辨解帕雅（病因病机）　本病为产后耗伤气血，四塔功能低下，水血不足，不能制火，火灼下盘，内侵肾与膀胱而致小便热涩疼痛、尿黄、身热；下盘血少，气血运行不畅，故腰痛，腰部叩击痛，小腹拘急坠胀，排尿疼痛；水弱火旺，内扰神明，五蕴失调，午后潮热，五心烦热，心烦不寐。

3. 平然（治则）　补水养血，清火利尿。

4. 多雅（治法）

（1）内治法

①雅解沙把（百解胶囊），口服，每次 6 粒，每日 3 次。

②补水清火利尿汤：芽夯燕（马鞭草）15g，哈芽拉勐囡（决明根）15g，哈罕满（小拔毒散根）30g，水煎服。

③哈苗暖刀（小齿锥花根）20g，嘿盖贯（倒心盾翅藤）15g，水煎服。

④嘿盖贯（倒心盾翅藤）30g，芽糯妙（肾茶）30g，埋过干呆（水红木）30g，淡竹叶 10g，哈累牛（野芦谷根）30g，哈哈（白茅根）30g，水煎服。

⑤嘿盖贯（倒心盾翅藤）30g，芽糯妙（肾茶）15g，芽英热（车前草）30g，埋过干呆（水红木）30g，哈累牛（野芦谷根）30g，芽夯燕（马鞭草）15g，哈帕利（旋花茄根）15g，水煎服。

（2）外治法

①果雅（包药疗法）：雅拢牛接腰（黄白解毒利尿汤），取贺咪火哇（蒟蒻薯）15g，哈哈（白茅根）30g，哈蒿修（大绿藤根）15g，哈歪郎（黑甘蔗根）30g，给抱（椰子皮）30g，碾细粉，加水和醋适量，炒热，置于纱布袋内，热敷于下腹部。每日换药 1 次，3 日为 1 个疗程，一般治疗 2～3 个疗程。

②过雅（拔罐疗法）：取傣药罕盖（通血香）100g，皇旧（墨旱莲）50g，嘿档图（小木通）50g，加水煮沸，将竹罐置于药水中共煎煮至有热气产生，取出待温度适宜时

将罐扣于腰部（肾俞穴、膀胱俞穴），每日治疗 1 次，3 日为 1 个疗程，一般治疗 2～3 个疗程。

（二）火毒偏盛型产后急性肾盂肾炎

1. 夯帕雅（主症） 起病急，突然出现寒战、高热（体温常达 39℃ 以上），尿频、尿急、灼热疼痛，尿少色黄，艰涩不利，小腹拘急坠胀疼痛、腰痛、肾区叩痛，心中烦热，口干喜冷饮；舌质红，苔黄厚腻，脉行表浅而快。

2. 辨解帕雅（病因病机） 本病为产后耗伤气血，四塔不足，抵御外邪能力低下，水血不足，火塔过盛，若产后失于调护，外阴不洁，或香燥、性热、酸辣之品，外在毒邪乘虚而入，内外热毒邪气相合，损伤塔喃水（血），火灼下盘，阻滞麻叫（肾）和烘尤（膀胱），使肾与膀胱功能失常，则见尿频、尿急、尿痛，小腹拘急坠胀疼痛、腰痛、肾区叩击痛，发热，口干喜冷饮；舌质红，苔黄腻，脉行快均为火毒偏盛、水血偏不足之征。

3. 平然（治则） 清火解毒，利尿止痛。

4. 多雅（治法）

（1）内治法

①雅解沙把（百解胶囊），口服，每次 6 粒，每日 3 次。

②清火解毒利尿汤：咪火哇（山大黄）15g，嘿盖贯（倒心盾翅藤）30g，芽糯妙（肾茶）15g，哈累牛（野芦谷根）30g，芽英热（车前草）15g，水煎服。

③嘿涛罕（大黄藤）30g，芽糯妙（肾茶）30g，埋过干呆（水红木）30g，哈累牛（野芦谷根）30g，芽英热（车前草）30g，哈亨章（大狗咯铃）15g，嘿档囡（小木通）15g，嘿盖贯（倒心盾翅藤）30g，水煎服。

④哈楞嘎（木蝴蝶树根）20g，哈牙憨牛（咎尾巴蒿根）20g，哈亨章（大狗咯铃）15g，雅解先打（傣百解）15g，嘿盖贯（倒心盾翅藤）30g，芽英热（车前草）20g，罕盖（通血香）30g，水煎服。

⑤哈苗暖刀（小齿锥花根）20g，嘿盖贯（倒心盾翅藤）15g，水煎服。

⑥雅拢牛哈占波，口服，每次 6 粒，每日 3 次。

（2）外治法

①果雅（包药疗法）：借蒿（芒硝）50g，鲜芽罗勒（蒲公英）50g，鲜摆皇曼（马蓝叶）50g，鲜宋香嘎（酢浆草）50g，鲜皇旧（墨旱莲）50g，共捣烂，加醋、水各适量，炒热，置于纱布袋内，热敷于腰部。每日换药 1 次，3 日为 1 个疗程，一般 2～3 个疗程。

②过雅（拔罐疗法）：傣药罕盖（通血香）100g，芽罗勒（蒲公英）50g，摆皇曼（马蓝叶）50g，宋香嘎（酢浆草）50g，皇旧（墨旱莲）50g，嘿档囡（小木通）50g，加水煮沸，将竹罐置于药水中共煎煮至有热气产生，取出待温度适宜时将罐扣于腰部（肾俞穴、膀胱俞穴）。每日治疗 1 次，3 日为 1 个疗程，一般 2～3 个疗程。

【预防调护】

1. 加强产褥期卫生宣传教育，保持会阴部清洁。
2. 多饮水，勤排尿，避免憋尿。
3. 均衡饮食，少食辛辣刺激之品，增强身体抵抗力，避免过度劳累。

【现代研究进展】

产后急性肾盂肾炎是指肾实质及肾盂黏膜的急性感染性泌尿系统病变。现代研究认为，细菌感染是导致产后急性肾盂肾炎的主要原因，细菌侵袭肾脏后，介导相关核转录因子调控炎性因子转录，进而引发肾脏炎性损伤，而细菌脂多糖是引发产后肾盂肾炎的炎症反应发生的主要因素。同时，产后急性肾盂肾炎还可促使与炎症相关信号通路激活，进而引发肾脏炎症反应及其他病理反应。临床可根据细菌感染类型及发病机制采取针对性治疗，以增强治疗效果。另外，目前研究认为中医药治疗本病疗效肯定，但中西医结合治疗产后急性肾盂肾炎是一个大趋势。西医抗生素见效快，中药可以缩短病程，增强疗效，二者相互结合可发挥各自优势，扬长避短，提高诊治效果。

【傣医医案选读】

钱某，女，22岁，因"剖宫产"术后20天，发热恶寒伴腰酸痛、尿频急2天就诊。现症见尿量少，小腹拘急坠胀，口干喜冷饮；舌质红，苔黄微腻，脉行而快。查体：体温38.9℃，面色潮红，双肾区有叩痛。尿常规：蛋白（+），白细胞（+++）。傣医诊断为火毒偏盛型产后急性肾盂肾炎，以下病治下的原则及清火解毒，利尿止痛之法治之，给雅解沙把（百解胶囊），口服，每次6粒，每日3次；并取嘿涛罕（大黄藤）30g，芽糯妙（肾茶）30g，埋过干呆（水红木）30g，哈累牛（野芦谷根）30g，芽英热（车前草）30g，哈亨章（大狗咯铃）15g，嘿档图（小木通）15g，嘿盖贯（倒心盾翅藤）30g，水煎服，每日1剂，连服5日。同时给予头孢曲松钠静脉给药抗感染治疗7日。服药5日后，患者尿路刺激症状明显消失，继续巩固治疗，取嘿盖贯（倒心盾翅藤）30g，咪火哇（山大黄）15g，哈累牛（野芦谷根）30g，芽英热（车前草）15g，芽糯妙（肾茶）15g，水煎服7剂后病愈。

【思考题】

1. 简述何为格鲁了兵拢牛（产后急性肾盂肾炎）。
2. 简述格鲁了兵拢牛（产后急性肾盂肾炎）的辨解帕雅（病因病机）。
3. 简述格鲁了兵拢牛盘代皇（火毒偏盛型产后急性肾盂肾炎）的平然（治则）、多雅（治法）。

第七章　妇科杂病 ▷▷▷▷

【学习目的】

妇科杂病是临床常见多发病，通过本章节的学习，应当掌握妇科杂病的分类、发病因素、常见疾病的临床特点、诊查要点及病证分类辨治方法、傣医处理的原则；熟悉妇科杂病的预防和调护措施。

第一节　接短囡（盆腔炎性疾病）

【概述】

接短囡（盆腔炎性疾病），是毒邪蕴结下盘所致的下腹疼痛伴发热，严重者可有寒战高热、头痛、食欲不振，月经失调、痛经、白带量多且腥臭的一种急性病。

傣医分为风热毒邪偏盛型盆腔炎性疾病、风火热毒壅盛型盆腔炎性疾病两型，分别采用清热解毒，调经止痛；清火解毒，化瘀止痛的治法。

【病因病机】

由于体内四塔功能失调，饮食不节，积热于内，风火偏盛，水塔不足；或因产后房事不洁，加之复感毒邪，内外相合，火热毒邪蕴结下盘盆腔所致。

【诊查要点】

（一）病史

近期有经行、产后、妇科手术、房事不洁等发病因素。

（二）临床表现

1. 患者呈急性病容，体温达 39℃ 以上，心率增快，下腹部有肌紧张、压痛及反跳痛，肠鸣音减弱或消失。

2. 下腹疼痛伴发热，严重者可见寒战高热、头痛、食欲不振、月经失调、痛经，白带量多、腥臭等为主要表现。

3. 常伴见小腹拘挛疼痛，小便热痛、尿急，大便干结难下或腹泻等症。

（三）相关检查

1. 妇科检查 阴道充血，有大量脓性分泌物，穹窿明显触痛。宫颈充血、水肿，举痛明显，宫体稍大、较软，压痛，活动受限。输卵管压痛明显，有时扪及包块。有宫旁结缔组织炎时，下腹一侧或两侧可触及片状增厚，或两侧宫骶韧带高度水肿增粗。有脓肿形成且位置较低时，穹窿或侧穹窿可扪及肿块且具波动感。

2. 血常规检查 血白细胞总数及中性粒细胞增高；血沉加快。

3. 宫腔分泌物或血培养 可找到致病菌。

4. B超 提示盆腔内有炎性渗出或炎性包块。

（四）鉴别诊断

1. 异位妊娠 输卵管妊娠流产、破裂者，腹腔内出血，临床表现为腹痛、阴道流血，甚至晕厥，与急性盆腔炎相似。盆腔炎性疾病除腹痛外，会伴高热或高热寒战，血常规白细胞明显升高。异位妊娠者尿 HCG（＋），破裂者后穹隆穿刺可抽出不凝血。

2. 卵巢囊肿蒂扭转 既往有卵巢囊肿病史，常表现为突发腹痛，随体位变化而逐渐加重，甚至伴有恶心呕吐，一般体温不升高。B超检查或妇科盆腔检查可资鉴别。

3. 急性阑尾炎 与盆腔炎性疾病都有身热、腹痛、白细胞升高。盆腔炎痛在下腹部正中或两侧，病位较低，可伴有月经异常；急性阑尾炎多有转移性右下腹痛，有麦氏点压痛、反跳痛。

【 病证分类辨治 】

（一）风热毒邪偏盛型盆腔炎性疾病

1. 夯帕雅（主症） 腹部疼痛伴发热、头痛，食欲不振，月经失调，白带量多、腥臭，或小腹拘挛疼痛，小便热痛、尿急，大便干结难下，或腹泻、里急后重，舌质红，苔白厚腻或黄厚腻，脉行快。

2. 辨解帕雅（病因病机） 主要由于体内四塔功能失调，平素喜食香燥、酸辣、热性之品，积热于内，风火偏盛；或因经期、产后、流产后，房事不节，感染毒邪，内外相合，火热毒邪蕴结下盘盆腔而表现腹部疼痛，或小腹拘挛疼痛，伴发热；风热毒邪蕴结于下，热盛则肉腐而成脓化为白带，故见白带量多、腥臭，小便热痛、尿急；毒热灼损塔喃（血水），土塔运化失司，腑气不通则大便干结难下，或腹泻、里急后重；舌质红、苔白厚腻或黄厚腻、脉行快亦为风热毒邪偏盛之象。

3. 平然（治则） 清热解毒，调经止痛。

4. 多雅（治法）

（1）内治法

①根据傣医先解后治之理论，首选雅解沙把（百解胶囊），口服，每次 4～8 粒，每日 3 次。

②二黄解毒止痛汤：嘿涛罕（大黄藤）15g，咪火哇（山大黄）15g，文尚海（百样解）30g，宾亮（红花臭牡丹）30g，宾蒿（白花臭牡丹）30g，哈罕满（小拔毒散根）30g，哈罕满龙（黄花稔根）30g，水煎服。

③雅叫哈顿（五宝胶囊），口服，每次 6 粒，每日 3 次。

④拢木腊勒比波、麻贺（阴道、尿道热涩疼痛，流出脓血不止），取哈迪告（藏药木根）30g，怀哦囡（牛膝）15g，怀哦龙（土牛膝）15g，哈芽拉勐囡（决明根）30g，哈罕满龙（黄花稔根）30g，水煎服。

⑤少腹疼痛，不能直立者，取芽依秀母（香附）15g，哈哈（白茅根）30g，比比亮（红花丹）5g，水煎服。

或取贺姑（九翅豆蔻根）30g，贺嘎（傣草蔻根）30g，哈扎满（使君子根）15g，哈管底（蔓荆根）30g，共煎汤，另以匹囡（胡椒）3g、辛（生姜）10g、盐为引内服。

（2）外治法

①阿雅（洗药疗法）：取雅哈摆（绞股蓝）、贺别（葛根）、荒仑（薄荷）、罕盖（通血香）、摆管底（蔓荆叶）、摆拢良（腊肠树叶）、楠麻夯板（橄榄树皮）、楠孩嫩（水杨柳树皮）、嘿涛罕（大黄藤）、地榆、摆宾蒿（白花臭牡丹叶）、摆习列（黑心树叶）、摆娜龙（艾纳香叶）、芽沙板（除风草）、摆芽拉勐龙（对叶豆叶），以及摆、哈扁（刺五加叶、茎），煮取药水，让患者浸泡局部或全身进行治疗。

②烘雅（熏蒸疗法）：取荒仑（薄荷）、沙海（香茅草）、货别罕（树萝卜）、摆管底（蔓荆叶）、摆习列（黑心树叶）、摆娜龙（艾纳香叶）、摆宾蒿（白花臭牡丹叶）、摆宾亮（红花臭牡丹叶）、摆拢良（腊肠树叶）、芽沙板（除风草）各适量，制成熏蒸散，放入熏蒸器，用药物蒸气进行全身或局部熏蒸。

③果雅（包药疗法）：取宋拜（蛇藤）、芽赶转（重楼）、摆埋丁别（灯台叶）、毫命（姜黄）、晚害闹（莪术）、莫来（瓜蒌）、借蒿（芒硝）各适量，捣烂，包敷于患处进行治疗。

（二）风火热毒壅盛型盆腔炎性疾病

1. 夯帕雅（主症）　高热恶寒，甚至寒战，头痛，下腹疼痛拒按，口干口苦，精神不振，恶心纳少，大便秘结，小便黄赤，带下量多，色黄如脓，秽臭；舌苔黄燥或黄腻，脉行快。

2. 辨解帕雅（病因病机）　由于体内四塔功能失调，风、火过盛，经期、产后、手术损伤，体弱宫虚，气血不足，房事不洁，邪毒内侵，客于胞宫，滞于下盘，化热酿毒，内外相合，火热毒邪蕴结下盘盆腔而发为高热恶寒，甚至寒战，头痛，下腹疼痛拒按；风、火过盛则口干口苦，大便秘结，小便黄赤，带下量多，色黄如脓，秽臭；日久致体弱宫虚，土塔、气血不足则精神不振，恶心纳少；舌苔黄燥或黄腻，脉行快亦风火热毒壅盛之象。

3. 平然（治则）　清火解毒，化瘀止痛。

4. 多雅（治法）

（1）内治法

①根据傣医先解后治之理论，首选雅解沙把（百解胶囊），口服，每次 4～8 粒，每日 3 次。

②雅麻贺龙（毒邪内消汤）：哈罕满龙（黄花稔根）30g，哈芽拉勐图（决明根）30g，哈迪告（藏药木根）15g，怀哦图（牛膝）15g，怀哦龙（土牛膝）15g，水煎服。

③哈麻王喝（刺天茄根）30g，芽依秀母（香附）20g，哈法扁（假烟叶根）15g，毫命（姜黄）15g，水煎服。

④嘿涛罕（大黄藤）15g，咪火哇（山大黄）15g，文尚海（百样解）30g，宾亮（红花臭牡丹）30g，宾蒿（白花臭牡丹）30g，哈罕满（小拔毒散根）30g，罕满龙（黄花稔）30g，哈累牛（野芦谷根）30g，水煎服。

若阴道炎，则见脓血，赤白带下，量多恶臭，本方加雅解先打（傣百解）15g，文尚海（百样解）15g，丹火马（葫芦茶）30g，哈法扁（假烟叶根）30g，水煎服。

若痒痛剧烈，本方加喃罕亮（红闹鱼藤）、喃罕蒿（白闹鱼藤）、楠埋三西双勒（黄花夹竹桃树皮）、楠习列（黑心树皮）、麻夯（酸角叶）各等量，煎汤浸泡外洗。

尿道炎，小便热涩疼痛或流脓血，本方加芽糯妙（肾茶）15g，哈哈（白茅根）30g，嘿盖贯（倒心盾翅藤）30g，水煎服。

（2）外治法

①咱雅（拖擦药物疗法）：哟帕崩板（平卧土三七嫩叶）、哟麻沙（毛瓣无患子嫩叶）、帕嘎喝（老苦菜）嫩尖各 3 枝，捣烂取汁，拖擦胸部及四肢，每日 1 次。

②阿雅（洗药疗法）：取雅哈摆（绞股蓝）、贺别（葛根）、荒仑（薄荷）、罕盖（通血香）、摆管底（蔓荆叶）、摆拢良（腊肠树叶）、楠麻夯板（橄榄树皮）、楠孩嫩（水杨柳树皮）、嘿涛罕（大黄藤）、地榆、摆宾蒿（白花臭牡丹叶）、摆习列（黑心树叶）、摆娜龙（艾纳香叶）、芽沙板（除风草）、摆芽拉勐龙（对叶豆叶），以及摆、哈扁（刺五加叶、茎）各适量，煎煮取药水，让患者浸泡局部或全身进行治疗。

③果雅（包药疗法）。

方一：取宋拜（蛇藤）、芽赶转（重楼）、摆埋丁别（灯台叶）、毫命（姜黄）、晚害闹（莪术）、莫来（瓜蒌）、借蒿（芒硝）各适量，捣烂，包敷于患处。

方二：取嘿涛罕（大黄藤）、芽赶转（重楼）、咪火哇（山大黄）、毫命（姜黄）、晚害闹（莪术）、借蒿（芒硝）、习高（石膏）各适量，捣烂，加劳（酒）水拌匀，包敷下腹部。每天换药一次，3 天为 1 个疗程，可连续治疗 2～3 个疗程。

【预防调护】

指导患者保持心态平和、情绪稳定，生活规律，合理调节饮食，忌食香燥性热之品，保持外阴清洁，注意经期、孕期、产褥期卫生，月经未净禁止性生活、盆浴及游泳，以防感染。被污染的衣裤、生活用品及时消毒。劳逸结合，避免劳累，锻炼身体，增强体质。

【现代研究进展】

盆腔炎性疾病是育龄期妇女的常见病、多发病，临床主要表现为下腹疼痛、高热及阴道分泌物增多，发病急，病情重，必须及时彻底治愈，若失治误治，可发展为腹膜炎、败血症、休克，甚至死亡，迁延治疗因盆腔组织被破坏、脏器粘连、组织增生等，多转为盆腔炎性疾病后遗症，严重影响患者的生活质量和生育能力，导致不孕或异位妊娠等。研究表明盆腔炎性疾病可能与频繁性活动、子宫颈柱状上皮异位、子宫颈黏液机械防御功能较差、生殖道感染、宫腔内手术等有关。西医临床多采用抗生素治疗，而单纯的抗生素治疗不仅治疗周期长且容易导致细菌耐药性增加，致使患者治疗后病情反复发作，引起一系列妇科疾病，给患者预后造成了严重影响。近些年中西医结合治疗被广泛运用于临床且在盆腔炎性疾病症状改善中取得了较好的治疗效果。

【傣医医案选读】

游某，27岁，人流术后小腹坠痛伴发热5天。患者在当地医院行人流术，术后第二天即出现小腹痛甚，刺痛拒按，腰酸痛，阴道少量出血腥臭，口干口苦，烦躁，眠差，小便黄，大便秘结；舌质偏红、苔根黄腻，脉行快。患者自服"妇乐颗粒"1包，每日3次，服用3日仍无效，遂前来就诊。妇检：外阴、阴道充血，分泌物量多、色暗红、味秽，宫颈Ⅱ度糜烂，宫体前位，正常大小，压痛明显；右附件增粗，压痛明显，左附件正常。B超示盆腔积液。视其病证，傣医诊断为风热毒邪偏盛型盆腔炎性疾病，以先解后治的原则，予雅解沙把（百解胶囊），口服，每次4粒，每日3次。又取文尚海（百样解）30g，嘿涛罕（大黄藤）15g，咪火哇（山大黄）15g，哈宾亮（红花臭牡丹根）30g，哈宾蒿（白花臭牡丹根）30g，哈罕满（小拔毒散根）30g，哈罕满龙（黄花稔根）30g，哈累牛（野芦谷根）30g，水煎服7剂而愈。

【思考题】

1. 简述接短囡（急性盆腔炎）的诊查要点。
2. 简述风热毒邪偏盛型急性盆腔炎的夯帕雅（主症）、平然（治则）。
3. 简述风火热毒壅盛型急性盆腔炎的辨解帕雅（病因病机）。

第二节　朴英蛮不章米鲁（不孕症）

【概述】

女性性生活正常，未避孕未孕一年称为不孕症，傣医称为"朴英蛮不章米鲁"。既往从未妊娠者，称为原发性不孕。曾有过妊娠而后未避孕未孕一年，称为继发性不孕。

不孕病因常分为三类：女方因素（盆腔因素、排卵障碍等）、男方因素（精液异常、男性性功能障碍、其他）及不明原因性不孕。临床表现可因不同病因而有相应症状，部分患者可仅表现为未避孕未孕。不同人种和地区之间发病率差异不大，我国不孕症发病率为 7% ～ 10%。

傣医学将不孕症分为血寒型不孕症、水血不足型不孕症、气滞血瘀型不孕症三型进行论治。该病是一种由多种病因导致的生育障碍状态，是育龄夫妇的生殖健康不良事件。不仅影响到个人，而且影响到家庭，甚至已逐渐成为社会问题。同时由于求子心切，往往造成严重的心理负担，临证时务必重视人文关怀及心理疏导。

本节针对女性因素进行诊治，西医学的生殖障碍表现为本病特征者，可参照本节辨治。

【病因病机】

傣医认为，人的生育繁殖、生长、发育都必须依赖风气的资助、火的温煦、水血的滋润、土的运载。若脏腑功能不足，四塔失衡，五蕴失调，无力摄血成孕，或阻碍精卵相合，皆可发为本病。

【诊查要点】

（一）病史采集

对不孕症患者务必详细询问记录不孕相关的病史。

1. 现病史 包括性生活频率、有无避孕及具体方式、不孕年限；有无盆腔疼痛、盆腔包块、白带异常等；近期有无环境改变、情绪变化和饮食变化，有无过度运动和体重显著变化，有无泌乳、多毛、多发痤疮等。详细查阅其相关辅助检查及具体了解其治疗经过。

2. 月经史 包括初潮年龄、月经周期、经期长短、具体经量、有无痛经、有无腰酸、经期前后有无乳房胀痛。如有痛经，须进一步询问发生的时间、痛经时间长短、严重程度及有无伴随症状。

3. 婚育史 包括婚姻状况、孕产史，尤其详细询问有无人工流产史、引产史和孕产期并发症。

4. 既往史 包括既往盆腔炎或附件炎史、盆腔腹腔手术史；有无结核病史、性传播疾病病史及其治疗情况；有无自身免疫性疾病病史、外伤史及特殊患病史；有无慢性病病史和药物过敏史。

5. 其他相关信息 个人史和家族史。个人史包括有无吸烟、酗酒、吸毒、成瘾性药物史；职业经历及有无特殊环境、毒物接触史等。家族史重点询问家族慢性病病史和有无不孕及出生缺陷史。

（二）临床表现

临床表现以有规律的性生活，未避孕 12 个月以上未获得临床妊娠为主，可因不同病因而有对应症状。

（三）相关检查

1. 检查　包括全身检查和妇科检查。

（1）全身检查　评估体格发育、第二性征发育和营养状况，包括身高、体重、体脂分布、乳房发育、甲状腺发育等情况，尤其注意观察有无多毛、痤疮及黑棘皮症等。

（2）妇科检查　依次检查外阴发育、阴毛分布情况，阴道和宫颈（注意有无赘生物及异常分泌物，宫颈有无接触性出血）、子宫（位置、大小、质地、活动度等）、附件（有无增粗增厚、包块、压痛）、子宫直肠陷凹、子宫韧带处有无结节并触痛，下腹有无压痛、反跳痛和异常包块。

2. 超声检查　明确子宫及附件大小、位置、形态，有无异常结节或包块，初步判断包块性质，还可用于检测卵泡发育和同期子宫内膜厚度及分型，推荐使用经阴道超声。

3. 激素测定　月经周期第 2～4 天测定性激素六项（LH、FSH、E_2、P、T、PRL）水平；排卵期可测定 LH 水平以预测排卵；黄体期可测定 P 水平以评估黄体功能。

4. 输卵管通畅度检查　首选子宫输卵管造影，在月经干净后 3～7 日且无任何禁忌证时进行，同时可以评估子宫有无病变。

5. 其他　基础体温测定可在一定程度上反映排卵功能；必要时可以采用检查与治疗相结合的宫腔镜、腹腔镜检查。

【病证分类辨治】

（一）血寒型不孕症

1. 夯帕雅（主症）　婚后不孕，月经推后来潮，月经量少色淡，甚或月经停闭不行，平素白带量多，腰痛如折，腹冷肢寒，性欲淡漠，小便频数或不禁，面色晦暗；舌淡，苔白滑，脉深细而慢。

2. 辨解帕雅（病因病机）　平素体弱，自身塔菲（火）不足，或久受寒冷水湿邪气侵袭，导致四塔功能失调，体内塔菲（火）受损，几拿给（生命之火）不足，人体生命活动的"动力"减弱，包宫寒冷，不能摄精成孕且性欲淡漠；塔菲软，化生气血乏力，故月经稀少；火不足则寒水内盛并下行下盘，故腹冷肢寒，白带量多，小便频数或不禁。

3. 平然（治则）　补火强身，暖宫散寒。

4. 多雅（治法）

（1）内治法

①雅想（增力胶囊），口服，每次 2～4 粒，每日 3 次。

②占电拎（大剑叶木）30g，芽楠嫩（荷包山桂花）30g，桂枝 15g，故罕（当归藤）15g，嘿涛勒（鸡血藤）15g，芽敏龙（益母草）15g，哈宾蒿（白花臭牡丹根）30g，哈罗埋亮（大红花根）30g，水煎服。

③比比亮（红花丹）10g，哈芽旧压（含羞云实根）30g，哈管底（蔓荆根）30g，

哈娜罕（羊耳菊根）30g，扁少火（粗叶木）30g，芽敏龙（益母草）15g，芽楠嫩（荷包山桂花）30g，水煎服。

④占电拎（大剑叶木）50g，哈管底（蔓荆根）30g，哈芽旧压（含羞云实根）30g，比比蒿（白花丹）10g，泡酒，30 天后服。

（2）外治法

①暖雅（睡药疗法）：取占电拎（大剑叶木）、芽楠嫩（荷包山桂花）、桂枝、故罕（当归藤）、嘿涛勒（鸡血藤）、芽敏龙（益母草）、哈宾蒿（白花臭牡丹根）、哈罗埋亮（大红花根）各等量，置于锅内加水、劳（酒）炒热或蒸热，取出平摊于睡药床上，加劳（酒）充分拌匀（取出一半备用），用纱布覆盖于热药上，待温度适中时令患者睡于药上，用纱布盖于患者身上，再将余药覆盖于患部或全身（除头颅外）。

②果雅（包药疗法）：取比比亮（红花丹）10g，哈芽旧压（含羞云实根）30g，哈管底（蔓荆根）30g，哈娜罕（羊耳菊根）30g，扁少火（粗叶木）30g，芽敏龙（益母草）15g，芽楠嫩（荷包山桂花）30g，包敷于腹部进行治疗。

（二）水血不足型不孕症

1. 夯帕雅（主症）　婚后不孕，月经先期，量少色红，皮肤不润，形体消瘦，腰酸腿软，头晕耳鸣，眼花心悸，性情急躁，口干，五心烦热；舌红苔少，脉行沉细。

2. 辨解帕雅（病因病机）　平素体弱，四塔功能失调，塔喃（水血）不足，体失濡养，不能与命根（人体内的一切维持生命存续的重要物质）结合，保护俱生的色（人体内维持生命活动的其他物质要素），人体内维持生命延续的重要物质不足，不能与精相合成孕；塔喃（水血）不足，不能滋养、补益脏腑、组织、器官的形态及生理功能，导致五蕴之鲁巴夯（色蕴）、维雅纳夯塔（识蕴）失调，则容颜不润，形体消瘦，口干苔少；水血匮乏，风（气）火偏盛，风（气）上犯上盘，则见头晕耳鸣，水弱火盛，故性情急躁、五心烦热。

3. 平然（治则）　补水养血，益精助孕。

4. 多雅（治法）

（1）内治法

①芽依秀母（香附）15g，哈禾节（小野黄茄根）15g，哈莫哈郎（大驳骨丹根）15g，嘿柯罗（青牛胆）10g，邓嘿罕（定心藤）15g，文尚海（百样解）10g，水煎服。

②邓嘿罕（定心藤）30g，哈芽拉勐困（决明根）30g，波波罕（山乌龟）5g，内罕盖（五味子）10g，芽把路（麦冬）15g，哈宾蒿（白花臭牡丹根）30g，哈宾亮（红花臭牡丹根）30g，芽楠嫩（荷包山桂花）30g，沙英（甘草）5g，水煎服。

③取哈罗埋亮龙（朱槿根）30g，嘿罕盖（云南五味子藤）30g，罗罕（红花）5g，煎汤送服雅叫哈顿（五宝药散）10g。

（2）外治法

①暖雅（睡药疗法）：取芽依秀母（香附）15g，哈禾节（小野黄茄根）15g，哈莫哈郎（大驳骨丹根）15g，嘿柯罗（青牛胆）10g，邓嘿罕（定心藤）15g，文尚海（百

样解）10g，切碎，置于锅内加水、劳（酒）炒热或蒸热，取出平摊于睡药床上，加劳（酒）充分拌匀（取出一半备用），用纱布覆盖于热药上，待温度适中时令患者睡于药上，用纱布盖于患者身上，再将余药覆盖于患部或全身（除头颅外）。

②果雅（包药疗法）：取邓嘿罕（定心藤）30g，哈芽拉勐囡（决明根）30g，波波罕（山乌龟）5g，内罕盖（五味子）10g，芽把路（麦冬）15g，哈宾蒿（白花臭牡丹根）30g，哈宾亮（红花臭牡丹根）30g，芽楠嫩（荷包山桂花）30g，沙英（甘草）5g，捣烂，加劳（酒）炒热外包腹部。

（三）气滞血瘀型不孕症

1. 夯帕雅（主症） 多年不孕，月经后期，量多少不一，色紫夹块，经行腹痛，少腹作痛不舒，或腰骶疼痛拒按；舌紫暗，或边尖有瘀点，脉行弦长而不畅。

2. 辨解帕雅（病因病机） 情志不舒，导致体内风、水、火塔和五蕴功能失调，风（气）不行，气血不畅，气滞则血瘀，瘀血内阻下盘；或经期、产后余血不尽，复感寒湿之邪，寒凝则血滞，结成瘀块，滞于宫内，盘代冒龙（下盘不通），阻碍精卵相合而发为本病。瘀血内停，塔喃（水血）运行壅滞，塔拢（风、气）转动不及，导致月经后期、经行腹痛、舌紫暗等瘀滞表现。

3. 平然（治则） 活血化瘀，除寒通气，通血助孕。

4. 多雅（治法）

（1）内治法

①芽依秀母（香附）15g，哈禾节（小野黄茄根）15g，哈莫哈郎（大驳骨丹根）15g，匹囡（胡椒）3g，辛（生姜）3g，嘿柯罗（青牛胆）10g，芽敏龙（益母草）15g，罕盖（通血香）15g，哈宾亮（红花臭牡丹根）15g，哈宾蒿（白花臭牡丹根）15g，哈罗埋亮（大红花根）15g，罗罕（红花）5g，水煎服。

②取更方（苏木）15g，哈海罕喃（江杨柳根）10g，煎汤，加勒哦（猴竭）3g内服。

（2）外治法

①暖雅（睡药疗法）：取芽依秀母（香附）、哈禾节（小野黄茄根）、哈莫哈郎（大驳骨丹根）、嘿柯罗（青牛胆）、芽敏龙（益母草）、罕盖（通血香）、哈宾亮（红花臭牡丹根）、哈宾蒿（白花臭牡丹根）、哈罗埋亮（大红花根）各等量，加罗罕（红花）500g，匹囡（胡椒）100g，辛（生姜）300g，置于锅内加水、劳（酒）炒热或蒸热，取出平摊于睡药床上，加劳（酒）充分拌匀（取出一半备用），用纱布覆盖于热药上，待温度适中时令患者睡于药上，用纱布盖于患者身上，再将余药覆盖于患部或全身（除头颅外）。

②果雅（包药疗法）：取芽依秀母（香附）15g，哈禾节（小野黄茄根）15g，哈莫哈郎（大驳骨丹根）15g，匹囡（胡椒）3g，辛（生姜）3g，嘿柯罗（青牛胆）10g，芽敏龙（益母草）15g，罕盖（通血香）15g，哈宾亮（红花臭牡丹根）15g，哈宾蒿（白花臭牡丹根）15g，哈罗埋亮（大红花根）15g，罗罕（红花）5g，热药包敷于腹部进行治疗。

【预防调护】

1. 增强体质，促进健康。
2. 注意经期调护，经期不可性性生活，避免剧烈运动，少食辛辣刺激、寒冷食物。
3. 保持心情愉悦。
4. 不做非必要性宫腔检查及操作。
5. 发生妇科相关疾病时及时就医。

【现代研究进展】

对女性不孕因素的认识有以下几点。

1. 排卵障碍 常见下丘脑－垂体－卵巢生殖轴功能紊乱、卵巢病变或分泌激素功能失调、相关内分泌腺体功能失常等。

2. 输卵管因素 常见输卵管积液、输卵管炎症、输卵管卵巢周围炎症、输卵管不通或通而不畅等。

3. 子宫因素 常见子宫畸形、子宫内膜结核、子宫内膜炎、子宫黏膜下肌瘤、子宫内膜息肉、子宫内膜容受性差、宫腔粘连等。

4. 宫颈因素 常见宫颈粘连、宫颈炎症、宫颈黏液功能异常、宫颈免疫功能异常等。

5. 阴道因素 常见外阴、阴道发育异常，炎症及瘢痕、结节等。

有规律、未避孕性生活至少一年，通过不孕因素的常规评估筛查（精液分析、输卵管通畅度检查、排卵功能评估）仍未发现明显的不孕原因，可诊断为原因不明性不孕（unexplained infertility，UI）。UI 是一种生育能力低下的状态，属于排除性诊断，占不孕症的 10%～30%。UI 并非没有原因，可能的病因包括免疫因素、潜在的精子／卵母细胞质量异常、受精障碍、隐形输卵管因素、胚胎植入失败、遗传缺陷等，但应用目前的常规检测手段很难确诊。由于没有发现一个明确、特定的生殖缺陷或功能的损害，对于 UI 的治疗尚无统一的策略。建议 UI 的治疗包括期待治疗和积极治疗。推荐年龄＜35 岁且不孕年限＜2 年的女性，先进行期待治疗 6～12 个月，如未孕者应进行积极治疗，避免过度治疗。积极治疗包括诱发排卵、人工授精、体外受精－胚胎移植、腹腔镜手术等。

【傣医医案选读】

依某，女，27 岁，患者结婚两年同居不孕，平素月经先期，量少色红，皮肤不润，形体消瘦，腰酸腿软，头晕耳鸣，眼花心悸，性情急躁，口干，五心烦热；舌红苔少，脉行沉细。丈夫精液检查正常。就诊前两月经潮当天行子宫内膜活检，提示分泌期子宫内膜，腺体分泌欠佳。宫腔输卵管碘油造影检查示宫腔形态正常，双侧输卵管通畅。妇科检查：外阴、阴道正常；宫体平位，较正常稍小，活动，无压痛；双附件正常。傣医诊断为水血不足型不孕症，治以补水养血，益精助孕，予芽依秀母（香附）15g，哈禾节（小野黄茄根）15g，哈莫哈郎（大驳骨丹根）15g，嘿柯罗（青牛胆）10g，邓嘿罕（定心藤）15g，文尚海（百样解）10g，6剂水煎服。同时嘱患者B超监测排卵，适时安排同房，调理3个月后成功妊娠，孕期正常，并如期产下健康男婴。

【思考题】

1. 请解释何为朴英蛮不章米鲁（不孕症）。
2. 简述朴英蛮不章米鲁（不孕症）的辨解帕雅（病因病机）。
3. 简述水血不足型不孕症的平然（治则）和多雅（治法）。

第三节　混兵内（子宫肌瘤）

【概述】

子宫肌瘤，傣医称为"混兵内"，属于帕雅朴英（妇科疾病）中的"有形包块"，有形包块傣医又称为"拢赶短兵内"。根据临床表现傣医将其分为气血瘀滞型子宫肌瘤，水湿过盛型子宫肌瘤来论治。

【病因病机】

本病为患者体内四塔功能失调，风火塔偏盛；或塔拢（风气）转动不利，塔拎（土）壅塞；或风寒湿邪蕴结，凝滞气血，阻碍气血运行，日久发为瘤。

【诊查要点】

混兵内（子宫肌瘤），属于妇科常见的良性子宫肿瘤，傣医认为本病多因下盘四塔功能失调，风火塔偏盛。可根据发病部位，临床表现特征及相关检查来进行诊断。

（一）病史

有月经异常等相关病史。

（二）临床表现

临床表现为腹部硬满疼痛，摸之有块，边缘清，活动好。

1. 月经异常　表现为月经过多，经期延长，或不规则阴道出血。

2. 下腹包块　肌瘤较小时在腹部摸不到肿块，当肌瘤增大使子宫超过三个月妊娠大小时可以从腹部触及。巨大的黏膜下子宫肌瘤可脱出于阴道外，患者可因阴道内肿物脱出就医。

3. 压迫症状　位于前壁可压迫膀胱，造成尿频、尿急或排尿困难、尿潴留。位于后壁可压迫直肠，出现便秘。

4. 白带增多　内膜腺体分泌增加导致白带增多；黏膜下肌瘤坏死感染，产生大量血性和脓性分泌物。

5. 疼痛　可伴有下腹胀痛及下坠感，浆膜下肌瘤发生蒂扭转，或肌瘤红色变性时可出现急腹症。

6. 贫血　阴道出血时间长可造成不同程度贫血。

7. 不孕　肌瘤改变输卵管位置或造成输卵管梗阻；黏膜下肌瘤影响孕卵着床，影响受孕；肌壁间肌瘤往往造成流产。

（三）相关检查

1. 妇科检查　扪及与子宫相连的实质性肿块，或整个子宫增大，不规则突起而质硬。若超过孕 3 月大小则可在下腹部扪及增大的包块。

2.B 超检查　明确肌瘤大小、数目及部位。

3. 诊断性刮宫　若为黏膜下肌瘤，宫腔内有凹凸不平感。

4. 宫腔镜检查　可鉴别黏膜下肌瘤、宫颈管肌瘤及内膜异位等。

（四）鉴别诊断

根据病史、体征和超声检查，诊断多无困难。超声检查能区分子宫肌瘤与其他盆腔肿块。磁共振检查可准确判断肌瘤大小、数目和位置。若有需要，还可选择宫腔镜、腹腔镜、子宫输卵管造影等协助诊断。子宫肌瘤应与下列疾病相鉴别。

1. 妊娠子宫　肌瘤囊性变时质地较软，应注意与妊娠子宫相鉴别。妊娠者有停经史及早孕反应，子宫随停经月份增大变软，借助尿或血 HCG 测定、超声检查可确诊。

2. 卵巢肿瘤　多呈囊性，位于子宫一侧。注意实质性卵巢肿瘤与带蒂浆膜下肌瘤鉴别，肌瘤囊性变与卵巢囊肿相鉴别。注意肿块与子宫的关系，可借助超声检查协助诊断，必要时腹腔镜检查可明确诊断。

3. 子宫腺肌病　可有子宫增大、月经增多等。局限型子宫腺肌病类似子宫肌壁间肌瘤，质硬但子宫腺肌病继发性痛经明显，子宫多呈均匀增大，较少超过 3 个月妊娠子宫大小。超声检查及外周血 CA125 检测有助于诊断。但有时两者可以并存。

4. 子宫恶性肿瘤

（1）子宫肉瘤：好发于老年妇女，生长迅速，多有腹痛、腹部包块及不规则阴道流血，超声及磁共振检查有助于鉴别，但通常术前较难明确诊断。

（2）老年女性子宫呈均匀增大或正常，应注意围绝经期妇女肌瘤可合并子宫内膜癌，诊刮或宫腔镜检查有助于鉴别。

（3）宫颈癌有不规则阴道出血及白带增多，或不正常阴道排液等症状，外生型宫颈癌较易鉴别，内生型宫颈癌应与宫颈黏膜下肌瘤相鉴别。可借助于超声检查、宫颈脱落细胞学检查、HPV 检测、宫颈活检、宫颈管搔刮等协助诊断。

5. 其他　卵巢子宫内膜异位囊肿、盆腔炎性包块、子宫畸形等，可根据病史、体征及超声等影像学检查鉴别。

【病证分类辨治】

（一）气血瘀滞型子宫肌瘤

1. 夯帕雅（主症） 腹部硬满疼痛，摸之有块，边缘清，活动好，伴有纳勒（月经）不调，接纳勒（痛经），纳勒冒麻（闭经），腰腹疼痛，经来量多，性急易怒，心烦不安，舌淡红或紫暗，苔白厚腻或黄厚腻，脉行深而不畅。

2. 辨解帕雅（病因病机） 因患者平素性急易怒或过食香燥性热之品，体内四塔功能失调，风火塔偏盛，或产后毒邪内侵，内外毒热相合，蕴结下盘，郁久成块则腹部硬满疼痛，摸之有块，边缘清，活动好；有形包块阻碍气血运行，气血不通，不通则伴有纳勒（月经）不调，接纳勒（痛经），纳勒冒麻（闭经），腰腹疼痛；又因性急易怒，五蕴失调，气行不畅，瘀滞下盘宫中则经来量多、性急易怒、心烦不安；舌淡红或紫暗，苔白厚腻或黄厚腻，脉行深而不畅亦气血瘀滞之象。

3. 平然（治则） 清火解毒，通气活血，散结止痛。

4. 多雅（治法）

（1）内治法

①雅解沙把（百解胶囊），口服，每次 4～8 粒，每日 3 次。

②文尚海（百样解）30g，雅解先打（傣百解）15g，芽敏龙（益母草）15g，芽令哦（白花蛇舌草）30g，芽依秀母（香附）20g，毫命（姜黄）15g，水煎服。

③若妇女腹部包块、肿胀、刺痛，痛有定处者，取解勐腊（奶子藤）15g，解勐满10g，哈帕利（旋花茄根）15g，哈麻禾尚蒿 15g，尖亮（降香黄檀）10g，共磨于米汤中内服。

④若月经过多，出血日久引起勒拢软（气血不足）取芽喃农 30g，故罕（当归藤）15g，嘿亮郎（鸡血藤）30g，水煎服。

⑤若心悸、面色苍白、神差、睡眠不佳，为心血不足，取邓嘿罕（定心藤）30g，哈芽拉勐图（决明根）30g，波波罕（山乌龟）5g，内罕盖（五味子）10g，锅拢浪（望江南）10g，芽把路（麦冬）15g，沙英（甘草）5g，水煎服。

（2）外治法

①咱雅（拖擦药物疗法）：取喃乱倒菲 10g，雅叫哈顿（五宝药散）10g，取补累（紫色姜）其药汁，灶心土调匀，将铁烧红浸入药汁，待凉后内服、揉擦患处。

②闭诺（推拿按摩疗法）：取皇旧（墨旱莲）、摆宾亮（红花臭牡丹叶）、摆宾蒿（白花臭牡丹叶）、摆更方（苏木叶）、芽敏（艾叶）各等量，共碾细粉，做成推拿药包，每袋200g，蘸雅劳（药酒）、药液蒸热后，揉按热敷下腹部 30 分钟左右。

③烘雅（熏蒸疗法）：取荒仑（薄荷）、沙海（香茅草）、货别罕（树萝卜）、摆管底（蔓荆叶）、摆习列（黑心树叶）、摆娜龙（艾纳香叶）、摆宾蒿（白花臭牡丹叶）、摆宾亮（红花臭牡丹叶）、摆拢良（腊肠树叶）、芽沙板（除风草）各适量，熏蒸周身或局部。

④果雅（包药疗法）。

方一：取宋拜（蛇藤）、芽赶转（重楼）、摆埋丁别（灯台叶）、毫命（姜黄）、晚害闹（莪术）、莫来（瓜蒌）、借蒿（芒硝）各适量，捣烂，包敷于患处进行治疗。

方二：取皇旧（墨旱莲）、宋拜（蛇藤）、芽赶转（重楼）、摆埋丁别（灯台叶）、毫命（姜黄）、晚害闹（莪术）、摆莫来（瓜蒌叶）、借蒿（芒硝）各适量，捣烂，加劳（酒）、醋为引，炒热，包敷于下腹部。

（二）水湿过盛型子宫肌瘤

1. 夯帕雅（主症）　腹部硬满疼痛，摸之有块，边缘清，活动好，带下绵绵，畏寒怯冷，四肢不温，或遇寒则小腹疼痛；舌质紫暗，或边有瘀点、瘀斑，苔薄白，脉行沉。

2. 辨解帕雅（病因病机）　平素喜食酸冷性寒之品，体质偏寒，经期、产时、产后，损伤塔菲（火）不足，使得体内四塔功能失调，或感受帕雅拢嘎（冷风寒邪），凝滞气血，气滞血瘀，瘀血积聚胞宫，日久而成腹部硬满疼痛，扪之有块，边缘清，活动好，塔菲（火）不足不能温养宫中则带下绵绵，畏寒怯冷，四肢不温，或遇寒则短固（小腹）疼痛；舌质紫暗，或边有瘀点、瘀斑，苔薄白，脉行沉亦为水湿过盛之象。

3. 平然（治则）　温散寒湿，通气活血，行滞散结。

4. 多雅（治法）

（1）内治法

①雅解沙把（百解胶囊），口服，每次 4～8 粒，每日 3 次。

②文尚海（百样解）30g，雅解先打（傣百解）15g，光三哈（三台红花）5g，贺嘎（傣草蔻根）30g，芽敏龙（益母草）30g，芽依秀母（香附）20g，罕盖（通血香）30g，毫命（姜黄）15g，水煎服。

③文尚海（百样解）30g，雅解先打（傣百解）15g，咪火哇（山大黄）15g，芽敏龙（益母草）30g，哈罗埋亮（大红花根）20g，罕盖（通血香）30g，水煎服。

④雅叫哈顿（五宝药散），口服，每次 3～5g，开水送服。

⑤若少腹冷痛取罕盖（通血香）15g，毫命（姜黄）15g，辛（生姜）15g，匹囡（胡椒）5g，芽敏龙（益母草）15g，哈罗埋亮（大红花根）15g，扁少火（粗叶木）15g，水煎，酒为引内服。

（2）外治法

①闭诺（推拿按摩疗法）。

方一：取皇旧（墨旱莲）、摆宾亮（红花臭牡丹叶）、摆宾蒿（白花臭牡丹叶）、摆更方（苏木叶）、芽敏（艾叶）、波丢么（茴香豆蔻）各 30g，毫命（姜黄）20g，补累（紫色姜）20g，含毫（菖蒲）10g，辛（生姜）10g，樟木 20g，匹囡（胡椒）10g，共碾细粉，做成推拿药包，每袋 200g，蘸雅劳（药酒），药液蒸热后，揉按热敷下腹部 30 分钟左右。

方二：取芽英热（车前草）、皇旧（墨旱莲）、摆宾亮（红花臭牡丹叶）、摆宾蒿（白花臭牡丹叶）、摆更方（苏木叶）、芽敏（艾叶）、毫命（姜黄）、补累（紫色姜）、借蒿（芒硝）各等量，共碾细粉，做成推拿药包，每袋200g，蘸水药酒，蒸热后，揉按热敷下腹部30分钟左右。

②烘雅（熏蒸疗法）：取荒仑（薄荷）、沙海（香茅草）、货别罕（树萝卜）、摆管底（蔓荆叶）、摆习列（黑心树叶）、摆娜龙（艾纳香叶）、摆宾蒿（白花臭牡丹叶）、摆宾亮（红花臭牡丹叶）、摆拢良（腊肠树叶）、芽沙板（除风草）各适量，进行全身或局部熏蒸。

③果雅（包药疗法）。

方一：取宋拜（蛇藤）、芽赶转（重楼）、摆埋丁别（灯台叶）、毫命（姜黄）、晚害闹（莪术）、莫来（瓜蒌）、借蒿（芒硝）鲜品各适量，捣烂，包敷于患处进行治疗。

方二：取宋拜（蛇藤）、宋香嘎（酢浆草）、芽赶转（重楼）、摆埋丁别（灯台叶）、毫命（姜黄）、晚害闹（莪术）、摆莫来（瓜蒌叶）、借蒿（芒硝）各等量，共碾细粉，加醋、酒为引，炒热，包敷于患处。

【预防调护】

生活中应调畅情志，注意卫生，保暖，避风寒，避免过度劳累；定期进行妇科检查，以便早期发现，早治疗。培养良好的饮食习惯，避免过食辛辣、生冷及长期大量进食高脂肪饮食。

【现代研究进展】

子宫肌瘤是女性生殖器最常见的良性肿瘤，由平滑肌及结缔组织组成，常见于30～50岁妇女。目前，子宫肌瘤确切病因尚未明了。其发生可能与女性性激素相关，肌瘤中雌激素受体浓度明显高于周边肌组织，故认为肌瘤组织局部对雌激素的高敏感性是肌瘤发生的重要因素之一。当肌瘤失去原有的典型结构称为肌瘤变性，常见的变性有玻璃样变、囊性变、红色样变、肉瘤样变和钙化。其中，肉瘤样变是肌瘤的恶变，临床少见，仅为0.4%～0.8%，多见于绝经后伴疼痛和出血的患者，应当引起重视。

目前子宫肌瘤的西医学治疗方案有以下几种。

1. 药物治疗

（1）促性腺激素释放激素类似物（GnRH-a）　本类药物可缩小肌瘤、控制症状、纠正贫血、缩小肌瘤，运用后可利于妊娠、降低手术难度，或使经阴道或腹腔镜手术成为可能。对接近绝经女性，提前过渡到自然绝经，避免手术。

（2）米非司酮　每日12.5mg口服，作为术前用药或提前绝经使用，不宜长期使用。

2. 手术治疗

（1）肌瘤剥除术　适用于35岁以下、未婚或未生育患者，术后有50%的复发概率，约1/3的患者需要再次手术。

（2）子宫切除术　适用于不要求保留生育功能的患者，或肌瘤增长快不能排除恶性者。手术方式包括全子宫切除术及次全子宫切除术。

3. 其他治疗

（1）子宫动脉栓塞术　通过阻断子宫动脉及其分支，减少肌瘤血液供应，到达延缓肌瘤生长速度，缓解症状的治疗目的。

（2）高能聚焦超声　通过物理能量使肌瘤组织坏死，逐渐吸收或瘢痕化，但存在肌瘤残留复发，并需要除外恶性病变。类似治疗方法还有微波消融等。

（3）宫腔镜子宫内膜切除术　适用于经量多、没有生育要求但希望保留子宫或不耐受子宫切除术的患者。

【傣医医案选读】

玉某，女，38 岁。因下腹部疼痛 12 天，检查发现"子宫肌瘤"10 天来诊。患者平素月经来潮前感下腹部胀痛，但能忍受，经净后疼痛缓解。此次月经前两天感下腹部胀痛，疼痛剧烈，难以忍受，到当地医院就诊，B 超检查提示子宫 9.5cm×5.7cm×5.6cm，宫底探及 3.9cm×2.6cm×2.3cm 肌核，双附件正常。平素月经量多，每次用卫生巾 3～4 包，色暗红夹血块，现经净 4 天，仍感下腹疼痛不适；舌淡红苔薄白，脉行细。曾自服桂枝茯苓丸及延胡止痛滴丸效不显。视其病证，傣医诊断为气血瘀滞型良性子宫肌瘤，以先解后治的原则，予雅解片，口服，每次 4 片，每日 3 次。然后给文尚海（百样解）30g，雅解先打（傣百解）15g，芽敏龙（益母草）15g，芽令哦（白花蛇舌草）30g，芽依秀母（香附）20g，毫命（姜黄）15g，煎汤服 1 月回访诉经前下腹胀痛症状已不明显，月经量亦较前减少。

【思考题】

1. 试述混兵内（子宫肌瘤）的辨解帕雅（病因病机）。
2. 试述气血瘀滞型子宫肌瘤的主要表现及治法。
3. 试述水湿过盛型子宫肌瘤的主要表现及方药。

第四节　拢赶短兵内（腹部包块）

【概述】

腹部包块，傣医称为"拢赶短兵内"，其包括腹腔内的各种有形包块和无形包块。本节特指与妇科疾病有关的有形包块和无形包块。包块可能是患者本人或家属无意发现，或因下腹痛或阴道出血等症做妇科检查及 B 超检查发现。腹部包块，傣医称为"拢赶短兵内""兵飞桑龙"，包括腹腔内的良性瘤和癌。临床分为气血瘀滞型良性瘤、毒邪蕴结型腹部癌、气滞血瘀型无形包块。对于气血瘀滞型腹部良性瘤，治以通气活血，散结消肿；毒邪蕴结型腹部癌应早期诊断，早期治疗或及早手术治疗，傣医治以清火解毒，消肿止痛；气滞血瘀型无形包块，则以通气活血，消肿止痛为治。

西医学之子宫内膜癌、输卵管囊肿、输卵管积液、盆腔炎性包块、畸胎瘤、卵巢良恶性肿瘤等表现为腹腔内"有形包块"和"无形包块"的疾病均可参照本节辨治。

【病因病机】

本病的发生是体内四塔功能失调，风、火塔偏盛，加之毒邪内侵，内外毒热相合，蕴结下盘，郁久成块，或火毒内盛则肉腐而变为癌；或风气失调，运行不畅，气血不通，气滞血瘀，郁久成块，时聚时散。

【诊查要点】

拢赶短兵内（腹部包块）傣医特指与妇科疾病有关的"有形包块"和"无形包块"，根据包块质地不同，分为囊性和实性。囊性多为良性病变，如卵巢囊肿（黄体囊肿、巧克力囊肿等）、输卵管囊肿、输卵管积液、盆腔炎性包块等。实性包括子宫腺肌瘤、卵巢恶性肿瘤、畸胎瘤等，腹部包块诊查时要注意辨善恶，即辨包块之良恶性。良性包块一般生长缓慢，质地较软，边界清楚，活动良好；恶性包块一般生长较快，质地坚硬，边界不清，并伴有消瘦、腹水等。根据病史、临床表现及相关检查可进行诊断。

（一）病史

有月经异常、下生殖道感染史、宫腔内手术操作后感染史、性卫生不良及慢性盆腔痛等相关病史。

（二）临床表现

1. 子宫腺肌瘤　好发于 30 ～ 50 岁妇女，其临床表现有以下几方面。

（1）月经异常　月经过多，经期延长，周期缩短，或不规则阴道出血。

（2）痛经　子宫腺肌瘤经期疼痛明显，并且可能有进行性加重趋势。

（3）子宫增大　子宫腺肌病，子宫多均匀性增大，很少超过 3 个月妊娠子宫大小。

2. 输卵管积液　好发于生育期妇女，其临床表现有以下几方面。

（1）阴道排液增多　带下增多或有血性、脓性分泌物。

（2）疼痛　当积液较多或形成脓液时，患者可出现下腹疼痛及腰酸痛，严重者可能出现发热症状。

（3）其他　可造成异位妊娠、流产、不孕等。

3. 卵巢良性肿瘤　发生于任何年龄，症状可有腹大、包块，或有腹痛（瘤蒂扭转或破裂时出现）。较大肿瘤可有压迫症状，如尿频、便秘、气急、心悸等。一般无腹水。如肿瘤分泌激素，可致月经改变或异常阴道出血。

4. 卵巢恶性肿瘤　多发生于 45 ～ 50 岁的妇女，早期可无症状，腹部包块迅速长大，或有腹胀、腹部肿块、腹水等症状，病程短，伴疼痛、发热、贫血、无力及恶病质表现。

（三）相关检查

1. 子宫腺肌瘤

（1）妇科检查 子宫多呈均匀增大，质地变硬。

（2）辅助检查

①B超：有助于诊断。

②宫腔镜：可鉴别黏膜下肌瘤、宫颈管肌瘤及内膜异位等。

2. 输卵管积液

（1）妇科检查 子宫正常，附件区增厚，可伴压痛。

（2）辅助检查

①输卵管造影：超声介入或碘油X线造影可判断单侧或双侧输卵管通畅或阻塞。

②B超：可见长条形积液，局部有融通现象。

③腹腔镜：可明确单侧或双侧积液、积血、积脓等。

3. 卵巢良性肿瘤

（1）妇科检查 较大肿瘤可使腹部膨隆，肿瘤边界清楚，活动良好。在子宫一侧或双侧触及球形肿块，囊性或实性，表面光滑，与子宫无粘连。蒂长者，活动良好，易发生蒂扭转，压痛部位以蒂部为著。

（2）辅助检查

①B超：可协助诊断肿瘤的性质、大小、部位及与其他脏器的关系。

②腹水检查：有腹水患者，应取腹水查找癌细胞，以区别良恶性，但最后诊断需依据病理检查。

4. 卵巢恶性肿瘤

（1）腹部检查腹部膨隆，可扪及肿块，有或无压痛，常有移动性浊音。

（2）妇科检查多为两侧扪及肿块，实性或囊实性，外形多不规则，活动差，无压痛，子宫直肠窝转移结节，常伴有腹水。有时在腹股沟、腋下或锁骨上可触及肿大淋巴结。

（3）B超、CT、磁共振、PET-CT、肿瘤标志物检测等对卵巢癌的诊断有较大价值。

（4）腹腔镜检查：可进行活检，抽吸腹腔液进行细胞学检查，用于确诊及术后监护。

（5）组织病理学检查可确诊。

（四）鉴别诊断

腹部包块应与妊娠子宫、异位妊娠、妊娠滋养细胞肿瘤、宫内积血或积脓、子宫内膜癌等疾病进行鉴别。可根据病史、临床症状、肿瘤标志物检测、血或尿HCG、血常规、B超、CT、磁共振、PET-CT等辅助检查、体格检查来明确诊断。

【病证分类辨治】

（一）气血瘀滞型腹部良性瘤

1. 夯帕雅（主症） 腹部硬满疼痛，摸之有块，边缘清，活动好，伴有月经不调或经来量多，痛经或闭经，腰腹疼痛，性急易怒，心烦不安，舌淡红或紫暗，苔白或黄，脉行深而不畅。

2. 辨解帕雅（病因病机） 本病为患者平素性急易怒或风塔不足，导致体内四塔功能失调，风气不行，气血不通，气滞血瘀，瘀久成块发为瘤；水血不通或血不循常道则月经不调或经来量多，痛经、闭经，腰腹疼痛；舌紫暗，脉行深而不畅，皆为气血瘀滞之象。

3. 平然（治则） 通气活血，散结消肿。

4. 多雅（治法）

（1）内治法

①雅叫哈顿（五宝药散），每次 5～10g，加匹囡（胡椒）、辛（生姜）、贺荒（大蒜）为引，水煎服。

②双解清火散结汤：文尚海（百样解）30g，雅解先打（傣百解）15g，芽敏龙（益母草）15g，芽令哦（白花蛇舌草）30g，芽依秀母（香附）20g，毫命（姜黄）15g，水煎服。

③摆莫来（瓜蒌叶）、晚害闹（莪术）、毫命（姜黄）、咪火哇（山大黄）各等量，舂烂加洗米水炒热，包于患处。

④波波罕（山乌龟）10g，毫命（姜黄）10g，嘿柯罗（青牛胆）10g，辛（生姜）5g，匹囡（胡椒）5g，水煎服。

⑤嘿高烘（通光藤）15g，嘿罕盖（云南五味子藤）15g，罕好喃（水菖蒲）10g，哈麻娘布（茴香砂仁根）5g，水煎服。

（2）外治法

①果雅（包药疗法）：取摆莫来（瓜蒌叶）、晚害闹（莪术）、毫命（姜黄）、咪火哇（山大黄）各等量，舂烂加洗米水炒热，包于患处。

②暖雅（睡药疗法）：取文尚海（百样解）30g，雅解先打（傣百解）15g，芽敏龙（益母草）15g，芽令哦（白花蛇舌草）30g，芽依秀母（香附）20g，毫命（姜黄）15g，加劳（酒）炒热或蒸热，取出平摊于睡药床上，加劳（酒）充分拌匀（取出一半备用），用纱布覆盖于夯热药上，待温度适中时令患者睡于药上，用纱布盖于患者身上，再将余药覆盖于患部或全身（除头颅外）。

③闭诺（推拿按摩疗法）：取皇旧（墨旱莲）、摆宾亮（红花臭牡丹叶）、摆宾蒿（白花臭牡丹叶）、摆更方（苏木叶）、芽敏（艾叶）各等量，共碾细粉，做成推拿药包，每袋200g，蘸雅劳（药酒）、药液蒸热后，揉按热敷下腹部30分钟左右。也可取本方药粉加水和劳（酒）适量，炒热外敷腹部。

④烘雅（熏蒸疗法）：取傣药"化瘀止痛熏蒸药散"，由荒仑（薄荷）、沙海（香茅草）、货别罕（树萝卜）、摆管底（蔓荆叶）、摆习列（黑心树叶）、摆娜龙（艾纳香叶）、摆宾蒿（白花臭牡丹叶）、摆宾亮（红花臭牡丹叶）、摆拢良（腊肠树叶）、芽沙板（除风草）各等量，共碾细粉，做成推拿药包，每袋100g，将之置入熏蒸器的锅内，待煮沸产生热气后让患者位于特制的熏蒸器（熏蒸木桶、锅、蒸箱）内，接受器内药物蒸气熏蒸全身或局部。

（二）毒邪蕴结型腹部癌

1. 夯帕雅（主症） 腹部硬满疼痛，腹部肿大，摸之有块，边缘不清，硬满疼痛或剧痛，阴道流出大量恶臭脓血，转移周身者见形瘦体弱，面色苍白，气短乏力，性急易怒，心烦不安，舌淡红或紫暗，苔白厚腻或黄厚腻，脉行深而不畅。

2. 辨解帕雅（病因病机） 本病为患者平素四塔功能不足，抗病力弱，或饮食不节，误食禁忌，或感染病邪，大病久病，失治误治，塔喃（水、血）运行不畅或风、火塔偏盛，毒邪内侵或热毒内生，久之形成包块，火毒内盛则肉腐而变为癌；热毒内盛肉腐则阴道流出大量恶臭脓血；火热内扰则性急易怒、心烦不安；四塔衰败则形瘦体弱、面色苍白、气短乏力。

3. 平然（治则） 清火解毒，消肿止痛。

4. 多雅（治法）

（1）内治法

①雅解沙把（百解胶囊），口服，每次4～8粒（成人量），1～3粒（小儿量）每日3次。

②二百解毒消肿汤：文尚海（百样解）15g，雅解先打（傣百解）15g，咪火哇（山大黄）15g，晚害闹（莪术）15g，芽令哦（白花蛇舌草）30g，芽依秀母（香附）20g，毫命（姜黄）15g，水煎服。

③摆莫来（瓜蒌叶）、晚害闹（莪术）、毫命（姜黄）、咪火哇（山大黄）各等量，舂烂加洗米水炒热包于患处。

④雅解先打（傣百解）、文尚海（百样解）、哈帕利（旋花茄根）、哈吐崩（四棱豆根）、咪火哇（山大黄）、嘿涛罕（大黄藤）适量，磨于喃皇旧（墨旱莲汁）中，混合，内服，每次100mL，每日3次。

（2）外治法

①果雅（包药疗法）。

方一：取波丢么（茴香豆蔻）30g，毫命（姜黄）20g，补累（紫色姜）20g，含毫（菖蒲）10g，辛（生姜）10g，樟木20g，匹囡（胡椒）10g，制成热药包敷于患处进行治疗。

方二：取咪火哇（山大黄）、芽赶转（重楼）、嘿涛罕（大黄藤）、摆莫来（瓜蒌叶）、晚害闹（莪术）、毫命（姜黄）、借蒿（芒硝）、补累（紫色姜）各等量，共碾细粉，加喃皇旧（墨旱莲汁）、喃咪火（黄牛胆汁）适量，炒热，包于患处，每日换药1

次，5 天为 1 个疗程，连治 3 ～ 5 个疗程。

②阿雅（洗药疗法）：取雅哈摆（绞股蓝）、贺别（葛根）、荒仑（薄荷）、罕盖（通血香）、摆管底（蔓荆叶）、摆拢良（腊肠树叶）、楠麻夯板（橄榄树皮）、楠孩嫩（水杨柳树皮）、嘿涛罕（大黄藤）、地榆、摆宾蒿（白花臭牡丹叶）、摆习列（黑心树叶）、摆娜龙（艾纳香叶）、芽沙板（除风草）、摆芽拉勐龙（对叶豆叶），以及摆、哈扁（刺五加叶、茎）各等量，煎煮取药水，让患者浸泡局部或全身进行治疗。

③达雅（搽药疗法）：取雅解先打（傣百解）、文尚海（百样解）、哈帕利（旋花茄根）、哈吐崩（四棱豆根）、咪火哇（山大黄）、嘿涛罕（大黄藤）各适量，磨于喃皇旧（墨旱莲汁）中，共混合，取药水涂搽患处，每日 2 次，可长期治疗。

（三）气滞血瘀型无形包块

1. 夯帕雅（主症） 腹部疼痛或胀痛，摸之有块，时聚时散。可伴有不思饮食、嗳气，性急易怒，心烦不安，舌淡红或紫暗，苔白或白厚腻，脉行深而慢。

2. 辨解帕雅（病因病机） 本病为平素性急易怒或精神抑郁，或饮食不节，使得体内四塔、五蕴功能失调，塔拢蕴结中盘，气血运行不畅，气滞血瘀，郁久则腹部疼痛或胀痛，摸之有块；风（气）主动，动而无定处，故时聚时散；姑沙马瓦答（腹内风）失调则不思饮食、嗳气；风气不行则性急易怒，心烦不安，舌淡红或紫暗，苔白或白厚腻，脉行深而慢。

3. 平然（治则） 通气活血，消肿止痛。

4. 多雅（治法）

（1）内治法

①二蔻散结消肿汤：哈波丢么（茴香豆蔻根）30g，贺嘎（傣草蔻根）30g，毫命（姜黄）20g，补累（紫色姜）20g，芽敏龙（益母草）30g，雅解先打（傣百解）15g，水煎服，服时滴入 2 滴酒为引。

②文尚海（百样解）30g，雅解先打（傣百解）15g，光三哈（三台红花）5g，贺嘎（傣草蔻根）30g，芽敏龙（益母草）30g，芽依秀母（香附）20g，罕盖（通血香）30g，毫命（姜黄）15g，水煎服。

③文尚海（百样解）30g，雅解先打（傣百解）15g，咪火哇（山大黄）15g，芽敏龙（益母草）30g，哈罗埋亮龙（朱槿根）20g，罕盖（通血香）30g，水煎服。

④雅苏哇纳郎西丸，用温开水调，雅叫哈顿（五宝药散）散送服。

⑤哈麻亚毫（掌叶榕根）20g，沙海（香茅草）10g，沙英（甘草）5g，水煎服。

⑥景郎（黑种草子）20g（冲细），罕盖（通血香）50g，水煎服。

（2）外治法

①果雅（包药疗法）。

方一：取波丢么（茴香豆蔻）30g，毫命（姜黄）20g，补累（紫色姜）20g，含毫（菖蒲）10g，辛（生姜）10g，樟木 20g，匹囡（胡椒）10g，制成热药包敷于患处进行治疗。

方二：取摆莫来（瓜蒌叶）、摆更方（苏木叶）、贺波亮（小红蒜）、晚害闹（莪术）、毫命（姜黄）、咪火哇（山大黄）、借蒿（芒硝）各等量，舂烂加洗米水炒热，包于患处。

②闭诺（推拿按摩疗法）：取皇旧（墨旱莲）、摆宾亮（红花臭牡丹叶）、摆宾蒿（白花臭牡丹叶）、摆更方（苏木叶）、芽敏（艾叶）各等量，共碾细粉，做成推拿药包，每袋200g，蘸雅劳（药酒）、药液蒸热后，揉按热敷下腹部，30分钟左右。也可取本方药粉加水和劳（酒）适量，炒热外敷腹部。

【预防调护】

本病在生活上应慎起居，适寒温，冬春注意防寒保暖，盛夏勿贪凉；因器质性病变所致痛经者须针对病因进行治疗；气血瘀滞型腹部良性瘤须调畅情志，忌辛香燥烈性热之品。毒邪蕴结型腹部癌应及早手术治疗，注意术后调养，调和情志。气滞血瘀型无形包块应调节情志，忌生冷之品。

【现代研究进展】

1. 女性下腹部包块可以来自子宫与双侧输卵管、卵巢、肠道、腹膜后、泌尿系统及腹壁组织。除妇科常见的良恶性肿瘤外，还需要排除肠系膜囊肿以及腹膜来源的输尿管囊肿、神经鞘囊肿等。

2. 卵巢肿瘤是最常见的女性生殖器官肿瘤，可发生于任何年龄，组织学类型复杂。卵巢恶性肿瘤是妇科常见的三大恶性肿瘤之一，因缺乏特异性症状和有效实用的早期诊断手段，70%以上的患者确诊时已届晚期。近20年以来，尽管诊断技术及治疗手段有所提高，卵巢上皮性肿瘤的5年生存率仍不足40%，病死率位居妇科恶性肿瘤首位。

（1）PET-CT运用：集中了PET功能影像和CT解剖影像两者的优势，一次成像可获得PET、CT及两者的融合信息，对肿瘤病灶的探测、定位及定性具有重要价值。

（2）生物治疗：包括免疫治疗、基因治疗和生物反应调节剂的临床使用，被称为恶性肿瘤的第四治疗模式。针对卵巢癌现已开展多种临床试验，有些获得初步临床疗效，但绝大多数尚需随机对照研究证实。

【傣医医案选读】

马某，女，40岁，2019年12月28日初诊。下腹疼痛月余，发现腹部肿块1周，时聚时散，痛无定处；发作时疼痛剧烈，持续5分钟左右缓解，伴嗳气，二便正常；舌淡，苔薄白，脉行深而慢。B超及妇科检查无明显异常。傣医诊断为气滞血瘀型无形包块，以调节四塔五蕴，活血行气，消肿止痛的原则，治以通气活血，消肿止痛，予哈波丢么（茴香豆蔻根）30g，贺嘎（傣草蔻根）30g，毫命（姜黄）20g，补累（紫色姜）20g，芽敏龙（益母草）30g，雅解先打（傣百解）15g，7剂水煎服，服时滴入2滴酒为引。后随访已愈。

【思考题】

1.简述何为拢赶短兵内（腹部包块）。
2.简述拢赶短兵内（腹部包块）主要包括西医学哪些疾病。
3.简述气滞血瘀型无形包块的治则、治法。

第五节　混趄（子宫脱垂）

【概述】

子宫脱垂，傣医称为"混趄"，临床以妇女子宫脱垂，甚至脱出阴户之外为主要表现，伴有下腹部下坠感、排便困难、感染、脓性渗出等，是傣族妇女产后常见疾病，严重影响妇女的身心健康。傣医将之分为风气不足型子宫脱垂、火塔不足型子宫脱垂和风气不足毒邪蕴结型子宫脱垂三型来论治。采取调补四塔为原则，分别以补火强身，益气固脱；补益气血，缩宫固脱；补气固脱，清火解毒，消肿止痛为治法。

【病因病机】

混趄（子宫脱垂）多为平素体弱，四塔不足，产时用力过度，产后劳欲失调，调养不当，导致体内风塔严重受损，气血不足，不能固摄子宫而致；或生育过多使四塔功能不足，火不能温煦机体，气不能固摄子宫而致；或复感外在热风毒邪，内外相和下犯下盘而致。

【诊查要点】

"混趄"是指妇女因平素体弱，四塔不足，产时用力过度，产后劳欲失调，调养不当，日久体内风塔严重受损，气血不足，不能固摄子宫而致阴道中有物下坠，或挺出阴道口外，是傣族妇女常见的一种疾病。可根据其发病在下盘，临床表现特点及相关检查来进行诊断。

（一）病史

围绝经期女性、产育过多史、分娩损伤史、慢性咳嗽、长期便秘史。

（二）临床表现

1.以自觉小腹下坠，阴道中有物下坠，或挺出阴道口外者为临床表现特征。
2.伴有精神疲倦，心悸气短，小便频数、癃闭或失禁，白带较多，质清稀；或小腹下坠，形寒怕冷，腰膝酸软，阴道干涩不适，头昏耳鸣，小便频数，白带少而清稀等，若脱垂子宫摩擦日久，表面感染破溃，可致带下量多，黄水淋漓。

（三）相关检查

患者取膀胱截石位，检查判断子宫脱垂程度及分度，检查时同时嘱患者用力向下并屏气，以子宫下降最低点为分度标准，将子宫脱垂分为 3 度。

1. Ⅰ度　轻型：宫颈外口距处女膜缘小于 4cm，未达处女膜缘。重型：宫颈外口已达处女膜，在阴道口可见到宫颈。

2. Ⅱ度　轻型：宫颈已脱出阴道口外，宫体仍在阴道内。重型：宫颈及部分宫体已脱出阴道口。

3. Ⅲ度　宫颈及宫体全部脱出至阴道口外。

（四）鉴别诊断

1. 阴道壁肿物　阴道前后壁膨出时阴道壁肿物在阴道壁内，相对固定且边界清楚，膀胱膨出时可见阴道前后壁有半球形块状物膨出；双合诊时于肿块上方可触及子宫颈及宫体。

2. 子宫黏膜下肌瘤　患者多有月经过多史，阴道内见红色质硬包块，表面找不到宫颈口，但在周围及一侧可扪及变薄宫颈边缘。

【病证分类辨治】

（一）风气不足型子宫脱垂

1. 夯帕雅（主症）　阴道中有物下垂到阴道口，或挺出阴道口外，甚至挺出数寸，大如鹅卵，自觉小腹下坠，精神疲倦，心悸气短，小便频数，白带较多；质清稀，舌质淡，苔薄白，脉深而无力。

2. 辨解帕雅（病因病机）　多因平素体弱，四塔不足、产时用力过度，产后劳欲失调，调养不当，导致体内风塔严重受损，气血不足，不能固摄子宫而致阴道中有物下垂到阴道口，或挺出阴道口外，甚至挺出数寸，大如鹅卵；气血不足，则自觉小腹下坠，精神疲倦，心悸气短；病在下盘，四塔不足则气化不利，小便频数，白带较多，质清稀；舌质淡，苔薄白，脉深而无力为风气不足之象。

3. 平然（治则）　补益气血，缩宫固脱。

4. 多雅（治法）

（1）内治法

①益气缩宫汤：芽楠嫩（荷包山桂花）50g，哈宾蒿（白花臭牡丹根）30g，叫沙短（鹧鸪花根）30g，邓嘿罕（定心藤）30g，嘿涛勒（鸡血藤）15g，故罕（当归藤）15g，水煎服。

②摆丹火麻（葫芦茶叶）30g，水煎服，也可以火烤热后坐于药叶上治之。

③哈埋龙（大榕树根）30g，哈埋林马（音译）30g，煎汤，送服雅叫哈顿（五宝药散）3 ~ 5g，每日 3 次。

④哈飞（香根）10g，哈多吗（鸡矢藤根）15g，哈埋飘（刺竹根）10g，哈发嘿（老棉树根）15g，楠锅麻过（槟榔青树皮）15g，水煎服。

（2）外治法

①阿雅（洗药疗法）：取芽楠嫩（荷包山桂花）、摆扁（刺五加叶）、贺别（葛根）、荒仑（薄荷）、罕盖（通血香）、摆管底（蔓荆叶）、摆拢良（腊肠树叶）、楠麻夯板（橄榄树皮）、楠孩嫩（水杨柳树皮）、摆宾蒿（白花臭牡丹叶）、芽沙板（除风草）各等量，煎水外洗。

②难雅（坐药疗法）。

方一：芽巴锅（音译）、芽端想（大接骨草）、摆埋安（常绿荚蓬叶），共舂细，加淘米水、猪油拌匀炒热，坐在药上可治之。

方二：摆管底（蔓荆叶）、比比亮（红花丹）、摆麻汉（巴豆叶）、摆烘亮（红蓖麻叶）各适量，共舂细，加淘米水、猪油，另取摆宾亮（红花臭牡丹叶）包好，前药焙热后，坐于药上可治之。

③达雅（搽药疗法）：哈娜罕（羊耳菊根）30g，歪郎（黑甘蔗）30g，毫干（紫米）15g，共煎汤浓缩外搽。

（二）火塔不足型子宫脱垂

1. 夯帕雅（主症） 阴道中有物挺出阴道口外，小腹下坠，形寒怕冷，腰膝酸软，阴道干涩不适，头昏耳鸣，小便频数，白带少而清稀；舌质淡红，苔薄白，脉深慢而无力。

2. 辨解帕雅（病因病机） 平素体弱，生育过多，四塔不足，产时用力过度，产后劳欲失调，调养不当，导致体内火塔、风塔严重受损，火不能温煦机体，气不能固摄子宫而致阴道中有物挺出阴道口外，小腹下坠，形寒怕冷，腰膝酸软；四塔不足，尤其土塔受损则无力生化气血荣养全身，见阴道干涩不适，头昏耳鸣；四塔不足则运化水湿失常，小便频数，白带较多，质清稀；舌质淡红，苔薄白，脉深慢而无力为火不足之象。

3. 平然（治则） 补火强身，益气固脱。

4. 多雅（治法）

（1）内治法

①补火固脱汤：占电铃（大尖叶木）30g，芽楠嫩（荷包山桂花）30g，哈宾蒿（白花臭牡丹根）30g，叫沙短（鹧鸪花根）30g，哈埋丁别（灯台树根）20g，水煎服。

②哈良王（短柄苹根）30g，哈罗埋亮龙（朱槿根）30g，哈埋麻景（山李子根）30g，水煎浓缩至1/3，每日分3次服。

③更埋拖罗（木荷树心）15g，哈埋丁别（灯台树根）20g，哈埋歪杖（晃伞树根）30g，叫沙短（鹧鸪花根）30g，水煎服。

（2）外治法

①阿雅（洗药疗法）。

方一：雅哈摆（绞股蓝）、贺别（葛根）、荒仑（薄荷）、罕盖（通血香）、摆管底

（蔓荆叶）、摆拢良（腊肠树叶）、楠麻夯板（橄榄树皮）、楠孩嫩（水杨柳树皮）、嘿涛罕（大黄藤）、地榆、摆宾蒿（白花臭牡丹叶）、摆习列（黑心树叶）、摆娜龙（艾纳香叶）、芽沙板（除风草）、摆芽拉勐龙（对叶豆叶），以及摆、哈扁（刺五加叶、茎）各适量，煎水坐浴。

方二：取摆、哈扁（刺五加叶、茎）、帕滚母（鱼眼草）、贺别（葛根）、荒仑（薄荷）、罕盖（通血香）、摆拢良（腊肠树叶）、楠麻夯板（橄榄树皮）、楠孩嫩（水杨柳树皮）、嘿涛罕（大黄藤）、地榆、摆宾蒿（白花臭牡丹叶）各等量，煎水坐浴。

②难雅（坐药疗法）：帕滚母（鱼眼草）适量，舂细，加生猪油拌匀，芭蕉叶包好后在火上烤热，温度适中（以不烫伤为度），平摊在凳子上，嘱患者坐于药上，进行治疗。

③果雅（包药疗法）：芽生约（粘毛火索麻）15g，捣烂加淘米水、猪油炒热外包。

（三）风气不足毒邪蕴结型子宫脱垂

1.夯帕雅（主症） 脱宫、脱肛合并感染引起的溃烂流脓、出血，红肿热痛，带下量多，色黄恶臭，发热口渴，小便赤黄灼热，舌苔黄腻，脉行快。

2.辨解帕雅（病因病机） 多因四塔功能失调，中、上二盘风气不足，或久病产后，气血耗伤，调理不当，气脱不固，脏腑下陷，脱宫、脱肛；复感外在的热风毒邪，内外相合，毒热过盛，蕴积下盘引起脱宫、脱肛部的溃烂流脓、出血，红肿热痛，带下量多，色黄恶臭；毒热过盛，热灼塔喃（水血）则发热口渴，小便赤黄灼热；舌苔黄腻，脉行快，皆为风气不足，复感热风毒邪之象。

3.平然（治则） 补气固脱，清火解毒，消肿止痛。

4.多雅（治法）

（1）内治法

①补气固脱消肿汤：芽楠嫩（荷包山桂花）30g，哈宾蒿（白花臭牡丹根）30g，咪火哇（山大黄）15g，叫沙短（鹨鸪花根）30g，哈埋丁别（灯台树根）20g，水煎服。

②雅沙龙燕（固脱止痛汤）：几龙累（滇天冬）15g，哈芽沙板（除风草根）15g，麻三端图（云南萝芙木）15g，水煎服。

（2）外治法

阿雅（洗药疗法）。

方一：取雅哈摆（绞股蓝）、贺别（葛根）、荒仑（薄荷）、罕盖（通血香）、摆管底（蔓荆叶）、摆拢良（腊肠树叶）、楠麻夯板（橄榄树皮）、楠孩嫩（水杨柳树皮）、嘿涛罕（大黄藤）、地榆、摆宾蒿（白花臭牡丹叶）、摆习列（黑心树叶）、摆娜龙（艾纳香叶）、芽沙板（除风草）、摆芽拉勐龙（对叶豆叶），以及摆、哈扁（刺五加叶、茎）各适量，煎水坐浴。

方二：取摆、哈扁（刺五加叶、茎）、嘿涛罕（大黄藤）、帕滚母（鱼眼草）、楠麻夯板（橄榄树皮）、楠孩嫩（水杨柳树皮）、摆宾蒿（白花臭牡丹叶）、摆娜龙（艾纳香叶）、摆芽拉勐龙（对叶豆叶）、哈新哈布（马莲鞍）、吻牧（苦藤）各等量，煎水坐浴。

【预防与调护】

避免腹压增加的疾病和劳作，积极治疗咳嗽、便秘等慢性疾病，子宫脱垂行手术切除，同时顶端重建，以免术后发生肠膨出和穹隆膨出。

【现代研究进展】

子宫脱垂是指子宫从正常位置沿阴道下降，宫颈外口达坐骨棘水平以下，甚至子宫全部脱出阴道口以外，轻者无症状，重者可有阴道内肿物脱出及溃疡、出血伴腰酸、下坠感等症状；子宫脱垂是困扰中老年女性的主要妇科疾病之一，多发生于绝经期女性或老龄女性。有关研究统计，国内子宫脱垂的发生率为 1% ～ 4%，并且体力劳动者、多产及山区妇女的发生率较高。国外研究表明，盆腔器官脱垂的发生、发展与多种因素有关，目前公认的高危因素有阴道分娩次数的增加、年龄的增加、BMI 超标、慢性腹压增加、遗传因素等引起盆底组织松弛和缺乏支持等。近年来，随着对子宫脱垂发病机制基础研究的进一步深入以及临床上西医和中医药治疗的有益探索，未来应该更加注重子宫脱垂的中西医结合研究，在着手西医治疗的同时，不忘中医药治疗手段，相辅相成，以达到疗效最大化。

【傣医医案选读】

高某，女，60 岁，小腹下坠伴阴道坠胀不适两周。患者平素形寒怕冷，腰膝酸软，阴道干涩不适，头昏耳鸣，小便频数，白带少而清稀，两周前操劳后上症加重；舌质淡红，苔薄白，脉深慢而无力。妇科检查：宫颈外口距处女膜缘 2cm。视其病证，傣医诊断为火塔不足型子宫脱垂，西医诊断为子宫脱垂 I 度轻型。治以补火强身，益气固脱，给予补火固脱汤：占电铃（大尖叶木）30g，芽楠嫩（荷包山桂花）30g，哈宾蒿（白花臭牡丹根）30g，叫沙短（鹧鸪花根）30g，哈埋丁别（灯台树根）20g，6 剂水煎服。另予洗药疗法：雅哈摆（绞股蓝）、贺别（葛根）、荒仑（薄荷）、罕盖（通血香）、摆管底（蔓荆叶）、摆拢良（腊肠树叶）、楠麻夯板（橄榄树皮）、楠孩嫩（水杨柳树皮）、嘿涛罕（大黄藤）、地榆、摆宾蒿（白花臭牡丹叶）、摆习列（黑心树叶）、摆娜龙（艾纳香叶）、芽沙板（除风草）、摆芽拉勐龙（对叶豆叶），以及摆、哈扁（刺五加叶、茎）各适量，煎水坐浴。1 周后症状明显缓解，嘱患者注意休息，勿使重力或提重物。

【思考题】

1. 简述何为混趄（子宫脱垂）。
2. 简述哟混趄塔菲软（火塔不足型子宫脱垂）的辨解帕雅（病因病机）。
3. 简述混趄塔拢软（风气不足型子宫脱垂）的理法方药。

第六节　农赶农飞（乳房疾病）

【概述】

乳房疾病，傣医称为"农赶农飞"，傣医分为农赶（乳腺囊性增生）和农飞（急性乳腺炎）。

农赶（乳腺囊性增生——包括乳腺腺瘤、乳腺小叶增生和乳腺管增生）主要临床表现为患者常有一侧或两侧乳房胀痛，轻者如针刺，可累及肩部、上肢或胸背部，检查时在乳房内触到散在大小不等的块状结节，质韧，时有触痛，一般月经来潮前明显，月经干净后疼痛减轻消失；病程有时很长，但停经后症状常自动消失或减轻。

农飞（急性乳腺炎）是乳房的化脓性疾病，尤以初产妇较为多见，其主要症状为乳房结块、红肿疼痛、乳汁不行、寒热头痛等。傣医分为气滞血瘀型乳腺囊性增生、火毒蕴结型急性乳腺炎两型辨治，分别以通气活血，化瘀止痛，清火解毒；清火解毒，通气止痛，消肿排脓的方法治之。

【病因病机】

"农赶"的发生是由于体内四塔、五蕴功能失调，致气血不通，郁结于上盘乳房内而发病。"农飞"主要是风火毒热蕴结于乳房之内，火盛则肉腐，肉腐成脓而发为本病，尤以初产妇较为多见。

【诊查要点】

（一）病史

常有月经失调、不孕、情志不畅等病史。

（二）临床表现

1. 农赶（乳腺囊性增生）　临床表现为乳房内出现肿块并有乳房胀痛，肿块常为多发性，经前可增大，经后缩小，可发生于一侧乳房或双侧乳房。

2. 农飞（急性乳腺炎）　临床表现为乳房肿胀疼痛，皮肤微红或不红，肿块或有或无，乳汁分泌不畅，伴有恶寒发热；成脓，见肿块逐渐增大，皮色焮红，疼痛加重，壮热不退，硬块中央变软，按之有波动感时，是属成脓阶段；溃后，见破溃出脓后，一般热退，肿消痛减，逐渐愈合。以初产妇较为多见。

（三）相关检查

1. 农赶

（1）乳房触诊了解肿块的部位、大小、质地、形状、活动度、压痛以及腋下淋巴结等，肿块分为以下几种类型。

①片块型：其肿块为厚薄不等的片块状，数目不一，呈长圆形或不规则形，质地中等，或软有韧性，活动，不粘连，边界不清或部分清楚，表面光滑或呈颗粒状。

②结节型：呈结节状，形状不规则，立体感强，中等硬度，活动，表面光滑或不平，边界清楚或比较清楚，大小多在 0.3 ～ 0.5cm。

③混合型：同一乳房内有片块、结节、条索、砂粒等两种形态以上的肿块者。

④弥漫型：肿块分布的范围超过三个象限，或分散于整个乳房内称为弥漫型。临床以片块型多见，结节型较少。

（2）辅助检查：近红外线扫描、钼靶 X 线摄片、B 超均有助于诊断。

2. 农飞

（1）体温可有升高。

（2）乳房视触诊：一侧或双侧乳房红、肿、热、痛。

（3）实验室检查：血常规检查可见白细胞增高；脓液细菌培养，找出致病菌，针对性用药。

（四）鉴别诊断

乳房疾病应与乳腺癌、乳腺良性肿瘤、乳腺导管扩张等疾病进行鉴别。可根据病史、临床症状、乳腺 B 超、乳腺钼靶、乳腺局部穿刺等辅助检查、体格检查来明确诊断。

【病证分类辨治】

（一）气滞血瘀型乳腺囊性增生

1. 夯帕雅（主症）　妇女一侧或两侧乳房胀痛，一般月经来潮前明显，月经来潮后疼痛减轻消失。检查时在乳房内有散在大、小不等的结节，质韧，有时触痛，结节与周围乳腺组织的界限不清，不与皮肤和胸肌粘连，有时表现为边界不清的增厚区。病灶位于乳房外上方较多，也可影响到整个乳房，少数患者可有乳头溢液，常为棕色、浆液性或血性液体；病程有时很长，但停经后症状常自动消失或减轻。伴有月经不调、痛经，胸胁胀满，心烦易怒；舌质红，苔黄厚腻，脉行快而不畅。

2. 辨解帕雅（病因病机）　本病的发生主要是见于饮食不节，情怀不畅，导致四塔五蕴功能失调，风气不行，阻碍气血运行而使气血不通，郁结于上盘乳房内而出现一侧或两侧乳房胀痛和结节；体内风火过盛，积热于内，加之情怀不畅，五蕴失调，二者相合，阻碍气血运行而致气血不通，火热毒邪蕴结体内，上犯上盘而致乳房内有散在大小不等的结节，下犯下盘故见月经不调、痛经，胸胁胀满，心烦易怒，舌质红，苔黄厚腻，脉行快而不畅。

3. 平然（治则）　通气活血，化瘀止痛，清火解毒。

4. 多雅（治法）

（1）内治法

①雅解沙把（百解胶囊），口服，每次 4～8 粒（成人量）、1～3 粒（小儿量），每日 3 次。

②八味消结汤：文尚海（百样解）30g，雅解先打（傣百解）15g，罕盖（通血香）30g，晚害闹（莪术）15g，甲珠 10g，嘿档图（小木通）15g，芽罗勒（蒲公英）15g，罕满囡（小拔毒散）15g，水煎服。

（2）外治法

①果雅（包药疗法）。

方一：取鲜皇旧（墨旱莲）、毫命（姜黄）、晚害闹（莪术）、芽赶转（重楼）、摆宋拜（蛇藤叶）、借蒿（芒硝）各适量，共捣烂（或干品碾细粉），加劳（酒）、醋适量，包于患处，每天换药 1 次，3 天为 1 个疗程，连包 3 个疗程。

方二：哈罕满龙（黄花稔根）、摆埋丁别（灯台树叶）、咪火哇（山大黄）、摆宋拜（蛇藤叶）、嘿柯罗（青牛胆）各等量，捣烂炒热，外敷患处。

②可配合拔火罐、按摩治疗等。

③烘雅（熏蒸疗法）：取荒仑（薄荷）、沙海（香茅草）、货别罕（树萝卜）、摆管底（蔓荆叶）、摆习列（黑心树叶）、摆娜龙（艾纳香叶）、摆宾蒿（白花臭牡丹叶）、摆宾亮（红花臭牡丹叶）、摆拢良（腊肠树叶）、芽沙板（除风草）各适量，将之置入熏蒸器的锅内，待煮沸产生热气后让患者位于特制的熏蒸器，接受器内药物蒸气进行全身或局部熏蒸。

④闭诺（推拿按摩疗法）：取鲜皇旧（墨旱莲）、毫命（姜黄）、晚害闹（莪术）、芽赶转（重楼）共捣烂，或干品碾细粉置于布袋内，每袋 200g，加劳（酒）、醋适量，蒸热揉按推拿。

⑤呵瘀（刮痧疗法）：用更方（苏木）刮片、松木刮片、沉香刮片，或边线光滑的汤匙、铜钱或硬币，在患者身体的施治部位上顺序刮动。

⑥达雅（搽药疗法）：取毫命（姜黄）、晚害闹（莪术）、芽赶转（重楼）、咪火哇（山大黄）、哈帕利（旋花茄根）、雅解先打（傣百解）、文尚海（百样解）各适量，磨于喃皇旧（墨旱莲汁）内，共混合，内服外搽患处。

（二）火毒蕴结型急性乳腺炎

1. 夯帕雅（主症）　一侧或双侧乳房结块，红肿疼痛，乳汁不行，寒热头痛。初期表现为乳房内结硬块，皮色不变，胀痛拒按，或伴见恶寒发热，口渴烦躁，不思饮食，大便干结；继而乳房灼热，红肿；舌质红，苔黄腻，脉快有力。中期可见发热，口渴欲饮，烦躁不安，乳房患部红肿跳痛，有波动感；或见皮肤水肿，舌苔黄，脉快有力。后期见脓肿破溃，脓毒泻出后，疮面变浅，逐渐缩小，但愈合迟缓，脓液常长期外溢不断，伴身倦无力，食少；舌质淡红，苔薄白，脉细弱。

2. 辨解帕雅（病因病机）　本病的发生主要为产妇乳汁过多，或产妇哺乳不当，乳汁积滞；饮食不节，过食香燥性热之品，积热于内；或情怀不畅，气滞血瘀，乳汁排泄不畅；加之产后体弱，易复感热毒邪，内外相合，蕴结于乳房之内，风火偏盛，火盛则肉腐，肉腐则成脓而见乳房结块，红肿疼痛，寒热头痛，或脓肿破溃等。

3. 平然（治则） 清火解毒，通气止痛，消肿排脓。

4. 多雅（治法）

（1）内治法

①雅解沙把（百解胶囊），口服，每次 4～8 粒（成人量）、1～3 粒（小儿量），每日 3 次。

②哈满囡乳痈汤：哈罕满（小拔毒散根）30g，文尚海（百样解）15g，雅解先打（傣百解）15g，芽罗勒（蒲公英）15g，甲珠 10g，借蒿（芒硝）10g，晚害闹（莪术）15g，嘿档囡（小木通）15g，水煎服。

（2）外治法

①达雅（搽药疗法）

方一：麻嘎朗（石莲子）适量，碾细粉，调水涂搽患处，每日 3 次。

方二：麻脑（柠檬）去皮、麻烊布（瓜子金）各适量舂细，外搽患处。

方三：取嘿涛罕（大黄藤）、吻牧（苦藤）、芽赶转（重楼）、咪火哇（山大黄）、哈帕利（旋花茄根）、雅解先打（傣百解）各适量，磨于喃莫（洗米水）、喃咪（黄牛胆汁）内，冰片为引，共混合，外搽患处。

②果雅（包药疗法）

方一：摆宋拜（蛇藤叶）鲜品适量，舂细加歪亮（红糖），包敷患处，每日 1 次。

方二：摆帕利（旋花茄叶）30g，煎汤外洗，再将楠麻点（滇刺枣树皮）舂成细粉，敷于患处。

方三：取鲜咪火哇（山大黄）、芽赶转（重楼）、摆埋丁别（灯台叶）、嘿涛罕（大黄藤）、毫命（姜黄）、晚害闹（莪术）、摆宋拜（蛇藤叶）、借蒿（芒硝）各适量，共捣烂（或干品碾细粉），加劳（酒）、醋适量，冰片为引，包于患处，每天换药 1 次，3 天为 1 个疗程，连包 3 个疗程。

【预防调护】

1. 农赶 在生活中应慎起居，适寒温，调畅情志；饮食忌辛香燥烈之品；锻炼身体，增强体质。

2. 农飞 应避免乳汁淤积，每次哺乳之后将剩余的乳汁吸空，指导正确哺乳，防止乳头破裂，每次哺乳后清洗乳头；注意个人卫生，锻炼身体，增强体质；清淡饮食，补充营养，忌生冷辛辣；产后心理疏导，解除患者心理负担。

【现代研究进展】

乳腺增生是雌激素与孕激素的比例失调以及部分特异性基因不同程度的表达所导

致，临床表现以乳腺肿块和周期性乳房疼痛为主要症状的一种乳腺疾病。其发病率为乳腺疾病的首位，突出的临床表现是乳房胀痛和乳房肿块，约有 5% 乳头溢液，乳房疼痛的程度和乳房肿块的大小与月经周期关系密切，好发于 20 ～ 45 岁女性。急性乳腺炎是一种炎症性反应，好发于产后哺乳期，常见于乳汁淤积和细菌感染引起的一种乳房局部的急性化脓性疾病，对患者的生活造成严重影响。西医认为发病机制主要为乳汁淤积，细菌感染等引起；而中医认为该病发病机制为乳汁淤积或饮食不节，或肝气不舒、感受外邪，致使机体乳络瘀滞不通，化热酿脓造成。

　　随着生活节奏的加快、生活压力的加大、饮食结构的改变等影响，二病的发病率呈逐年升高的趋势且越来越年轻化，具有病程长、进展慢、易复发、可恶性变以及继发癌变等特点，严重影响患者的健康水平和生活质量，给社会和患者带来沉重的经济负担和精神压力。近年来，中西医结合在治疗乳腺增生、急性乳腺炎方面有了很大的突破，并取得了良好的疗效。

【傣医医案选读】

　　朱某，女，26 岁，足月顺产 3 个月，哺乳期左侧乳房肿痛 3 天，伴见恶寒发热，不思饮食，口干，大便干结，舌质红，苔黄腻，脉快有力。查体：左乳皮色微红，触及肿块疼痛。傣医诊断为火毒蕴结型急性乳腺炎，以先解后治的原则，配合局部用药，取雅解沙把（百解胶囊），口服，每次 4 粒，每日 3 次，连服 3 天；取扁少火（粗叶木）30g，芽敏龙（益母草）15g，晚害闹（莪术）15g，芽依秀母（香附）15g，借蒿（芒硝）10g，共 3 剂，水煎服；再将摆宋拜（蛇藤叶）鲜品适量，舂细加歪亮（红糖），包敷患处，每日 1 次，连用 5 天而获效。

【思考题】

1.简述农赶（乳腺囊性增生）、农飞（急性乳腺炎）的辨解帕雅（病因病机）。
2.简述农赶勒拢巴（气滞血瘀型乳腺囊性增生）的夯帕雅（主症）、平然（治则）。
3.简述农飞塔菲如乃（火毒蕴结型急性乳腺炎）的夯帕雅（主症）、平然（治则）。

主要参考书目 ▷▷▷▷

［1］冯晓玲. 中医妇科学［M］. 北京：中国中医药出版社，2021.

［2］吴勉华，石岩. 中医内科学［M］. 北京：中国中医药出版社，2021.

［3］孔北华，马丁，段涛. 妇产科学［M］. 北京：人民卫生出版社，2024.

［4］葛均波，王辰，王建安等. 内科学［M］. 北京：人民卫生出版社，2024.